대학에서
의사의 길을 묻다

Contents

6   서언

Part 1

의대생, 전공의, 군의관/공중보건의

11   의대입학 과열, 언제까지?
19   # 적성에 맞지 않는 의대생활을 극복한 경험
28   무슨 과를 선택할 것인가? 인기 과의 변천사
34   # 비뇨기과를 전공하게 된 사연
37   군의관 vs 공중보건의, 어느 쪽이 좋을까?
43   군의관 3년, 허송생활?
50   # 일요일 당직인데 점심 먹으러 집에 갔다가 영창에 들어갈 뻔
52   '나이롱' 환자
56   군병원에서도 자기啓發이 가능하다

Part 2

대학에서 의사의 책무

67   대학병원과 일반종합병원의 차이
71   # 임상교수가 된 동기
83   임상교수의 생활

1. 진료의 책무

- 87 1) 진료환경의 변화와 병원경영 악화
- 95 2) 병원경영악화에 대한 대응책
  - (1) 진료외적 사업, 해외환자 유치와 의료수출
- 96 (2) 진료행위 수와 비급여 진료의 증대, 장기입원환자 관리
  - 빅5병원으로 환자 쏠림현상
- 102 (3) 진료성과를 높여야 하는 압박감
  - 과잉진료
  - 성과급제
- 108 (4) 교수처방권의 관리감독
  - 진료비 과다청구로 병원장이 '사기죄'로 피소되다
- 117 (5) 질관리운영체계 구축
- 119 (6) 사립병원 경영의 정부기관 종속화 심화
  - 늘어난 적정성평가
  - 각종 전문진료센터
- 124 (7) 과내, 과간 협업의 강화
- 129 (8) 최신 의료정보에 신속한 대응
  - 국내 첫 시술한 음경보형물삽입술, 인공요도괄약근설치술, 음경혈관 재건술, 전기자극인공사정과 체외수정으로 임신/출산시킨 성공례
  - 체외충격파쇄석기 국내 첫 도입
- 141 3) 병원은 질병을 치료하는 곳에서 돌봄을 제공하는 장소로 변하고 있다.
- 152 4) 의료사고
  - (1) 병원, 얼마나 위험한 곳인가?
- 157 (2) 의료관련 민원과 분쟁
  - 진료관련 민원이나 의료분쟁을 일으키는 대표적 사례들
  - 가) 수술, 시술부위가 뒤바뀌거나 동명이인에게 치료, 투약 오류, 낙상
  - 나) 설명의무 소홀, 설명의 불일치, 불필요한 설명
  - 다) 주의소홀

Contents

- 175   (3) 안전사고의 예방; 체크리스트와 소통
- 179   (4) 의료사고에 대한 대처방안
  - 의료소송에 이기기 위한 관건은 담당 의사의 몫이며 변호사는 대리인일 뿐
- 189   5) 의료기관평가인증원
- 192   6) 신 의료풍속도
  - (1) 외래 진료
- 193   (2) 환자가 똑똑해졌다
- 195   (3) 신 정보전달시스템
- 198   (4) 신 진료정보교류시스템
- 200   (5) 개복수술에서 내시경수술로 전환
- 201   (6) 진료보조인력 (Physician Assistant), 중환자실 전담전문의, 입원전담전문의
- 203   (7) 사립대병원의 공공보건의료사업 증가
- 207   7) 미래의학

2. 연구의 책무

- 216   1) 임상교수에게 '연구는 꽃'이다
- 218   2) 연구생활
- 220   3) 연구비와 연구업적
- 226   4) 임상시험
  - 의뢰자 주도 임상시험과 연구자 주도 임상시험
  - \# 임상시험 경험
- 237   5) 연구중심병원
  - 병원도 바이오산업에 관심 가져야
- 245   6) 연구논문
- 256   7) 연구업적 평가
- 264   8) 학회활동
  - \# 국제학회 유치경험

3. 교육의 책무

275	1) 의학교육의 개혁이 필요한 이유
280	2) 의과대학 교육
285	3) 의학전문대학원
288	4) 대학원 교육
290	5) 의학교육평가원
292	6) 전공의 교육
	# 수련의 경험
314	7) 해외 연수교육
320	8) 영어 교육

4. 병원경영

325	1) 보직
	– 임상과장, 주임교수
	– 병원장, 의료원장
	– 의무부총장
343	2) 병원경영이 기업경영보다 더 어려운 이유
353	3) 병원경영혁신과 질향상활동
357	4) 노사협상

Part3

사회, 봉사, 취미 활동

364	1) 사회, 봉사활동
	# 무의촌 파견근무 시골 의사로서 소중한 경험을 한 6개월
374	2) 방송출연과 쇼닥터
378	3) 취미활동
383	4) 의료계의 음주문화

[서언]

　어떤 사람은 처음부터 하기 싫은 일이었기에 실패는 당연한 결과였다고 항변하지만, 마음 내키지 않는 일이라도 노력하고 적응하여 성공한 사람들도 많이 볼 수 있다. 마음 내키지 않는 일을 어떻게 즐거운 일로 만들 것인지는 자신이 풀어야 할 몫이다. 필자는 부모의 권유로 생각지도 않던 의대생이 되었고 마음 내키지 않던 비뇨기과를 전공하면서 처음에는 무척 괴롭고 힘들었지만 누구보다도 의학에 심취하게 되었고 열심히 진료하며 연구하는 대학병원 의사로서 즐겁고 유익한 삶을 살았다고 생각한다. 중앙대에서 31년 임상교수로 재직하고 정년 후 관동의대 명지병원으로 오니 원로의사로서 '어떤 의사가 되고 싶은가?'란 주제로 학생들에게 특강을 해달라는 부탁을 받았다. 열심히 앞만 보고 살았지 뒤돌아보고 정리해본 적이 없으므로 무슨 얘기를 해주어야 할지 무척 당혹스러웠다. 명지병원이 서남의대 학생들의 교육을 전담하게 되면서 비슷한 요청이 들어왔다. 더욱이 의료인문학 강좌가 확대되면서 강의제목은 보다 구체적으로 '의료윤리', '환전안전문화', '소통과 리더십', '병원경영' 등의 특강을 요청받았다. 더 어려웠던 것은 신입 전공의를 위한 '의사의 길', 신임교수를 위한 '임상교수의 책무'에 대한 특강을 요청받았을 때이다. 마땅한 참고서적도 없었다. 어쩔 수 없이 그동안 의사, 학자, 교육자, 경영인으로 살아오면서 경험한 것을 총정리해보기로 마음먹었다.

성공한 사람을 두고 주변 사람들은 당사자의 능력보다 혈연, 학연, 지연 때문이라고 쉽게 말한다. 그런가 하면 실패한 사람은 혈연, 학연, 지연 때문이라고 곧잘 핑계를 댄다. 필자를 두고 지방 의대와 병원에서 교육, 수련을 받고 서울로 와서 오늘이 있기까지 얼마나 고생이 많았겠느냐고 나름대로 촌평을 하는 사람들이 있다. 진정 힘들고 고생스러웠다면 계속할 수 없었을 것이다. 필자는 일을 계획하면 항상 열정을 갖고 즐겁게 하였다. 과정이 즐거웠으며 결과는 부가적인 기쁨이었다.

의대의 높은 인기는 여전히 하늘을 찌를 듯하다. 의대생들은 수능점수가 상위 1% 내의 최상위권 학생들이다. 그러나 의료환경은 필자가 중앙대학병원에 근무하던 30여 년보다 최근 명지병원에서 근무한 6년 동안 더 많은 변화가 일어났고 앞으로 인공지능, 사물인터넷, 로봇 등이 빠르게 도입되면서 더욱 빠른 속도로 변할 것으로 예상되며 의사는 인공지능 사동화 대체확률 위험이 높은 직종으로 분류되어 위상이 많이 바뀔 것으로 우려된다. 이것은 불편한 진실이며 쓰나미 같이 다가오고 있는데 의사들은 강 건너 불 보듯 하는 것 같아 안타깝다.

빈 깡통은 흔들어도 소리가 나지 않고 속이 가득 차도 소리가 나지 않는다. 사람도 아무것도 모르는 사람이나 많이 아는 사람은 아무 말도 하지 않지만, 무엇을 조금 아는 사람이 항상 시끄럽게 말을 많이 한다. 미흡한 것이 많은 필자로서 감히 이 같은 책을 출판할 자격이 있는지 많이 망설였다. 속이 가득 찬 그러나 말 없이 계시는 훌륭한 선배, 동료 교수님들에게 결례를 하는 것 같아 송구스럽다. 아무쪼록 의대진학을 희망하는 학생과 학부모, 의대생, 전공의, 임상교수를 지망하는 후배들 그리고 환자나 일반인들에게도 의료의 현실과 미래를 이해하는 데 조금이라도 도움이 되는 참고서적이 되었으면 한다.

2017년 2월   필자

Part 1

대학에서 의사의 길을 묻다

의대생, 전공의, 군의관/공중보건의

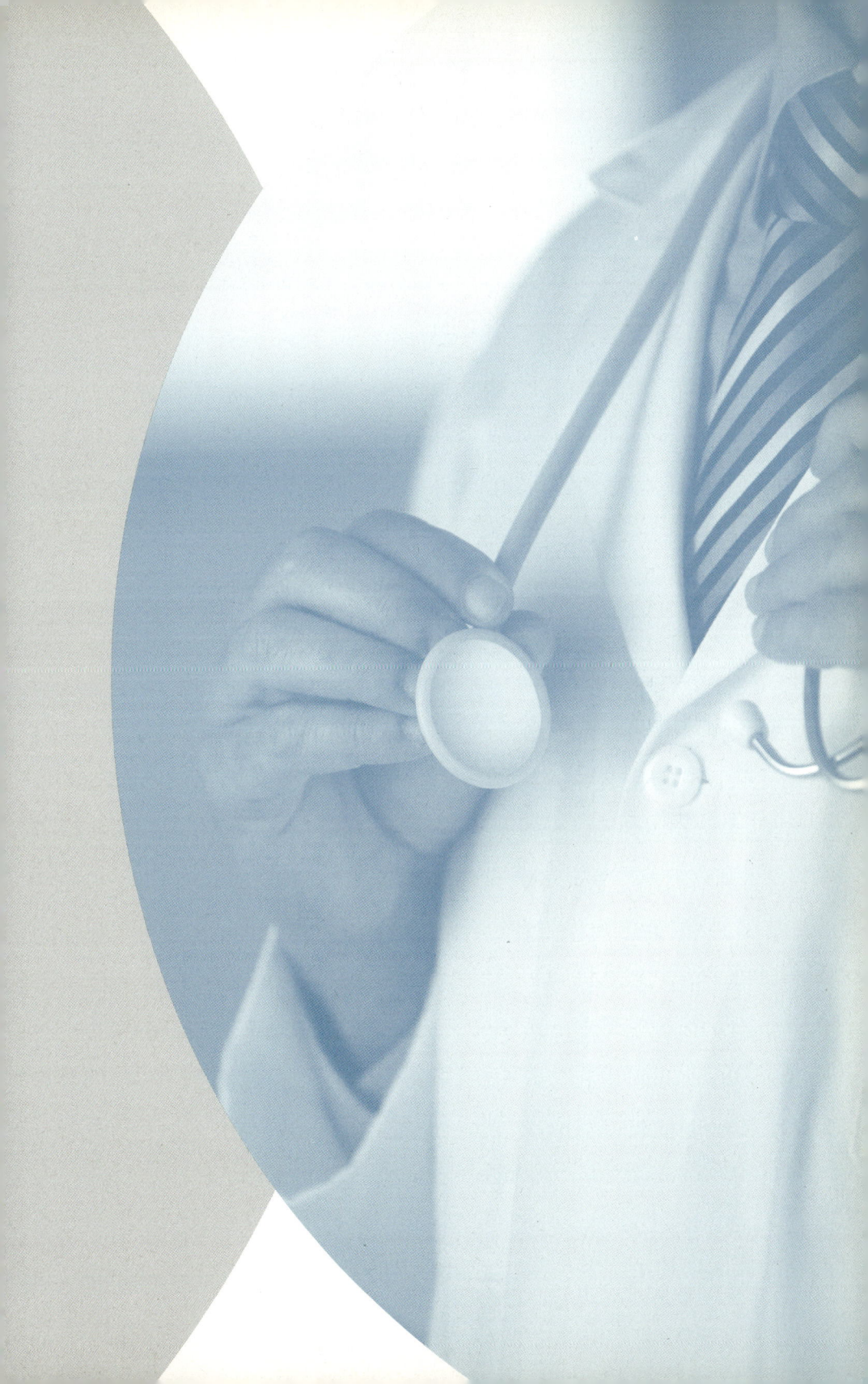

의대입학 과열, 언제까지?

　의대의 높은 인기는 2016년 수시 경쟁률에서도 여전히 하늘을 찌를 듯하다. 10~30명을 뽑는 2016년 의대 수시 논술전형경쟁률은 100:1을 넘는다 (자료출처; 진학사). 성균관의대는 경쟁률이 201.9:1을 기록했다. 의대입시를 소개하는 블로그에는 "모 대학은 의대 폐교의 이야기가 나오고 있으므로 의대 지원할 학생들은 신중을 기하기 바랍니다"라고 공지하고 있는데도 2016년 수시 면접 경쟁률이 4:1, 2017년도 정시모집 경쟁률이 20:1이었다. 2017년도 정시 서울시내 주요대학 의대 (서울대, 연세대, 성균관대, 고려대, 중앙대, 한양대, 경희대, 이화여대) 예상 합격선은 모두 530점 이상으로 각 대학에서 최상위권을 점령했다 (자료출처; 종로학원 하늘교육).

　그러나 의료현실은 의대입학의 열기와 온도 차가 많이 난다. 의대생들은 일반대학보다 더 많은 등록금을 2~4년 더 내고, 힘든 학업을 마치고도 4-5년 이상의 고된 수련 끝에 비로소 전문의사가 되는데 최근 폐업의사가 속출하고 있다. 2007년 의사협회 의료정책연구소가 펴낸 '일차 의료기관 경영실태조사' 연구보고서에 따르면 일반근로자가 주 5일 40시간을 일하는 데 비해, 개원의는 보통 주 6일 진료에 평균 16.5시간을 더 일하는데도 불구하고 전체 의원의 46%가 부채를 떠안고 있어 경영이 어려운 상태로 나타났으며 지금은 사정이 더 나빠졌다. 2012년과

2013년 신규 개원의원 수는 매일 5개였는데 폐업 의원수는 각각 4.5개, 4.2개로 폐업률이 83.9%나 되었고, 종합병원 경영수지도 나날이 악화되고 있다. 더욱이 최근 각종 의료관련 법령 (의료분쟁조정법, 환자안전법, 설명의무법, 리베이트처벌강화법 등)이 시행 또는 국회 본회의를 통과함에 따라 의사들, 특히 젊은 의사들의 걱정이 커지고 있고 사기 저하나 의욕 상실로 이어지고 있는 것이 현실이다. 방어적 진료를 할 수 밖에 없고 조금만 방심하면 민원이나 소송에 휘말릴 수 있기 때문이다.

현재 국내에서 해마다 3,000명의 새로운 의사가 나온다. 의대생들은 수능점수가 상위 1% 내의 최상위권 학생들이다. 과연 최우수 인재들이 그토록 열망했던 의사의 꿈이 이들이 의사가 되어 실제로 현업에 종사하게 되었을 때 모두 그대로 전개될 수 있을까? 답부터 얘기하라면 필자는 "No"이다. 이유는 미래 의료환경은 어느 분야보다 의사란 직업의 입장에서 볼 때 불리하게 급변할 것으로 예상되기 때문이다. 의료는 많은 전문지식과 기술을 필요로 한다. 그러나 인공지능, 사물인터넷, 로봇 등이 빠르게 도입되면서 의사의 역할이 환자를 문진하고 진찰하여 검사종류를 결정하고 그 결과를 종합 판단하여 처방을 내는 시대에서 증상과 증세, 진찰소견을 컴퓨터에 입력하면 인공지능이 판단하여 검사종류가 추천되고 검사결과에 따라 치료방법이 추천되므로 의사는 이에 근거하여 최종 결정만 하면 될 것이다. 그러므로 의사의 고유 업무 중 상당부분이 단순 작업으로 변환될 가능성이 높으므로 최우수 인재의 직업 만족도가 떨어질 수밖에 없을 것이다. 의사도 인공지능을 지배할 수 있는 소수의 의사만이 최고의 전문인으로서 차별된 대접을 받고 자긍심을 갖게 될 것이다.

인공지능이 활용된다는 것은 의사들 사이에 상향 평준화가 일어나 '용한 의사'가 되기 힘들어질 것이며 사물인터넷이나 로봇이 간편한 검사나 처치를 대행할 것이기 때문에 만성 질환자가 이를 위해 병의원을 찾는 일이 줄어들 것이며 반대로 공공의료의 역할이 증가할 것이다. 보건사회연구원은 최근 발표한 보건의료인력 중장기 수급전망 보고서에서 '오는 2030년 의사인력이 7,600명이 부족하다'고 추계했다. 한 해에 3,000여 명이 배출되는데도 의사 인력부족은 환자안전, 감염관리기준 강화 등 의료서비스 질 제고를 위한 제도개선에 그 원인이 있다고 설명했고 정부는 의료인력을 확대하기 위해 국립보건의료대학을 추진하고 있다고 한다. 그러나 의료서비스 질 제고는 차치하더라도 노인인구 증가에 따른 만성 질환자의 증가에 따라 합병증 예방이나 중증으로 진행되어 환자의 삶의 질 저하는 물론 의료비의 폭발적 증가를 억제하는 차원에서 이들의 건강을 장기적으로 추적 관리하기 위해서, 또 전염성이 강한 신종 집단 감염성 질환과 대형 재난사고 발생 등에 따라 공공의료적 차원에서 의사수급 증대의 필요성이 제기될 수 있겠지만 인구 감소에 따라 통상석 일자진료 (급성기 질병 치료)를 위해 필요한 의사 수는 감소할 것이며 의사의 역할이 인공지능, 로봇으로 상당 부분 대체될 것이므로 통상적 개념의 일차진료 의사의 필요성은 더욱 축소될 것으로 예상된다. 또 일선 의사의 업무가 단순화됨에 따라 의사의 역할 경계가 모호해지면서 간호사, 의료기사 등 의료보조인력과 업무상 갈등이 발생할 것으로 예상된다.

 2016년 3월 이세돌 9단이 알파고 인공지능과 세기의 바둑대결을 하여 전 세계적으로 초미의 관심을 끌었고 이를 계기로 일반인들도 인공지능 (AI; Artificial Intelligence)에 대해 많이 알게 되었다. 이세돌 9단이 1승 4패라는 초라한 성적을 거두자 충격은 대단하였지만 전문가들 사이에는 이미 수년 전부터 인공지능이나 사물인터넷 (IoT; Internet of Things), 빅데이터 (Big Data), 슈퍼컴퓨터 등이 놀라운 속도로 발전하여 여러 분야에 이용 가능하고 인간생활의 편의성에 혁명을 일으킬 것으로 예상하였다. IT 기술은 15년 정도가 지나면 지금보다 1,000배가, 30년이 지나면 약 10만배 좋아진다고 한다. IBM 왓슨과 구글 알파고는 그때가 되면 얼마나 발전해 있을지 상상하기 어려울 정도다.

그러나 인공지능의 신속성과 편의성, 경제성이란 장점의 이면에 인간은 기계와 경쟁을 시작했으며, 그 경쟁에서 패배한 사람들은 일자리를 잃게 될 것이다. 산업혁명으로 많은 블루칼라 노동자들이 일자리를 잃었던 것이 또 한 번의 산업혁명을 맞이하고 있다. 증기기관이 근육의 한계를 넘어서게 했다면, 인공지능은 두뇌의 한계를 넘어서게 할 것이다. 이번에 기술적 실직(technological unemployment)의 희생양이 되는 것은 다름 아닌 화이트칼라, 지식 근로자들이며 기술적 실직에 직면하게 될 대표적인 직종 중 하나가 의사이다. 2016년 3월 한국고용정보원은 406개 직업을 2020년 인공지능에 의해 대체될 위험 순으로 발표하였다. 놀랍게도 의료관련 직업 중 가장 높은 위험순위에서 올라와 있는 직업이 일반의사 (55위, 인공지능 자동화 대체확률 0.94)이다 (표 1). 인공지능 자동화 대체확률이 0.8 이상의 직종은 2020년에 당장 위험할 것이라고 경고하고 있다. 물론 성급한 예단일 수도 있겠지만 불편한 진실일 가능성이 훨씬 높다. 의사들은 이제 인공지능의 영향을 받을 것인지가 아니라 언제 받게 될 것이며, 얼마나 받을 것이고, 어떻게 준비하여야 할 것인지 대비를 시작할 때이다. 우리나라 최고의 수재가 의대에 들어와 많은 수가 꿈꾸던 기량을 십분 발휘하지 못하고 단순 작업에 종사하게 되는 것은 개인은 물론 국가를 위해서도 바람직하지 않다고 생각한다.

필자가 고등학교에 입학한 1962년은 군사정부의 경제개발정책에 따라 울산에 공장을 세우고 새마을 운동을 전개하는 등 온 나라가 공사판이던 때이라 많은 우수한 이공과 학생들이 서울공대에 지망하였다. 공부 잘 하는 문과반 학생들은 법대와 상대에 진학하였다. 당시에는 국민

표 1. 2020년 의료 관련 직업별 대체 위험순위 (한국고용정보원, 2016년 3월)

직업명(한국고용직업분류, 세분류)	인공지능자동화 대체 확률	대체 순위
일반의사	0.9411709	55
장례상담원 및 장례지도사	0.9166505	64
보험심사원 및 보험사무원	0.8181123	97
안경사	0.8063243	103
방사선사	0.6203879	143
의무기록사	0.6023587	151
위생사	0.5880758	154
치과위생사	0.527845	171
안마사	0.4978682	180
간병인	0.4228436	196
수의사	0.3247905	216
환경·청소 및 경비 관련 관리자	0.3166582	222
기획 및 마케팅 사무원	0.2984357	227
보건의료 관련 관리자	0.2975726	228
냉·난방 관련 설비 조작원	0.2973954	229
기타 의료복지 관련 서비스 종사원	0.2784511	239
의지보조기기사	0.2728083	241
임상병리사	0.2687096	242
약사 및 한약사	0.2683342	243
사회복지 관련 관리사	0.2613925	244
인사·교육 및 훈련 사무원	0.2586637	245
경영지원 관리자	0.2300203	249
간호조무사	0.2288274	250
치과기공사	0.1714297	263
치과의사	0.1624192	266
간호사(조산사 포함)	0.1540522	268
기타 사회복지 관련 종사원	0.1381995	277
비서	0.0748331	300
영양사	0.0725852	301
응급구조사	0.0660392	303
사회복지사	0.0616151	304
전기가스 및 수도 관련 관리자	0.0463694	314
행사·이벤트 및 전시기획자 및 전문가	0.0335411	324
전문의사	0.0227667	338
피부미용 및 체형 관리사	0.0215877	341
사서 및 기록물관리사	0.0103998	357
한의사	0.0100023	358
광고 및 홍보 전문가	0.0050077	368
임상심리사 및 기타 치료사	0.0025406	377
물리 및 작업 치료사	0.0024413	379

소득이 100불 밖에 안되던 최빈국이었기 때문에 서울대 문리대를 졸업하더라도 취직할 자리가 없어 백수가 되기 십상이었다. 경북고 3학년 여름방학이 끝나갈 무렵에 각 대학마다 입시요강이 발표되었다. 당시는 지금과 같은 수능시험이란 것이 없었고 각 대학마다 그 대학의 입시요강에 따라 입학시험을 치렀다. 서울상대 입시를 준비하던 필자에게 당시 경북고 교감이시던 아버님께서 뜬금없이 경북의대에 입학할 것을 권유하셨다. 의대를 진학하려면 수학II (기하)와 과학 (물리, 화학, 생물, 지학 중 하나를 선택)이 필수과목인데 필자는 문과반에서 국어 II (말본)와 제2외국어 (독어)를 공부하였기에 의대입학은 근본적으로 불가능하였다. 그러나 그 해, 그것도 딱 그 해만 경북의대는 과학 대신 제2외국어를 선택할 수 있게 하였다. 그 다음 해부터 이 제도는 없어졌다. 어떻게 해서 이 같은 입시제도가 그 해만 시행되었는지 알 수가 없다. 수학II만 별도로 준비하면 가능하였다. 그러나 필자는 자신 없는 수학 II를 뒤늦게 공부하는 것도 싫었지만 의대 자체에 티끌만큼도 관심이 없었다. 어릴 적 집에서 멀지 않은 곳에 있던 의과대학 앞을 지나가면 뻘건 벽돌건물이 보였는데 친구들이 저 안에 시체가 있다고 이야기하면 귀신이 나올까 무서워 피했던 기억 밖에 없었다. 필자가 살고 있던 바로 옆집이 의원이고 원장님 아들이 필자와 동기생이어서 자주 드나들었다. 원장님은 평상시 안채에 계시다가 환자가 왔다는 전갈이 오면 건너편 의원건물로 가셨다. 하루 종일, 1년 12달 직장과 가정이 한집에 있었는데 매일 출퇴근하시는 아버님과는 전혀 다른 생활이었고 남자로서 평범하지 않은 직업이라고 생각하고 있었지 선망의 직업이라고는 한 번도 생각해본 적이 없었다. 의대에 진학하는 아이들은 아버지가 의사라든지 특별한 경우로만 생각했었다. 그런 필자에게 의대 진학을 권유하였으니 일언지하에 거절하였다.

아버님이 그냥 한번 권해보는 정도로만 생각했던 것이 시간이 지날수록 집요한 강요가 이어졌다. 후 학기가 시작되니 매시간 수업이 끝날 때마다 선생님이 필자를 복도로 불러내어 의대진학을 권유하였다. 모두 아버님의 사주에 의한 것이었다. 끄떡도 하지 않자 친인척을 동원하였다. 당시 경북대 사학과 교수이던 이모부님은 경제가 어려운 우리나라에서 기술이 있어야 평생 걱정 없이 살아갈 수 있다고 의대를 적극 권유하였다. 서울사대 영문과를 졸업하고 대구에서 교편생활을 하시던 막내 이모님은 당시 미혼이셨는데 서울상대를 나와 한국은행에 다니는 행원과 경북의대를 나온 의사 중 배필을 선택하라면 의사를 하겠다며 역시 의대진학을 적극 권유하였다. 의사는 대구에서 개업을 하려면 경북의대를 나와야 더 유리하다고 굳이 서울 갈 필요가 없다는 논리도 펴셨다. 주위의 끈질긴 강요에도 불구하고 4개월을 버텨 졸업시험을 치르게 되었다. 국어 II (말본) 시험 시간이 되었다. 선생님이 시험지를 앞줄부터 차례로 나누어 주었는데 필자 앞에 오시더니 시험지를 주지 않고 그냥 지나쳐버렸다. "왜 시험지를 주지 않느냐?"고 항의하였지만 3학년 5반으로 가서 수학 II 시험을 치르라고 하셨다. 시험지는 끝내 받지 못하고 1시간 내내 멍하니 앉아 있어야만 했다. 아버님은 문과반(3학년 2반)에 있던 필자의 학적을 본인 동의도 없이 이과반(3학년 5반)으로 옮겨 놓았다. 이미 졸업앨범 편집이 끝난 뒤여서 수정이 어려웠던지 졸업앨범을 보면 가나다 이름 순으로 얼굴이 나열되어 있는데 필자는 3학년 5반 제일 마지막에 뜬금없이 올려져 있다.

이제 학교수업은 모두 끝나고 약 2개월 후의 입학시험 준비를 마무리 하면 되었다. 이때 아버님께서 뜻밖의 제의를 하셨다. 의대에 진학하면 독일제 바이올린을 선물로 사 주겠다고 하셨다. 케이스도 없는 일제 중고 스즈키 바이올린을 종이상자에 넣어 들고 레슨을 받으러 다녔는데 독일제 바이올린을 사주겠다는 제의는 마음을 흔들어 놓기 충분하였다. 당시 국민 1인당 소득이 100불에 불과하던 시절에 구입한 'Karl Hoefner' 바이올린은 얼마를 주고 샀는지 기억이 나지 않지만 지금 돈으로 3,000만원은 족히 되었을 것으로 생각한다. 스케이트를 타고 싶어 해마다 겨울방학이 되면 사달라고 졸라도 눈 하나 깜짝 않으시던 아버님께서 이처럼 거액을 투자하셨으니 아들의 의대진학이 얼마나 간절하였는지 나중에 짐작할 수 있었다. 결국 수학II 특별과외를 받고 경북의대에 입학하였다.

교육공무원이시던 아버님은 대구에서 경북 오지로 발령이 날 수도 있었기에 새 학기가 가까워지면 항상 어디로 전근될지 몰라 전전긍긍하셨던 기억이 난다. 때문에 옆집 병원장님은 그런 걱정 없이 지내시는 것이 무척 부러웠을 것으로 생각된다. 또 비가 오나 눈이 오나 아침마다 일찍 출근해야 하는 사람으로서 집에서 자유스럽게 생활하는 병원장님이 부러웠을지도 모른다. 직장생활의 어려움을 모르는 필자의 눈에는 자유스런 생활이 아니라 불규칙하고 고삐 풀린 생활처럼 보여 남자의 직업으로서는 부적절하다고 생각했는데…. 상대방의 직업에 대해서는 보는 사람의 입장에 따라 차이가 날 수밖에 없다고 생각한다.

의사라고 모두가 평생토록 여유 있는 수입이 보장되는 시기는 이미 지났으며 경쟁력 있는 소수 의사만이 가치와 대가를 보장받을 수 있는 시대로 이동하고 있다. 많은 부모들이 자신이 살아온 경험에 근거하여 '평생 명퇴 당할 염려 없고 수입이 보장된 안전한 직장'이란 이유 때문에 자식 공부 잘한다고 적성에 관계없이 무작정 의대 진학을 강요하는 시대는 분명히 지나고 있다고 생각한다. 자신이 하고 싶어야 열정을 쏟을 수 있고 창의력과 경쟁력이 생기며 급변하는 의료환경에서 보람과 즐거움을 찾을 수 있을 것이다.

적성에 맞지 않는 의대생활을 극복한 경험

많은 새로운 질병이 발생하고 새로운 의학지식이 생겨나며 신기술이 개발됨에 따라 의대생들이 배워야 할 학업분량은 지속적으로 증가하였으며 자연히 교과서 두께도 신판이 나올 때마다 두꺼워지고 있다. 최근 들어서는 의학 교과목 분량이 4년 동안 소화하기에 벅찰 정도로 늘어나 일부 과목은 의예과 교과과정으로 편입되고 있는 실정이다. 의예과 과정의 본래 목적은 본격적인 의학수업을 받기 전에 의사로서 갖추어야 할 기초과학과 인문학적 소양을 쌓기 위한 기간으로 인식되어 왔다. 자연히 의대생들에게 의예과 과정은 본과로 진입하여 엄청난 분량의 학업에 대한 스트레스와 재시험, 과락, 제적 등의 불안에 시달리기 전에 취미생활도 하고 휴식도 취할 수 있으며 젊음을 즐기는 시간으로 생각되었다.

그러나 필자에게 의예과 첫 1년은 정말 힘든 시기였다. 우선 대학생들의 대화내용이 인생과 예술을 논하고 사회가 주제가 되어야 한다고 생각했는데 그렇지 않아 무척 실망스러웠고 소외감을 느꼈다. 수업시간도 유기화학, 물리화학, 물리학, 통계학 등이 너무 재미가 없었고 시험 때가 되면 문제를 이해해서 푸는 것이 아니고 예상문제를 외워 두었다가 답장을 만들었으니 예상문제가 빗나가면 속수무책이었다. 생물실습

시간이면 산 개구리의 목을 자르고 척수 속으로 철침을 꽂아 넣어 개구리의 사지가 쭉 뻗어지도록 하고 근전도 검사를 하였는데 산 개구리를 손으로 잡는 것조차 징그럽고 무서워했던 필자에게는 실습 자체가 죽을 맛이었다.

의예과 수업에 제2외국어로 독일어 강좌가 필수과목으로 개설되어 있었다. 아무리 교양강좌라고 하지만 필자의 입장에선 너무 수준이 낮았고 강의내용에 잘못된 부분을 지적하면 교수님은 얼굴이 벌게지면서 당황하였으며 이런 일이 몇 번 되풀이되니까 '수업시간에 들어오지 않아도 좋다'고 까지 하였다. 사실 필자가 고 2, 3학년 2년 동안 독일어를 배울 때는 독어선생님이 서울대 대학원 독문과학생들의 교재를 갖고 가르칠 정도로 수준이 높았다. 그동안 독일어 시험을 치고 의대에 입학한 학생은 전무하였을 것이기에 얕잡아보고 수업준비를 소홀히 하셨던 교수님이 무척이나 당황하였을 것으로 생각된다.

수업에 정을 붙이지 못한 필자는 바이올린과 함께 하는 시간이 유일한 낙이었다. 학교 수업도 빠지는 일이 잦았다. 2학기가 시작되었다. 여전히 마음은 잡히지 않고 있었으며 부모님은 눈치만 보는 것 같았고 필자가 어떤 짓을 해도 모른 척 하셨다. 그러던 어느 날 본과 2학년이라면서 선배가 찾아왔다. 필자가 바이올린을 한다는 이야기를 듣고 찾아 왔다며 자기도 바이올린을 하니까 하숙집에 놀러 오라고 하였다. 며칠 후 하숙집을 찾아갔더니 책상 위 책꽂이에 원서로 된 의학서적이 빼곡히 꽂혀 있어 중압감을 느꼈다. 선배가 베토벤 '로망스'를 연주하였는데 필자보다 실력이 훨씬 뛰어나 깜짝 놀랐고 주눅이 들었다. 취미가 비슷한 선배를 만나 바로 마음이 열릴 수밖에 없었다. 의대 다니기 싫다고 괴로운 심정을 토로하였더니 '의학공부는 해 볼만하다며 딴 생각 말고 어려움이 있으면 자기를 찾으라'고 했다. 해마다 5월이면 개교기념일에 맞추어 의대오케스트라 발표회가 있는데 이듬해 봄 선배가 불러 매일 저녁 함께 연습하면서 친해졌고 환경에 점점 익숙해지면서 서서히 의예과생이 되어 갔고 동기생과 어울려 놀러도 다녔다.

그렇게 예과 2년을 보내고 본과 1학년에 진입하였다. 이제는 공부가 마음에 들고 안 들고를 따질 겨를이 없었다. 1년 선배가 10여 명이나 낙제하여 우리와 합류하였으며 그중에는 경북고 재학시 학업성적이 최우등이었던 선배도 있었기에 바짝 긴장되었다. 수도 없이 많은 인체 구조물의 이름을 라틴어로 외워야 하는데 아무리 머리가 좋아도 공부를 게을리하면 성적이 나올 수 없었다. 매 수업시간이 끝날 때마다 쪽지 시험을 치는가 하면 사흘이 멀다 하고 이런저런 시험이 연속되었다.

본과 1학년에서 해부학은 학점이 많아 해부학 하나만 과락점수를 받아도 학년 낙제가 되었다. 자연히 해부학 교수는 공포의 대상이었다. 1개월 후 해부학 첫 시험을 치게 되었다. 무슨 문제가 나왔는지는 기억나지 않지만 나름대로 무난히 답장을 썼다고 생각했는데 80명 중 60명이 재시험 (70점 이하) 대상자였고 필자도 그중 한 사람이었다. 당황하였지만 재시험자가 60명이나 되었기에 불안감은 덜 하였다. 1주일 후 재시험이 있었는데 단단히 준비하였다. 시험지를 받기 위해 기다리는데 바로 옆자리에 있던 동기생이 시험준비를 제대로 못했다면서 보여달라고 하여 가리지 않을 터이니 재주껏 보라고 하였다. 답안지가 꽉 차도록 성실하게 채워 넣었다. 한참 답안지를 써 내려가다가 힐끔 곁눈질로 친구의 답안지를 보았더니 문제와는 전혀 상관없는, 그러나 족보로 알려진 '윌리스 서클'을 색연필로 큼직하게 그려놓지 않았나! 깜짝 놀라 문제가 그게 아니라고 알려주었지만 자기는 그대로 하겠다고 하였다. 시험결과가 발표되었는데 옆자리의 친구는 통과하였고 (70점) 필자는 50점이었다. 너무나 황당하고 이해가 가지 않아 교수님께 찾아가 물었더니 시험지를 찾아 보여주면서 "답안지는 주어진 네모 공간 속에 적어야 하는데 공간 밖에 쓴 글자는 볼 필요가 없다. 동맥은 갈수록 가늘어지는데 네가 그린 혈관은 갈수록 굵어지느냐? 그런 동맥은 없다"는 답변이었다. 기가 차는 노릇이었지만 교수님은 빙그레 웃으시며 즐기는 모습이었다. 교수실을 나오면서 해부학 때문에 낙제하게 되었다고 크게 상심하였다. 자기의 노력으로 해결할 수 없으니 어떻게 대처할 도리가 없는 것 아닌가! 문제와 전혀 상관없는 답을 쓴 사람은 통과되고 성심성의 끝 가득히 답안지를 채운 사람은 떨어뜨리니 대책이 없는 것이다. 낙담을 하고 있는데 뜻밖의 희소식이 들렸다. 맥관학 교수님께서 미국 장기연수를 가신다는 것이었다. 불안은 그것으로 끝나고 의대를 졸업할 때까지 재시험을 더 이상 치른 기억이 없다.

해부학 교수님들과는 달리 좋은 인상으로 잊을 수 없는 교수님이 한 분 계시는데 생리학의 김대수 교수님이다. 키가 훤칠하게 크신 분이 봄비 오는 날 검정색 신사복 재킷 위 주머니에 흑장미를 한 송이 꽂고 우산을 들고 계시던 모습이 너무 멋지게 보여 기억에 생생하다. 강의도 얼마나 쉽게 가르치시는지 필자 같은 의학치도 쉽게 이해할 수 있었고 수업이 끝나고 치르는 쪽지 시험도 아주 편안한 마음으로 받을 수 있었다. 약 2개월 정도 강의를 들었을 무렵, 교수님이 간첩혐의로 긴급체포되었다.

의대 교수님들이 석방 서명운동을 하였지만 워낙 반공이념이 철저하던 시절이라 효과가 없었다. 재판과정에서 알려졌지만 의대 3층 생리학교실에서 밤이면 무전기로 북한과 교신하였다고 한다. 생리학 교수이기 때문인지 통신기계를 다루는데 탁월한 기술도 있었다고 하였다. 의대 건물 옆 대로 건너편에 2군사령부가 있었는데 누가 밤이면 몰래 무선통신을 하고 있는 것을 계속 감지하고 있었지만 발신처를 못 찾고 있었는데 발각이 된 것이다. 그럭저럭 2학기가 되어 해부학의 꽃이라는 시체 해부실습도 무사히 마칠 수 있었고 2학년으로 진급하였다.

본과 2학년은 필자가 의학도가 된 것을 스스로 인식할 수 있도록 해 준 뜻깊은 해였다. 수업분위기가 1학년과 너무나 달랐다. 혹독한 엄동설한의 겨울이 지나고 따뜻한 봄이 찾아온 기분이었다. 어느 교수님도 권위적으로 보이려는 분이 없었고 자연스럽게 권위와 존경스러움이 표출되었다. 1학년의 해부학처럼 이젠 병리학이 학점이 많아 병리학 하나만 과락해도 학년 낙제가 되었다. 병리학실습은 전 후반 40명씩 나뉘어 시행되었다. 병리학교실은 2학년 재학생 중 전, 후반 각각 1명을 '병리학교실원'으로 뽑아 무급조교로 이용하였는데 주된 임무는 병리학실습 전에 실습할 병리슬라이드를 챙기고 미리 공부하여 동료 학생들이 실습시간에 질문하면 설명해주는 것과 교수님이 점심시간을 이용하여 시체 부검을 하면 미리 부검 준비를 하고 마무리를 하는 것이었다. 1년 선배 교실원이 교수님께 추천하여 병리학교실원이 되었다. 병리학교실원으로 뽑히면 일단 교수님께서 인정하신 것이기 때문에 자긍심이 생겼다.

필자가 교수님 연구실에서 실습준비를 하고 있던 때의 이야기이다. 아마도 낮이 한참 길었기에 6월 경이라고 생각된다. 저녁을 먹고 연구실에서 현미경을 통해 펼쳐지는 슬라이드의 오묘하고 흥미로운 병리조직소견을 병리학교과서에 기술된 내용과 비교하면서 심취하고 있었다. 얼마나 시간이 흘렀을까? 눈도 피로하고 어깨가 아파 잠시 현미경에서 눈을 떼고 시계를 보는 순간 깜짝 놀랐다. 12시 통행금지시간이 훌쩍 지나버렸다. 집에 갈 수 없다는 당혹감보다 저녁 8시경에 시작한 현미경 공부가 4시간이 지나도록 모르고 몰두하였다니 그것이 황홀할 정도로 기뻤다. 이렇게 오랜 시간 심취해보기는 의예과 1학년 여름방학 때 창가에 소나기가 퍼붓는 줄 모르고 바이올린 연습에 몰두했던 이후 처음 있는 일이었다. 순간 필자는 '아! 나도 드디어 의학도가 되었는가 보다'고 기뻐했다.

당시에는 객사하는 사람들이 왜 그렇게도 많았던지 1주일이 멀다 하고 시체부검이 있었다. 시체부검은 주로 객사나 의문사로 경찰의 의뢰를 받아 하는 법의학적 부검이었다. 첫 시체부검 경험은 20대의 젊은 여성이었다. 비록 시체이지만 알몸으로 누워 있는 여자의 모습이 너무나 아름다워 어떤 사연으로 죽었는지 안쓰러워했던 기억이 난다. 잊지 못할 시체부검이 또 하나 있다. 한 여름이었다. 오전수업이 끝나자 부검이 있다는 연락이 와 부검실로 내려갔더니 40대 중반으로 보이는 신체 건장한 남자가 누워있는데 머리부터 발끝까지 우글거리는 구더기들로 꽉 덥혀 시체를 볼 수 없었고 배는 가스로 꽉 차 고무풍선처럼 부풀어져 있었다. 이전 같으면 손으로 직접 구더기를 쓸어내릴 수 밖에 없었는데 '에프킬러'가 처음 나와 구더기를 향해 쏘았더니 구더기들이 바닥에 떨어지고 발등에도 떨어져 내렸다. 구더기를 치우고 나니 시체가 보였고 배가 너무 부풀러 올라와 있어 가스를 빼려고 배에다 메스를 꽂았더니 '푸식'하고 가스가 빠지면서 썩은 냄새가 코를 힘들게 하였다. 교수님이 오셔서 부검을 끝내고 필자는 꺼낸 뇌와 내장을 원위치에 차근차근 채워 넣어야 하는데 배가 너무 고파 빨리 끝내고 점심 먹어야 할 생각으로 두 손으로 가능한 많이 쓸어 담아 넣었다. 교실로 돌아가 도시락을 꺼내 조금 전 부검했던 것은 까맣게 잊어버리고 맛있게 먹었으니 확실히 의학도로 변한 필자를 스스로 대견하게 생각하였다.

5월 의대 개교기념축제 행사의 일환으로 각종 질병으로 사망한 환자의 장기를 포르마린 유리병에 넣어 일반인에게 전시하였다. 전시준비는 병리학교실원의 몫이었다. 수업이 끝나고 저녁을 먹은 후 넓은 시체해부실에서 혼자 표본을 준비하고 있었다. 시체해부실 바로 옆방 지하에 있는 대형 포르말린 탱크 2개에는 남녀노소의 시체들로 가득 채워져 있었다. 필자는 부검을 많이 해보아 시체에 대해서는 담력이 많이 있다고 생각했지만 넓은 시체해부실에 혼자 덩그러니 앉아 있으니 밤이 깊어 갈수록 무서운 생각이 들었다. 그동안 '죽은 자는 조용하고 무섭지 않다'는 나름의 신조가 생겨 계속 표본 준비에 애써 몰두하고 있었는데 밤 10시경이었을까? 갑자기 해부실 입구 철문이 적막을 깨고 요란한 소리를 내면서 열리지 않는가! 하마터면 놀라 저절로 소리를 지를 뻔하였다. 입구를 쳐다보니 동기생이었다. 동기생이 시체해부실 옆을 지나다 불이 켜져 있어 이 늦은 밤에 무슨 일이 있나 궁금하여 안을 들여다보았더니 필자가 있어 들어왔다는 것이었다.

시체부검실에서 놀란 또 다른 사건이 있다. 시체부검실 건너편 교내 식당에서 저녁을 사 먹고 나가는데 부검실로 들어가는 계단 난간에 불이 꺼져 어누컴컴하여 명확하지 않으나 분명 사람의 머리 같은 물체가 난간 위로 보였다. 갑자기 소름이 끼치고 무서워졌지만 무엇인지 궁금하여 조심스럽게 천천히 다가가니 검은 옷을 입은 여자가 쪼그리고 앉아 흐느끼고 있었다. 귀신은 아니었다. 이 여자가 여기가 어디인지 알고나 있는지 기가 차서 "아가씨 여기서 무엇 하세요? 여기가 어딘지 아세요?"라고 물었더니 오늘 점심시간에 이곳에서 부검한 시체가 바로 자기 아버지라며 시체를 옮기지 못하고 아직 부검실 안에 있다는 것이었다.

본과 3학년부터는 임상과목에 대한 강의가 시작되므로 한결 공부하기가 재미있고 마음 편하였다. 필자는 의과대학을 다니면서 학업성적을 1등 해야 하겠다는 마음을 가져 본 적이 없다. 본래부터 적성에 맞지 않는 학문이라 성적은 우등생 정도만 되려고 했다. 당시 몇 가지 종류의 장학금이 있었는지 모르겠지만 본과 3학년부터 두 명에게 2년 동안 수여되는 5.16 장학금 (정수장학금의 전신)을 받았다. 배워야 할 임상과목은 많고 강의는 아침 9시부터 저녁 5시까지 점심시간을 제외하면 빈 시간 없이 계속 진행되니 분기마다 치려야 하는 시험준비 내용이 너무 많아 시험문제로 잘 나오는 소위 '족보'를 우선적으로 외워야 하였다. 그러므로 시험준비를 위해서는 '족보'에 대한 정보가 대단히 중요하였으므로 시험기간에는 몇몇 동기생들끼리 그룹을 만들어 공부하였다.

본과 4학년에 진급하여 임상실습을 시작하면서 무슨 과를 전공할 것인지 서서히 고민하게 되었다. 당시에는 자신이 원하는 전공과목 수련이 결정되어야 인턴을 할 수 있었다. 꼭 무슨 과를 전공하여야 하겠다는 생각은 없었지만 정신과가 적성에 맞았고 재미도 가장 많았지만 임상실습을 돌면서 실제로 정신과 환자들을 보니 정신치료를 해도 뚜렷한 치료약이 없어서 그런지 모두 만성 내지 재발한 환자였기에 학문적으로는 재미가 있는데 환자를 치료할 의사로서는 지루할 것으로 생각되었다. 당시 우리나라에는 아직 신경학과가 분리 독립되어 있지 않고 정신신경과로 정신과에 통합되어 있었는데 마침 독일에서 신경학을 전공한 교수님으로부터 강의를 들을 수 있었는데 무척 재미있었다. 그래서 '칼잡이'는 마음에 들지 않았지만 신경학이 재미있어 신경외과를 전공하기로 마음먹었으나 필자보다 학업성적이 우수한 동기생이 신경외과를 지원하여 포기하고 의사국가고시가 끝나면 바로 군에 입대하고 제대하면 미국 유학을 생각하였다.

필자가 의대를 졸업할 무렵까지 미국은 의사수가 태부족하여 외국 의대졸업자가 미국의사국가고시 (ECFMG; Educational Commission for Foreign Medical Graduates)에 합격하면 전공의로 채용하였다. 필자도 당연히 ECFMG를 보았다. 아직 우리나라 국민소득이 200불 정도에 불과하고 수련환경이 열악하던 시절에 미국 행 비행기표와 한 달치 월급이 선불되고 미국병원에서 수련 (전공의과정)이 보장되니 선배들은 해마다 학급생의 1/3~1/2 정도가 미국으로 갔으며 필자의 동기생들도 1/4이 미국으로 갔다. 그러나 필자가 졸업하고 4-5년 후부터 미국에서도 어느 정도 의료인력이 확보되었는지 유학 가는 사람들이 급감하였다. 일단 미국으로 가면 한국으로 돌아오는 것이 쉽지 않았다. 우선 긴 수련기간을 끝내고 전문의가 되면 생활이 안정되고 보장되었으며 모든 것이 편리한 미국생활에 익숙해진 부인들의 반대가 심했고 아이들이 이미 학교 갈 나이 또는 학교를 다니고 있어 일부러 유학도 보내는데 아이들을 데리고 귀국하는 것은 쉬운 일이 아니었다. 물론 미국에서 전공의 과정을 마치고 귀국한 사람들도 드물게 있지만 일단 유학을 마음먹으면 귀국은 어렵다고 생각해야 하였다. 장남으로서 미국유학은 쉬운 결정이 아니었으며, 그렇게 뒤숭숭한 가운데 의과대학 6년 생활은 어렵게 시작하였지만 무사히 마칠 수 있었다.

무슨 과를 전공할 것인가?
인기 과의 변천사

 필자는 의대를 졸업하고 전공과목 수련을 마치면 당연히 개업한 동네 의사가 되는 것으로 생각했다. 의사로서 개원의 이외의 길은 있는 줄도 몰랐다. 그러나 의대에 다니면서 학생교육과 연구에만 전념하는 기초의학 교수도 있고 대학병원이나 종합병원에 근무하는 의사들도 있으며 보건복지부나 보건소 등에서 보건행정을 하는 의사들도 있는 것을 알게 되었다. 또 군대에 입대할 무렵이 되어서는 직업 군의관도 있다는 것을 알게 되었다. 그러나 지금은 의사의 진로가 다양해져서 제약회사, 연구소, 법조계, 언론계에 종사하거나 의공학자도 있으며, 의료보험심사평가원, 건강보험공단, 의료기관평가인증원, 의료분쟁중재원, 식약처, 소방방재청 등에서 행정업무를 하는 의사도 있고 의료관련 사업을 하는 CEO도 있어 선택의 폭이 넓어졌다.
 과거에도 제약회사 학술부에 근무하는 의사가 드물지 않게 있었지만 최근에는 제약업계의 의사 출신 영입이 보다 활발해졌다. 과거의 복제약 제조 수준에서 벗어나 이제는 신약 개발이 당연시되는 시점에서 임상시험 등 보다 전문적인 지식과 경험이 필요하여 전문성을 강화하고, 일선 의료현장에서의 원활한 소통을 위한 것으로 풀이된다. 의료관련 사업을 하는 의사출신 CEO로는 '마크로젠'의 서정선 회장 (서울의대 생화학 교수 출신)은 생명정보학의 인프라 위에 유전자정보분석에서 유전자기능 규명까지 지놈 의학시대의 기본 도구들을 개발하고 이를 사업화해 '3천만불' 수출 실적을 달성하였으며, '힐세리온'의 류정원 대표 (가천의학전문대학원 졸업)는 30개국에 휴대용 무선초음파 진단기기 (SONON)를 수출하고 있다. 강남에서 잘 나가던 성형외과의사들이 필러를 개발해 아예 성형외과 문을 닫고 사업가로 성공하였다는 얘기도 들리며, 강남의 비뇨기과 개원의 (조강선 박사)도 새로운 필러를 개발하여 사업을 펼치고 있다. 필자의 고등학교 동기생 아들은 하버드의대 예과 재학 중 벤처기업을 창업하여 진단기기 개발에 성공하였다고 한다. 최근 서울의대생을 대상으로 진로에 대한 설문조사를 하였더니 약 10%가 진료와 직접 상관없는 진로에 관심을 많이 갖고 있는 것으로 조사된 것도 이 때문인지 모르겠다. 의사창업은 임상현장을 가장 잘 아는 의사가 실질적인 수요와 아이디어를 기반으로 제품 및 서비스를 개발한다는 점에서 의사가 선택할 수 있는 새로운 진로로 자리잡아 가고 있으며 정부도 의사들의 기술창업을 독려하고 있다.

의대생들이 선호하는 전공과목의 선택은 시대에 따라 많은 변화가 있었다. 필자가 전공의 시절에는 가난한 때라 일이 힘든 것은 전혀 문제가 되지 않았고 힘이 들더라도 돈을 많이 벌 수 있는 과가 인기였다. 단연 환자 수가 많은 내과, 외과, 산부인과, 소아과가 성적우수 학생들의 선호 대상이었고, 경제개발정책과 함께 대형 공장건설과 경부고속도로가 개통되면서 산업재해와 교통사고 환자가 급증하여 정형외과와 신경외과도 상한가를 쳤다. 이후 전국민 의료보험제도가 도입되면서 환자수는 많아졌지만 의료수가는 턱없이 낮아져 상대적으로 많은 환자를 보아야 하는 육체적 어려움이 따랐고 환자의 의식수준 향상으로 분쟁과 소송건

수가 급증하였으며 의료사고라도 나면 '1년 농사 도루묵'이 되었다. 때문에 대수술을 하지 않고 당직을 서지 않으며 소송할 일이 별로 없는 정신과, 피부과, 영상의학과, 재활의학과 등이 인기과로 급부상하였다. 경제수준의 급성장과 함께 미용에 대한 관심이 증가하여 성형외과가 한동안 상한가를 쳤으며 보험적용이 되지 않는 라식수술이 도입되면서 수입이 좋고 환자도 많다고 알려지자 안과가 상한가를 치기도 하였다.

반면에 대수술, 중환자, 응급환자, 당직을 대표하는 외과와 흉부외과, 산모와 출생아의 격감으로 산부인과와 소아과의 인기는 추락하였다. 인공지능에 의해 검사와 치료 처방이 이루어지고 원격진료가 이루어지면 내과의사들이 피해를 많이 볼 것이란 우려 때문에 최근에는 내과 전공의 지망생이 격감하고 있다. 내과는 의료의 근간을 이루는 가장 기본적인 분야이다. 소위 'Major과'로 분류되는 외과, 산부인과, 소아과가 비인기과로 전락한지는 오래되었고 이제 내과가 위기를 맞고 있다.

앞으로 전공과 선택은 인공지능 때문에 어떤 형태로든 필연코 변화를 겪게 될 것이다. 지난 10여년 동안 전공의 지망생에게 상한가를 기록한 영상의학과도 장래가 불투명하다. 딥러닝 (Deep Learning) 기술의 발전으로 영상의료 데이터 해석을 자동화하려는 시도는 적지 않은 진전을 보이고 있다. 영상의학적으로 판독이 어려운 뇌종양에 대해 세계 최고의 영상의학 전문의와 IBM '왓손'이 판독한 결과를 비교한 결과 왓손이 이겼다는 보도가 있었다. 지금은 영상의학과 전문의라도 복부, 흉부, 신경, 비뇨기, 내분비, 골근육 등 분야별로 세부전공이 나누어져 있어 자기 전공이 아니면 판독하지 않으려 한다. CT나 MRI 와 같은 특수촬영을 하면 영상의학과 교수의 판독을 기다리는데 보통은 하루 걸리며 해외출장이라도 가면 1주일 이상 걸릴 수 있으므로 수술을 계획해야 하는 외과계열은 특히 난감할 때가 있다. 그러나 이제 90% 이상의 영상물은 인공지능이 수초 내에 판독해 낸다고 한다. 아무리 훌륭한 영상의학과 교수라도 중요한 소견을 놓칠 수 있다. 그러므로 본인이 판독하기 전에 인공지능이 판독한 내용을 먼저 참고로 하면 실수를 줄일 수 있을 것이다. 인공지능의 판독 정확도가 더욱 높아지면 영상의학과 교수가 없더라도 일차적으로 인공지능의 판독 소견을 참고로 할 수 있을 것이다. 같은 논리로 해부병리학과도 예외가 될 수 없을 것이다. 앞으로 모든 영상의학 판독은 인공지능이 하는 날이 올 것으로 예상되므로 영상의학과, 해부병리학과는 존재 자체가 흔들릴 수 있다. 술기가 중요한 외과계열과 인간 사이의 커뮤니케이션이 중요한 정신과 등은 상대적으로 적게 영향을 받을 것이다.

지금 비뇨기과 전공의 지망생이 10년 전에 비하면 1/3 수준에 불과할 정도로 인기가 낮다. 2017년 비뇨기과 1년차 전공의 모집정원이 50명인데 24명 (48%) 밖에 충원되지 않았다고 한다. 환자가 적어서 이런 현상이 발생한 것은 아니다. 노인인구가 많아지고 식생활의 서구화에 따라 배뇨장애, 성기능장애, 전립선암 환자가 엄청나게 증가하였다. 인기가 낮은 몇 가지 이유를 들면, 비뇨기과는 외과계열이므로 전공의는 수술에 참여하고 중환자를 돌보며 당직을 서야 하므로 매우 힘들어한다. 수술은 대부분 복강경을 이용하므로 고생하여 배운 기술은 개원하면 무용지물이 된다. 미국에서는 개원의사가 수술할 환자를 자신이 소속된 협력병원에 입원시키고 수술할 수 있기 때문에 수련기간 자신이 배운 술기를 계속 시행할 수 있고 이 때문에 새로운 술기가 나오면 배우기 위해 전문의가 된 후에도 지속적으로 교육과 훈련을 받는다. 또 성기능장애나 배뇨장애는 대부분 약물요법으로 치료하는데 이 같은 질환은 고혈압, 당뇨병, 고지혈증, 관상동맥질환, 뇌졸중, 비만증 등에 동반되어 나타나는 경우가 많으므로 이들 질병으로 내과, 가정의학과, 신경과 의사

등을 찾으면 편의상 함께 처방해버리기 때문에 비뇨기과를 찾는 환자가 적어진다. 여성환자는 요실금이나 배뇨장애가 있으면 단지 여성이란 이유 때문에 전문과와 관계없이 산부인과를 찾아간다. 비뇨기과 자체에 문제가 있는 것이 아니고 우리나라 진료시스템의 근본적 문제 때문이다.

과거 우리나라 개업의와 봉직의 (종합병원에 취직한 의사)의 비율은 8 : 2였는데 지금은 5 : 5가 되었으며 앞으로 2 : 8로 역전될 것으로 전망하고 있다. 개원할 때 내과는 3,000세대, 소아청소년과와 이비인후과는 5,000세대를 끼고 있어야만 개원을 해도 성공할 가능성이 높다는 것이 의료계의 정설로 통한다. 그러나 좋은 길목의 신축건물엔 대부분 이런 진료과들이 몇 개씩 붙어 있어 생존이 어렵다. 봉직을 희망하는 의사들이 많아지면서 페이닥터에 대한 급여도 크게 하락하고 있다. 5년 전만 해도 일반의원에서 근무하는 페이닥터들은 기본월급 1,000만원 가량을 받았지만, 지금은 600만원 이하로 급격하게 떨어졌다고 한다 (헬스조선, 헬스코리아뉴스, 2016.8). 개원해서 예전처럼 수지타산을 맞추기 어렵고 심지어 파산하는 경우가 잦아지자 대학병원 교수 또는 종합병원 시니어 의사들은 개원하고 싶은 생각이 있어도 결행을 못하고 있다. 또 일반의원이나 요양병원의 페이닥터로 전향할 경우 더 싼 월급을 줘도 되는 젊은 의사들에 밀려 그만두게 되는 경우가 많으므로 병원에 계속 남아있기를 원하기 때문에 대학병원에 취직하기가 점점 어려워지고 있다.

요약하면 앞으로의 의료환경은 지금까지의 변화와는 비교도 할 수 없을 정도로 더욱 빠른 속도로 변화할 것이다. 현재 의과대학에 재학 중인 예비 의사들이나, 수련을 받고 있는 젊은 의사들은 은퇴하기 훨씬 전에 인공지능의 영향을 받게 될 가능성이 매우 높다. 그러므로 현재의 인기과에 급급하지 말고 앞날을 예측하여 신중한 선택을 하여야 한다. 현재 의사가 맡고 있는 많은 역할 중에서 어떤 것이 인공지능에 의해서 자동화될 것인지, 그리고 어떠한 부분은 마지막까지 인간의 역할로 남을 것인지에 대한 고민이 필요하다. 어떤 과를 선택할 것인가보다 얼마나 창의력을 갖고 즐겁고 열정적으로 하느냐가 성공과 행복의 지표가 될 것이다. 어느 때보다 '스스로 미래를 생각하는 의사가 되어야 한다'는 이야기가 가슴에 와닿는다.

비뇨기과를 전공하게 된 사연

주위 사람들로부터 "어떻게 비뇨기과를 전공하게 되었냐?"는 질문을 심심찮게 들어왔다. 비뇨기과는 인체의 은밀한 부분을 취급하고 비밀스런 고민을 상담하는 과란 선입견 때문일 것이다. 필자가 비뇨기과를 선택하게 된 데에는 남다른 사연이 있다. 의과대학을 졸업하던 해, 1월 초순으로 기억한다. 모든 학사일정은 끝났고, 군입대를 보류하고 먼저 전공 수련을 희망하는 학생들의 전공과목 선택도 결정되었다. 필자는 의사국가고시를 치른 후 군에 입대할 마음의 준비를 하고 있던 시기였다. 이때 병원 게시판에 비뇨기과 군보 전공의를 추가로 1명 뽑는다는 공고문이 붙었다. 정말 이례적인 일이었다. 전공의를 모집할 때 군보와 비군보가 있는데 군보 (소위 'Kim's plan')는 군입대를 보류하고 전공의 과정을 수료한 후 입대하는 것이고, 비군보는 의대졸업 후 먼저 군복무를 마쳤거나 군입대가 면제된 자가 대상이었다. 비뇨기과 군보 전공의 추가모집 사실을 어머님이 알게 되었다. 아마도 함께 의사국가고시를 준비하던 동료 (모두 군보로 남음)가 '아들을 잡고 싶으면 마지막 기회'라고 생각하여 알려준 것으로 짐작한다. 어머님께서 눈물을 보이시며 '장남이 가까이 있어야 한다'고 함께 살자고 간곡히 부탁하셨다. 가슴이 메어지기 시작했다. 비뇨기과는 필자가 마음 내키지 않아 하던 과 중의 하나였기에 난감하였다.

의대입시 합격자 발표 후 학교강당에서 신체검사가 시행되었다. 일렬로 줄지어 받았는데 필자는 바로 앞의 학생이 검사받고 있는 것을 칸막이 틈새로 우연히 보고 너무나 놀랐다. 바지를 내리고 아랫도리를 노출시킨 상태였는데 음경의 귀두가 까져 있었다. 그때까지 필자는 성생활을 해야 음경 귀두가 까지는 줄 알았다. 당연히 필자의 귀두는 포피로 덮혀 있었다. 저 녀석 정말 '나쁜 놈'이라고 생각했고 곧 의사선생님으로부터 야단맞을 것이라고 생각하고 긴장하며 지켜보았는데 그 녀석을 아무 일 없다는 듯이 통과시키지 않는가! 다음 차례가 되어 필자는 '착한 학생'이라고 보란 듯이 바지를 내렸다. 그런데 의외로 '포경수술을 받아야 하겠다'고 하였다. 너무나 뜻밖의 이야기를 듣고 집으로 돌아와 바로 어머님께 '포경수술이 무엇이냐?'고 물었더니 우리 집에 함께 계시던 삼촌도 받아야 하니 겨울방학이 되면 같이 수술받으라고만 하셨으니 포경수술에 대한 궁금증을 떨칠 수 없었다. 바로 그 해 겨울, 방학이라고 서울서 내려온 고등학교 동기생을 길에서 우연히 만났는데 다리를 절고 있어 왜 그러느냐고 했더니 포경수술을 받았다며 "실밥 떼러 간다"는 것이었다. 포경수술에 대한 궁금증을 풀지 못하고 있던 차에 잘 됐다 싶어 친구 따라 병원(비뇨기과의원)에 가서 수술한 모습을 보니 성기가 입학 신체검사 때 필자의 바로 앞에서 검사받던 학생의 모습 그대로였다. 그때서야 까진 모습이 '정상(?)'이라는 것을 알았으며 바로 예약하여 포경수술을 받았다. 우리 집에는 큰 가마솥이 있는 조그만 목욕탕이 있어 어릴 적에 공중 목욕탕을 이용할 기회가 거의 없었고 항상 집에서 아버님과 함께 목욕하였다. 때문에 아버님의 귀두가 노출되어 있는 것을 자연스럽게 보았기에 성생활을 하면 그렇게 되는 것으로 오해했던 것이다.
　수술대에 누워 포경수술을 하고 있는 의사를 쳐다보면서 '여러 임상과가 있는데 하필이면 남의 성기나 만지는 과를 전문으로 할까?' 의아한 생각이 들었으며 의사 중에서 격이 낮은 의사로 기억되었다. 이 같은 편견은 본과 3학년이 되어 비뇨기과 수업과 실습을 돌면서 포경수술은 비뇨기과 수술의 극히 일부에 불과하다는 사실을 알고 바뀌었다. 또 다른 이유가 있다. 지금은 대학병원 비뇨기과외래에서 1년에 한 명도 보기 어려울 정도의 성병이 그 당시에는 왜 그렇게도 많았던지 비뇨기과의사 하면 '성병의사'라고 불릴 정도였으니 비뇨기과에 대한 일반인의 인상이 좋은 것은 아니었고 필자 또한 마찬가지였다. 결혼 후 들은 이야기이지만 장인께서 '하고 많은 과 중에서 하필이면 비뇨기과냐?'고 못 마땅하게 여기셨다고 한다. 그런데도 어머님은 '비뇨기과도 좋으니 하라'고 간곡히 말씀하였다. 아버님은 의대를 강제로 보낸 전력이 있기 때문인지 일체 말씀이 없었다. 고민에 고민을 계속하다가 결국 미국유학을 접고 비뇨기과를 선택하게 되었다.

군의관 vs 공중보건의, 어느 쪽이 좋을까?

　의대생은 결격 사유가 없는 한, 모두 병역의무를 위해 3년 군의관 또는 공중보건의(공보의)로 복무한다. 병역의무를 먼저 필하고 전공 수련을 받을 것인지, 전공 수련을 마친 후에 병역의무를 수행할 것인지는 각자의 사정에 따라 선택할 문제이지만 굳이 어느 쪽이 더 좋은 지를 필자에게 묻는다면 먼저 수련 받기를 권하고 싶다. '공부는 한살이라도 젊었을 때 해야 한다'는 말이 있다. 전공 수련을 하면서 엄청난 양의 공부를 해야 하고 전문의시험에 대비해야 하는데 필자의 경험으로는 30대 초중반 (졸업 후 먼저 군복무를 필하고 수련 받는 전공의의 연령대)의 전공의 암기력은 20대 후반 (의대 졸업하고 바로 수련 받는 전공의의 연령대)의 전공의보다 떨어진다. 또 전공 수련을 받으면서 야간당직을 수 없이 하여야 하기 때문에 체력적으로 한살이라도 젊으면 그만큼 유리할 것이다. 또 전공 수련을 마친 후 군의관이 되면 대부분이 자신의 전공을 펼칠 수 있는 군 병원에서 근무할 수 있고 그만큼 대우를 받을 수 있다. 이런저런 이유에서 필자는 먼저 전공 수련 받을 것을 권한다.
　요즈음은 군의관 후보생들이 기초군사훈련을 마치면 절반은 사병으로 바로 전역하여 공보의로 차출되고 나머지 절반이 군의관으로 입대한다. 그런데 대부분의 군의관 후보생은 신분이 비교적 자유롭다는 이유로 공보의를 선호한다고 한다. 군의관으로 가면 그만큼 손해라고 생각한다. 필자의 제자에게 공보의가 더 좋은 이유를 물었더니 아내를 훨씬 자유롭게 만날 수 있는 것을 첫 번째 이유로 꼽았다. 요즈음 젊은 의사들에겐 자신의 이력서에 장교의 경력은 중요하지 않은 것이다. 그러나 필자는 군의관을 적극 권유한다. 의대를 졸업하고 사회인이 되어 수련과정을 마칠 때까지 본인이 접할 수 있는 사람의 부류는 매우 제한적이다. 그러나 군에 가면 다양한 병과의 장교를 만나 교류하면서 사회의 다른 면을 경험할 수 있고 타교출신 군의관과 서로 다른 경험을 교류할 수 있다. 장교가 되면, 특히 전문의가 된 후 군의관이 되면 리더십을 배울 수 있는 좋은 기회도 주어진다. 30여년 동안 전공의를 교육시켜왔고 그들을 보아왔지만 군의관 출신이 공보의 출신보다 리더십이나 국가관에서 무언가 다르다는 느낌을 받았다. 때문에 필자는 공보의보다 군의관이 되기를 적극 권장한다.

군의관 후보생으로 대구 군의학교에 입소하여 사병들처럼 짧은 머리로 깎아 버리니 군인이 되었다는 기분이 현실로 느껴졌다. 신체검사를 받은 후 후보생들은 영천에 있는 3사관학교에서 8주간의 기초군사훈련을 받기 위해 배급 받은 배낭을 울러 메고 열을 지어 동대구역으로 걸어서 이동하였다. 막연히 힘들 것이란 생각과 각오는 하고 있었지만 앞으로 일어날 한 번도 경험해보지 못한 미지의 세계에 대해 걱정과 불안을 떨쳐버릴 수 없었다. 선배들도 다 해낸 일인데 왜 못하겠느냐고 스스로 위로도 하면서.

3사관학교에 입소하니 기숙사는 8인 1실로 네 모서리에 2층 침대가 놓여 있었고 중앙 난방으로 밤에 춥지도 않았으며 화장실도 수세식이어서 훈련소이지만 장교 후보생으로서 예우를 해주었다. 그러나 분위기는 생각하던 것보다 훨씬 살벌하였다. 연대장이 후보생을 집합시켜 놓고 첫 대면에서 '전투복은 전쟁을 위한 복장이지만 전사 시 수의도 된다'고 겁을 주었고 대대장 (대위)이나 소대장 (중위)은 군모를 앞으로 내려 쓰고 있어서 눈 밖에 보이지 않았는데 그 눈빛은 독기가 번쩍이었고 찔러도 피가 나오지 않을 정도로 매정하게 보였다. 연병장에서 곧은 자세로 제식훈련을 하고 나면 허벅지 바깥쪽에 감각 마비가 왔으며 걱정이 되어 정형외과를 전공한 후보생에게 물어보니 척추신경이 눌려서 그렇다고 하였지만 너무나 규율이 엄격하여 감히 의무실에 가보아야 하겠다는 말을 할 엄두가 나지 않았다. 나날이 진행되는 훈련은 힘겹고 고단했다.

식사시간이 되려면 1시간 이상 기다려야 하는데 벌써 배가 고팠다. 1식 3찬이라지만 항상 부족했다. 때로는 식사를 2/3 밖에 하지 않았는데 느닷없이 '식사 그만'하는 호령이 떨어지면 바로 수저를 놓아야 했다. 어기면 기합으로 연결되었다. 필자는 군입대 할 때까지 닭고기는 입에도 데지 않았다. 가끔 조그만 닭다리가 튀긴 상태로 반찬으로 올라올 때가 있었는데 배가 고프니 얼른 입에 들어갔으며 꿀맛 같았다. 부모들은 '입이 짧고 반찬 투정하는 아들 있으면 군대 보내 인간 만든다'는 말이 틀림없는 것 같다.

밤 10시가 되어 '취침시작' 명령이 떨어지면 일제히 침대에 누워야 하며 곧 불이 꺼졌다. 공동화장실은 각 방마다 한 칸씩 배당되었고 한 방의 8명이 사용하였는데 소대장이 아침에 화장실 청결상태를 점검하므로 화장실 당번이 배당 화장실 청소를 미리 해놓아야 하였다. 그러나 너무 피곤하여 자느라 청소시간을 놓칠 때가 있었고 그럴 때면 한방의 8명 모두가 기합을 받았다. 그러다 보니 잔꾀가 생겨 야밤에 큰일을 볼 때 자기 방에 배정된 화장실을 이용하지 않고 남의 방 배정 화장실을 이용하여 다른 팀이 억울하게 기합받는 일이 생겨났다. 급기야 화장실 암호를 만들어 화장실을 찾았을 때 배당 화장실에 누가 있으면 암호를 대어 반응이 잘못 나오면 기다렸다가 범인을 색출해 내기도 하였다. 내의는 모두 일정 수만 지급되므로 훈련이 끝날 때까지 잘 챙기고 보관하여야 하였다. 빨래를 하여 옥상에 걸어 놓으면 다른 사람이 훔쳐가 버리는 일이 발생하는데 점검에서 문책을 당하지 않으려면 본의 아니게 다른 사람의 내의를 훔쳐 오는 수밖에 없었으며 이런 때는 지성인도 어쩔 수 없었다. 어쩌면 전쟁터에서 살아남는 방법을 터득하는 일종의 군사훈련인지도 모르겠다.

후보생들 중에는 의대 졸업 후 바로 입대한 사람, 1년간의 인턴과정만 끝내고 입대한 사람, 5년간의 전공 수련과정을 모두 마치고 입대한 사람, 3부류가 있었다. 그러니 의대만 졸업하고 입대한 사람과 전공의 과정을 모두 마치고 온 사람과의 연령 차이는 적어도 5년이 난다. 유격훈련을 받을 때였다. 1개 분대씩 조를 짜서 조교의 '공격 앞으로' 명령과 함께 산을 올라야 하는데 필자가 맡은 개인화기는 각 분대에 하나씩 배분되는 기관총이었는데 M1 소총보다 무게가 훨씬 무거워 서로 기관총 사수가 되는 것을 싫어했다. 할 수 없이 '뽑기'를 하였는데 필자가 걸렸다. 같은 분대에 의대를 졸업하고 바로 입대한 '700' 후보생이 있었는데 이 친구는 키도 크고 몸집도 건장하여 대신 좀 맡아주기를 원했지만 본 척도 하지 않아 무척 섭섭하고 화도 났지만 어쩔 수 없었다. 공격 앞으로 명령이 떨어지면 총을 둘러메고 뛰었지만 채 1분도 경과하지 않아 '원위치로' 명령이 떨어졌다. 필자가 뒤로 처지기 때문이다. 그렇게 수차례 되풀이되니 같은 분대원이 '김 후보생, 좀 잘 해보세요!'라고 투정을 부리지 않는가! '누가 그렇게 하고 싶어서 그러느냐'고 화를 내고 싶었지만 화가 너무 나니 말도 나오지 않았다. 당시 모른 채 하고 있던 '700' 후보생은 정말 얄미웠다. '원수는 외나무다리에서 만난다'는 이야기가 있다. 원주 51후송병원에서 외래 진료를 하고 있을 때, 바로 이 '700' 후보생이 중위계급장을 달고 병사환자를 데리고 찾아왔다. 필자를 보자 이 친구도 무척 놀래는 표정이었다. 필자는 대위였으니까 이 친구 꼼짝없이 당해야 했다. 덩치에 어울리지 않게 두 손을 싹싹 빌면서 미안하다고 하니 세월도 흘러 서운함도 잊고 있었기에 쉽게 진정할 수 있었고 용서가 되었다.

3사관학교의 기초군사훈련에서 가장 힘든 것은 육체적 어려움도 있었지만 정이라고는 티끌만큼도 찾을 수 없는 소대장과 중대장의 매정함과 무례함이었다. 육사출신이라고 스스로 소개한 중대장은 첫 대면 시 중대원을 모아놓고 "여기 중대원 중 출생연도가 1945년 있느냐?"고 물으니 2명이 손을 들었다. 그러자 "1944년 있느냐?"고 물으니 아무도 반응이 없자 "그러면 모두 동생뻘"이라며 반말마저 접고 바로 하대하였다. 모자챙을 아래로 눌려 쓰고 있어 눈만 매섭게 보였기에 얼굴을 보고는 연령을 짐작할 수 없었다. 훈련이 끝난 후에야 동생뻘이라는 것을 알았다. 소대장도 인정머리라고는 하나도 없고 군인이 아니면 아무 짓도 할 수 없는 인간으로 보였다. 후보생이 훈련에 힘들고 지쳐 해도 눈도 깜짝하지 않았다. 우리끼리 "군의관 후보생에 대한 열등감의 발로"라고 하면서도 누구 하나 이의를 제기하는 사람 없었다. 훈련을 마치고 임관된 후에야 알게 되었지만 지엄한 명령으로 훈련 기간 중 안전사고가 일어나지 않도록 하기 위한 충실한 직업정신에서 비롯된 것이지 군의관 후보생을 괴롭히려는 의도나 미워서 그런 것이 아니었다. 대위로 임관 후에 만났을 때 중대장이나 소대장이 먼저 거수경례를 하면서 다가왔고 그들도 역시 정이 있는 따뜻한 인간이었다.

훈련이 계속되면서 후보생들은 점점 힘들어하였고 개성이 그대로 표출되기 시작했다. 가능한 힘든 훈련은 빠지려고 철없는 어린아이처럼 유치한 행동을 하기도 하였다. 늦은 오후 유격훈련으로 산 능선을 엎드려 기고 있으면 찬 바람은 불고 추위 몸이 떨려 왔고 날이 어둑해지면서 저 멀리 영천시내의 불빛이 반짝반짝 눈에 들어오면 그렇게도 따뜻한 아랫목이 그리울 수가 없었다. 훈련용 운동화를 받았는데 제일 큰 신발을 신청하였는데도 작아 발이 아파 도무지 오랜 시간 신을 엄두가 나지 않았다. 중대장에게 더 큰 신발을 달라고 요청하였지만 "발을 신발에 맞추라"는 한마디뿐이었다.

8주간의 기초군사훈련을 마치고 군의학교로 되돌아왔다. 처음 군의학교에 입교했을 때는 몰랐는데 다시 돌아와 보니 3사관학교와는 딴 세상이었다. 위생병은 물론이고 의정장교들 조차 군기가 너무나 엉성하였다. 눈에 독기라고는 하나도 볼 수 없었다. 좋게 이야기해서 자유롭고 편한 분위기였지만 왠지 씁쓸하게 느껴졌다. 군의학교에서의 2주간 직무교육을 포함하여 12주간의 군사훈련을 모두 마치고 4월 말 대위로 임관하였으며 육군제51후송병원 근무를 명 받았다.

군의관 3년, 허송생활?

　1군사령부 산하의 근무지로 배치를 받은 군의관들은 새벽에 청량리 동산병원에 집합하여 청량리역으로 가서 열차로 원주로 이동하여 101 보충대에서 하루 자고 나니 오전에 각 부대에서 와서 소속 군의관을 실어갔다. 전방 사단으로 배치된 군의관들은 트럭에 실려 갔고, 필자를 포함하여 약 20명의 신임 군의관은 병원버스가 나와 제법 우아하게 실려 갔지만 병원에 도착하자 바로 병사들 숙소에 배치되었다. 식사는 병사들 식당을 이용하도록 하였다. 그런데 3-4일이 지나도록 병원장이 신고를 받지 않았다. 신참 군의관들은 무료하여 하루 종일 고스톱을 하면서 시간을 죽이고 있었는데 하루는 민간복장의 중년남자가 숙소로 들어와 고스톱 하는 것을 보면서 왔다갔다 하더니 나가버렸다. 우리는 "저거 누구야? 뭐 하는 놈이냐?", "부대에 외지인이 들어왔으면 신고해야 하는 것 아닌가?" 하면서 고스톱을 계속하였다. 드디어 '월요일 아침 8시 연병장에서 병원장이 신임 군의관 신고식을 받는다'는 전갈이 왔고 2열 횡대로 도열하여 기다리는데 지휘봉을 든 병원장이 나타났다. 그런데 이게 웬일인가! 며칠 전 숙소에서 보았던 바로 그 중년남자 아닌가! 행여나 우리끼리 지껄였던 욕이라도 들었을까 모두 노심초사하고 병원장이 앞으로 오면 관등성명을 대고 '전입을 신고합니다' 하고 큰 소리로 외쳤지만 병원장은 지휘봉으로 배를 쿡쿡 찌르며 '이 자식들 벌써 군기가 다 빠졌잖아'하고 몇 차례 신고를 되풀이하도록 하였다. 깡마른 체격에 키가 훤칠하고 목소리가 카랑카랑하여 군의관이라기보다 보병장교로 보였으며 첫날부터 정신이 바짝 들었다.

신고식을 무사히 마치고 나니 외래 진료실에 있는 장비의 인수인계가 있었다. 인수인계는 전임자가 인계하는 장비를 인수자가 일일이 확인한 다음 서명하여야 하는데 전임자는 벌써 타 근무지로 가 버린 상태이므로 서류상으로만 확인하여야 했다. 서류에는 분명히 전임자가 있다고 서명해놓았지만 이런저런 장비가 없거나 수가 부족하였다. 확인할 길도 없고 행정장교는 서류를 내밀고 인수 확인란에 서명하라고 하였다. "모두들 그렇게 해오고 있다"고 하니 어쩔 것인가! 속절없이 서명하였다.

병원장이 신임 군의관들에게 일과 시간 후, 매시간 부대 순찰을 하도록 명하였다. 순찰하면서 병원 경계선 담을 따라 곳곳에 배치된 순찰함의 순찰확인 쪽지에 서명을 하여야 했다. 51후송병원은 6.25 전쟁 당시 전방 거점병원이었을 정도로 병원부지가 넓었고 병원 정문은 원주 시내로 들어가는 대로와 접하고 있었으며 뒤쪽은 하천과 접하고 있었고 우측은 논과, 좌측은 다른 부대와 접하고 있었다. 부대의 경계선은 논과 접한 우측은 벽돌담으로 경계하고 있었지만 뒤쪽과 좌측은 철망으로 엉성하게 경계되어 있거나 철망이 없어 경계가 불분명한 곳도 있었다. 필자의 첫 순찰업무는 밤 12시에 있었다. 칼빈 소총을 울러 메고 병원 정문에서 우측 벽을 따라 순찰코스를 돌고 뒤쪽 개천이 있는 곳을 지나 좌측 경계선을 따라가고 있는데 갑자기 뒤에서 '독수리'라는 암호소리가 들려왔다. 분명히 우리 부대의 오늘 암호는 '번개'이었는데 이게 무슨 일인가! 다시 뒤에서 '독수리'하더니 필자가 아무 반응을 보이지 않자 '손 들어' 하지 않는가! 손을 들었더니 "앞으로 가!"하고 명령이 떨어졌다.

부대 순찰하다가 이게 무슨 꼴인가! 깜깜한 밤에 뒤에서 명령하는 데로 앞서 갔더니 어느 부대 막사로 안내되었다. 막사 내 불빛에서 신원을 확인하니 옆 부대 사병이 야간 순찰하던 중 자기 부대 내에 이상한 사람이 발견되어 암호를 외쳤더니 반응이 없어 손을 세우고 자기 부대로 끌고 간 것이다. 장교가 사병에게 무슨 수모인가! 처음 돌아보는 부대 순찰이라 부대 지리에 익숙하지 않아 부대 간 경계선이 허술한 구간에서 옆 부대 내로 들어갔기 때문에 암호가 서로 맞지 않아 일어난 해프닝이었지만 아찔한 순간이었다. 창피해서 다른 사람에게 얘기도 하지 않았다.

부임 후 2주가 지나니 병원장이 신임 군의관 환영회를 열어준다고 저녁 시간에 모두 사병 식당으로 소집하였다. 식당으로 가니 병원장을 선두로 간호부장 (중령)과 간호장교들이 꽃을 한 송이씩 들고 도열해 있다가 신임 군의관이 지나가면 상의 위 주머니에 꽂아 주면서 축하를 해주었다. 이어 맥주파티가 거나하게 있었다. 제복을 입고 처음 경험하는 축하행사라 모두 감격하여 병원장에게 진심으로 감사하였다. 첫 봉급 날이었다. 봉급봉투를 받아보니 회식비로 일정액이 제하여 있었다. 바깥 회식을 한 적이 없는데 무슨 착오인가 하여 경리과에 알아보니 병원장이 베푼 환영식 경비를 신임군의관 봉급에서 분할하여 제하였던 것이다. 모두 당한 기분이었다. 군대 회식문화를 처음으로 돈 들여 공부한 셈이었다.

근무 첫 달 마지막 주 수요일 오후에 병원장의 외래 순회점검이 있었다. 병원장께서 비뇨기과 외래 진료용 침대 아래에 있던 철 박스를 가리키며 무슨 박스냐고 물었는데 사실 필자도 그곳에 그런 박스가 있는 줄 모르고 있었다. 말을 못 하고 머뭇거리고 있으니 끄집어 내 열어보라고 했다. 속에서 정밀지도가 나왔다. 병원장께서 "정밀지도가 왜 여기 있느냐? 너 간첩 아니냐?"고 하였다. 군기가 확실히 잡혀 있던 때이라 바짝 긴장되었고 '생사람 잡는 게 이런 것이구나' 싶었다. 절대 모르는 일이라고 소명하였더니 병원장께서 묵묵히 듣고만 있다가 나가셨다. 그리고 한 달 지난 후 병원장께서 저녁 회식에 필자를 초청한다고 몇 시까지 원주 시내 한정식 집으로 오라고 병원장 부속실 당번으로부터 연락이 왔다. 필자만 초청하는 것이라고 하였다. 너무 황송하였다. 당시 원주 시내 괜찮은 한정식 집은 도우미 아가씨가 옆에서 시중들며 소주에 불고기를 구워 먹는 것이었다. 시간이 흐르고 병원장께서 상당히 취기가 올라 파할 무렵에 "김대위 오늘 잘 먹었다"고 하였을 때 그때서야 필자가 계산 때문에 불려 나온 것임을 알았다. 그렇게 사회생활을 익혀가고 있었다.

부임하고 한 달 가까이 되었을 때의 일이다. 수요일 오후 체력단련 시간에 전 장교가 약 20 km 떨어진 치악산 자락까지 왕복 구보로 돌아와야 하였다. 원무과장 (의정장교, 소령)은 비만하여 매우 힘들어하였지만 예외는 있을 수 없다. 수의근무대장은 중령이었는데 함께 훈련에 참가시켰으니 하물며 신참 군의관들은 꼼짝없이 참여하여야 했다. 모두들 무척 힘들어하였는데 병원장은 지프 차에 타고 따라오면서 감시하고 있었다. 때로는 군의관들에게 모래주머니를 발에 차고 달리는 훈련도 시켰다. 병원장이 도무지 의사라는 생각이 들지 않았다. 그러나 통솔력이 뛰어나 모두 불평하면서도 꼼짝없이 따랐다.

부임하여 2개월이 지나도록 진료부장이 공석 중이었지만 별 신경 쓰지 않고 지냈는데 전문의 시험 때 만난 B 중령이 올지 모른다는 소문이 들려왔다. 긴장하지 않을 수 없었다. 필자와 같이 전문의시험을 치렀는데 필자가 협조하지 않아 떨어졌다고 오해하여 군에서 만나면 가만 두지 않을 것이란 얘기를 벌써 전해 들었기 때문이다. 그러던 중 6월 하순 토요일 오전 외래에서 환자를 보고 있는데 사복차림의 짙은 선글라스를 쓴 신사가 나타나 "김대위 잘 있었나" 하고 인사하는데 자세히 보니 바로 B 중령이었다. 순간 '이제 꼼짝없이 죽었다' 싶었다. 거수경례를 하고 오해를 해명하느라 진땀이 났으며 내년 전문의시험에서 필연코 합격하도록 책임지고 개인교습을 해드리겠다는 결의를 보였다. 의외로 역 감정을 보이지 않았고 며칠 후 부임할 것이기에 인사차 들렸다고 하시며 돌아가셨다. 안도의 한숨이 나왔다. 일차 관문은 통과한 셈이다. 진료부장이 부임하자마자 비뇨기과 교과서 공부를 위한 일정을 제시하였다. 재미있는 수술이 있으면 항상 미리 보고 드리고 참관을 요청하였다. 지성이면 감천이라 진료부장은 필자에게 매우 호의적이었고 편의를 봐 주셔서 오히려 더 좋은 근무환경이 되었다.

   비뇨기과 진료를 받으면 지위고하를 막론하고 금방 친근해지는 묘한 데가 있어 비뇨기과 군의관은 남다른 대우를 받을 때가 있었다. 당시 경제가 후진국 수준이던 우리나라에 성병환자가 참으로 많았다. 약을 약국에서 마음대로 구입할 수 있지만 돈이 없어 제대로 치료를 하지 못하여 만성 성병환자들이 참 많았고 혈기 왕성한 병사들에게도 예외가 아니었다. 치료가 잘 안되면 인골을 빻아 먹으면 치료된다는 얘기를 듣고 병사들이 야외훈련 때 해골을 찾는다는 이야기도 들렸다. 한 번은 경리장교 가족을 수술해주었더니 회식에 초대하여 원주 시내로 나갔다가 대취하여 통금시간이 지나 나왔다. 경리장교는 바로 인근에 집이 있었기에 갈 수 있었지만 필자는 부대에서 기식하던 때라 돌아가려면 숙소가 약 15 km 떨어져 있는데 차도 끊겨버려 난감하였다. 여관에서 자기도 싫어 도움을 요청하러 길 건너 편에 있는 역전 파출소를 찾아가 택시를 불러달라고 하였더니 군인이니까 바로 건너편에 있는 101 헌병대로 가서 부탁하라고 했다. 시키는 대로 101 헌병대를 비틀거리며 찾았더니 보초가 '충성'하고 외치더니 곧바로 '아! 군의관님, 이 밤에 웬 일

입니까!"하고 인사하지 않는가! 가까이 가서 보니 며칠 전 진료 차 필자를 찾았던 환자였다. 병원 근무한 지 1개월 밖에 되지 않았는데 벌써 헌병 고객이 생긴 것이다. 헌병대 선임하사 (상사)도 필자의 환자라 어디 계시느냐고 물었더니 막사에 있다고 하여 찾아갔더니 병사들이 누워 자고 있는데 캄캄하여 누가 누구인지 알아볼 수 없어 '선임하사!'하고 소리쳐 불렀더니 맞은편에서 선임하사가 눈을 비비며 다가왔다. 이 밤에 자기를 소리쳐 불러낼 사람이 없을 것인데 '웬 놈'일까 궁금했을 것이다. 필자를 알아 본 순간 "군의관님이 이 시간, 이곳에 웬 일이냐!"고 놀래며 의아해 했다. 자초지종을 설명하고 병원까지 태워달라고 부탁했더니 즉시 백차를 불렀다. 필자가 운전석 옆 자리에 타자 선임하사가 백차는 헌병이 아니면 군인이라도 앞자리에 앉을 수 없다며 뒷자석으로 옮겨 타도록 하고 자기가 앞 좌석에 앉아 병원까지 호송해주었다. 문제는 다음 날 아침에 일어났다. 병원장이 불러 갔더니 어제 통금시간 지나 백차 타고 병원으로 귀대하였는지 물었다. 어떻게 알았는지 귀신이라고 내심 생각하며 그렇다고 했더니 병원장께서 "정신 나간 놈 아니냐!"며 최근 육군본부에서 장교라도 통행금지 위반자는 모두 최전방으로 전출시키라는 명령이 하달되었는데 '호랑이 굴'에 자기 발로 들어가는 멍청한 짓을 하느냐'고 야단치셨다. 무식하면 무서운 것이 없다고 했던가! 몰라도 한참 모르고 한 망나니 짓이었으며, 후일 선임하사에게 재삼 재사 감사의 인사를 했다.

장교들도 전방 근무를 하면서 가족을 두고 혼자 와 있는 경우가 많았다. 혈기왕성한 군인이 생리적 욕구를 참기가 참 어려웠을 것이다. 그러므로 장교들도 성병이 걱정되어 암암리에 필자를 찾는 경우가 적지 않았다. 요직에 있는 분들은 필자가 비뇨기과 외래에서 잠을 자므로 새벽에 찾아오도록 하여 은밀히 치료해드렸더니 선물을 갖다 주셨고 휴가 때 특별히 부탁해야 2장 받을 수 있는 새마을 기차표를 한 다발씩 주셔서 동료 군의관들에게 생색을 내고 나누어주기도 했다. 대구통합병원 근무 당시 군사령관께서 한 달에 한 번 전립선 치료를 위해 병원을 방문하셨다. 올 때마다 사령부에서 전화로 미리 통보를 해오면 호랑이 같은 병원장 (전임 51후송 병원장)도 정문에 나가 기다릴 정도로 쩔쩔매는 것 같았다. 병원에 애로 사항이 있으면 병원장이 미리 사령관님께 얘기 잘해달라고 필자에게 부탁하였다. 귀빈실로 모시고 치료가 끝나면 병원장은 방에 얼씬도 못하고 밖에서 기다리고 있는데 사령관님은 담소를 나누면서 필자에게 그렇게도 친근감 있게 대해 주셨다. 모두 비뇨기과 군의관이었기에 가능한 일이었다고 생각한다.

일요일 당직인데 점심 먹으러
집에 갔다가 영창에 들어갈 뻔

가을이 되어 병원장이 대구통합병원장으로 전출 가시고 신임 병원장이 부임 해오셨다. 일요일 진료당직을 서는 날이었다. 진료당직이라고 해도 후송병원에는 중환자가 있을 때가 거의 없으므로 실제로 특별히 해야 할 일은 없었다. 언제 비상사태가 일어날지 모르므로 항시 대기하고 있는 것이다. 오전에 테니스를 끝내고 그날은 왠지 집에 가서 점심을 먹고 싶어 집에 들렀다가 식사 후 바로 부대로 돌아왔다. 부대 정문을 통과하여 약 100 m 떨어진 본관으로 걸어 가고 있는데 본관 앞에 병원장을 비롯하여 7-8명의 장교들이 보였고 5 m 앞에 도착하여 병원장에게 "단결"하고 거수 경례를 하자 "이 새끼 단결 좋아하네" 하고 화가 나 있었다. 영문을 모르는 필자는 주위 장교들 눈치를 보니 빨리 피하라는 신호를 보내왔다. 얼른 옆길로 돌아가니 하사관 후보생들이 줄을 서 있었다. 하사관학교 교장 아들이 정신적 문제가 있어 평상시 정신과외래로 통원치료를 받아 오고 있었는데 마침 필자가 당직 서던 일요일 아침에 아버지가 서랍 속에 넣어두었던 권총을 꺼내 자기 가슴에 쏘아버린 것이다. 환자는 바로 병원으로 실려와 수술실로 들어갔고 아버지는 자기 피를 뽑아 수혈하라고 임상병리과 침대에 누워 있었으며 후보생들도 피를 뽑으려고 줄을 서서 기다리고 있었던 것이다.

　상황을 파악하고 나니 '영창 감이구나'라는 생각이 들었고 암울해졌다. 환자의 주치의였던 정신과 동료군의관도 큰일 났다. 장교도 신고 없이 위수지역을 벗어나면 영창 행인데 정신과 군의관은 전날 몰래 대구로 갔다. 살짝 부대 정문 바로 옆에 있는 우체국으로 달려가서 정신과 군의관에게 급히 올라오도록 전화하였더니 얼마나 마음이 급하였던지 대구에서 택시를 대절하여 늦은 저녁에 도착하였다. 수술이 끝날 때까지 초조하게 기다렸으며 외과 군의관 (소령)이 수술을 끝내고 나오면서 "김대위 걱정 마, 총알이 신기하게도 큰 혈관을 피하고 지나갔어" 라고 웃으면서 이야기할 때 안도의 숨이 나왔다. 다음 날 정신과 군의관으로부터 환자가 깨어나 "권총도 별거 아니네" 라고 말하더라는 얘기를 듣고 기가 막혔다. 정말 신기한 일은 헌병대나 보안부대를 비롯하여 병원장도 필자가 부내를 무단 이탈한 사건에 대해 묻지도 따지지도 않았다는 것이다. 외부로 노출되어 좋은 일 아니므로 사건을 덮은 것으로 생각된다. 덕분에 필자는 아무 일 없었던 것처럼 지나갈 수 있었다.

'나이롱' 환자

51후송병원에 부임하니 비뇨기과 입원환자가 40여명이나 되어 깜짝 놀랐다. 필자가 수련을 받던 시절, 대학병원 비뇨기과에는 입원환자 수가 5명 내외가 고작이었기 때문이다. 그러나 '군대병원 입원환자 10명은 민간병원 1명에 해당한다'고 할 정도로 경증 환자가 대부분이었다. 신임 진료부장이 부임하자 각 과를 순회하며 보고를 받았다. 정신과 병동은 본관과 떨어져 별채에 있었는데 들어가 보겠다고 하자 정신과 과장이 생략하는 것이 어떻겠느냐고 제안하였지만 굳이 보겠다고 하였다. 그리고 해프닝이 일어났다. 진료부장이 정신과 병동 안으로 들어서자 느닷없이 환자가 진료부장에게 달려들며 빗자루로 얼굴을 내리쳤다. 순식간에 벌어진 일이다. 진료부장은 외마디 소리를 지르며 병동 밖으로 달려 나갔다. 미친 놈이 미친 짓을 했으니 진료부장인들 화가 났지만 어쩔 도리가 없었다. 정신과장이 혼 좀 내 주려고 미리 환자에게 지시한 것임을 나중에 들었다.

일요일 오후 진료당직이라 본관 정문 옆에 있는 당직실에서 행정당직과 함께 있는데 비상벨이 울렸다. 병원 정문 초소에서 VIP (장군)이 방문할 때 보내는 신호였다. 그런데 5분이 지나도 나타나지 않아 초소에 전화로 알아보니 분명히 사령부 인사참모가 통과하였다는 것이다. 밖을 내다보아도 조용하여 이상하다고 생각하며 20분 정도 경과하였을 무렵,

인사참모가 몹시 화가 난 얼굴로 헐떡이며 나타났다. 경례를 하자 병원장부터 찾았는데 병원장은 서울 가서 부재 중이라 난감하였다. 얼른 인사참모를 병원장실로 모시고 분위기를 전환시키려고 간호부장을 호출하였다. 화가 난 이야기를 들으니 속으로 실소를 금할 수 없었다. 1군사령부 주말당직이던 인사참모가 골프 연습을 하다 발뒤꿈치 피부가 벗겨져 치료를 위해 방문하는 김에 병원 주말 당직자의 근무상태를 점검하려고 암행행차를 하겠다는 생각으로 당직자에게 알리지도 않고 혼자서 병원 뒤 편으로 가본 것이다. 때가 2월 말경으로 아직 추웠지만 몇몇 정신과 환자들이 햇빛을 쪼이러 병동에서 나와 울타리 안 뜰에서 놀고 있었는데 지나가던 인사참모가 웬 환자들이 밖에 나와 있는지 호기심으로 차에서 내려 울타리 안으로 들어가 환자에게 접근하는 순간, 한 환자가 땅바닥에 있던 부러진 녹슨 칼을 주워 '이 자식' 하면서 달려들었으니 인사참모는 어깨에 단 별도 부색하게 술행랑으로 도망하여 당직실로 달려왔던 것이다. 인사참모는 흥분하여 어떻게 칼이 정신과 울타리 안에 있느냐고 야단이었다. 간호부장이 백배사죄하며 정신과 환자라서 미쳐 그런 것이라며 천만다행이라고 위로하는 동안 필자는 그 당시 처음 나온 1회용 반창고를 사러 병원 앞 약국으로 뛰었다. 간호부장이 조심스레 드레싱을 해드리고 1회용 반창고로 덮어드리자 화가 거의 풀린 듯 하였다. 저녁 시간에 간호부장이 사령부로 올라가서 다시 한번 드레싱을 해드리는 특별 서비스로 상황은 종료되었다.

때로는 의도적으로 의가사 제대 (군복무가 어려울 정도로 질병이 중할 때 제대시키는 제도)를 목적으로 중증환자 흉내를 내는 멀쩡한 환자들도 있었다. 대구통합병원 근무시절이다. 퇴근하려는데 병동간호장교로부터 연락이 왔다. 주사를 맞은 환자가 부작용으로 발작을 하고 있다는 것이다. 급히 병실로 올라가 환자를 보니 몸을 뒤로 젖히고 발작하고 있었다. 혈압을 재 보니 정상이었고 눈꺼풀을 뒤집어보니 동공은 불빛에 정상 반응을 하고 있었다. 일단 안심하고 간호장교에게 주사약이 처음 투약된 것인지 주사 전에 알레르기 반응검사를 하였는지 물었더니 첫 주사 때는 알레르기 검사하였는데 음성이었으며 그동안 맞아 오던 주사약이라는 것이었다. 그 얘기를 듣는 순간 환자가 연기를 하고 있지 모른다는 생각이 들었다. 환자는 계속 발작을 하고 있었다. 환자에게 조용히 '이제 그만하라'고 얘기 했더니 말을 듣지 않았다. 이번에는 손가락으로 환자 가슴을 어깨듯이 힘껏 눌리면서 '그만하라'고 명령하였으나 꼼짝도 하지 않았다. 할 수 없이 양 손으로 양 가슴을 내려 눌러도 그대로 발작 흉내를 내고 있었다. 웬만한 의사라도 진짜 환자로 착각하였을 것이다. 환자에게 말을 듣지 않으면 정신과로 보내겠다고 으름장을 쳐 보았지만 들은 척도 하지 않았다. 무슨 사연인지 몰라도 의가사 제대를 하고 싶은 욕망이 아픈 정도를 압도하고 있었을 것이다. 하는 수 없이 간호장교에게 정신과로 전원 시키도록 하고 정신과장을 찾아가 협조를 당부했다. 정신과장과 약 10분 정도 담소를 나누고 있을 무렵 갑자기 방문이 열리면서 바로 그 환자가 달려들어와 필자의 다리를 붙잡고 "과장님, 비뇨기과병동으로 보내달라"고 하소연하였다. 환자가 정신과 병동에 들어가니 정신과 환자들이 둘러서더니 비뇨기과환자의 눈을 손가락으로 찔러버렸던 것이다. 비뇨기과환자는 '악' 외마디 소리를 지르면서 도망 나와 필자를 찾아왔던 것이다. 미친 환자들이 달려들어 미친 듯이 손가락으로 눈을 찔러대니 통증도 참을 수 없었겠지만 그곳에 더 이상 머물다가는 장님이 될지도 모르겠다는 공포감이 더 무서웠을 것이다.

밤에 자는 동안 오줌을 싸는 야뇨증 환자는 군의 특수환경 상 집단 생활이 불가능하므로 후송되어 왔다. 후송병원에서 입원할 수 있는 기간은 최대 3개월로 만기를 채우면 자대로 복귀시키던지 후방 통합병원으로 전원시키든지 하여야 한다. 필자는 야뇨증환자는 어김없이 입원 3개월이 지나면 자대로 복귀시켰다. 진짜 야뇨증환자가 아니고 의도적으로 오줌을 싸고 있기 때문이다. 당시 원주의 겨울철 날씨는 매섭기 짝이 없을 정도로 추웠다. 물론 병실 기온은 춥지는 않을 정도로 난방이 되었지만 침대에 오줌을 싸고 차가운 매트리스에 밤새도록 누워있는 것은 보통 사람은 할 수 없는 인내력이 필요할 것이다. 그러나 야뇨증환자는 자대로 복귀될 것이 두려워 어김없이 매일 싸고 있었다. 재미있는 사실은 입원 3개월 후 자대로 복귀시키면 바로 사단 의무대와 야전병원을 거쳐 다시 후송병원으로 보내지는 것이다. 자대로 복귀해도 오줌을 싸니 부대장으로서는 귀찮기 짝이 없는 골칫거리이니 다시 바로 의무대로 보내버리기 때문이다. 그렇게 세 번 후송병원에 입원하면 이제는 통합병원으로 보내던지 의가사 제대를 시켜야 했다. 필자는 통합병원으로는 절대 보내지 않았다. 후송병원에서만 9개월을 입원했으니 군복무도 어느 정도 하였고 군에 더 이상 입원해 있는 것이 군량미만 축내지 조금도 군과 국가에 도움이 되지 않는다고 생각했기 때문에 몸은 멀쩡한 줄 알면서도 정신이 썩었기 때문에 의가사 제대 조치하였다.

군병원에서도 자기啓發이 가능하다

 '병역의무' 하면 일반적으로 '속박, 강제성, 고생, 허송세월'을 떠올린다. 병역의무를 필 하기 위해 입대한 사병이나 장교는 복무기간 동안 '어떻게 하면 더 편하고 무사하게 보낼 수 있을까' 하는 것이 일반적인 태도이다. 제대할 날만 손꼽아 기다리니 하루하루가 지겹게 느껴진다. 군의관도 편하다고 하지만 전체 틀에서 예외가 아닌 듯 하다. 3년 복무기간에 1년 밖에 지나지 않았는데 벌써 제대할 날짜를 카운트 다운하는 군의관들도 있는데 그럴수록 남은 기간이 더욱 지루해지고 무료하며 건성으로 생활하니 허송세월이 될 수밖에 없다고 생각한다. 몸이 가는 길이 있고 마음이 가는 길이 있는데 몸이 가는 길은 걸을 수록 지치지만 마음이 가는 길은 멈출 때가 지친다고 한다. 어영부영 허송세월 보내면 몸은 편안할지 모르지만 마음은 정체되어 생활이 지겨워지고 활력을 잃게 된다.
 질병도 인종이나 지역, 직업, 연령대, 계절, 근무형태에 따라 잘 생기는 것이 있다. 사병은 20대의 건강한 청년이지만 이 연령대에 잘 생기는 질환이 있다. 군의관은 3년의 병역의무를 필 하기 위한 단기 군의관과 직업으로 하는 장기 군의관이 있는데 사병에 대한 질병 연구는 장기 군의관의 몫이라고 생각하는데 거의 이루어지지 않고 있었다. 필자는 3년의 복무기간을 재미있게 보내기 위한 방편으로 비뇨기과 군의관으로서 젊은 사병을 대상으로 단기간에 해볼 수 있는 연구가 무엇이 있는지 고민해 보았다. 20대 건장한 남성에서 흔히 발생하는 성병과 정계정맥류를 연구대상으로 삼아 2년간 51후송병원에서 근무하는 동안 열심히 연구한 공로로 육군참모총장상과 육군군진의학 학술상을 받았다. 앞으로 교수가 되기 위한 준비라는 생각은 한 번도 한 적이 없었다. 제대 후면 당연히 개원의사가 될 것으로 생각하였기 때문에.

1. 군진의학 연구과제 ('군에서 성전파성 질환의 항생제 내성균 발현률') 수행

1977년 4월경 51후송병원에서 근무한지 1년이 가까워 올 무렵 필자는 운 좋게 군진의학 연구과제를 수행할 기회를 얻었다. 연구비가 얼마였던지 정확히 기억이 나지 않지만 생각보다 상당한 액수였다. 군병원에서 비뇨기과 외래를 찾는 가장 많은 환자가 성전파성 질환(성병) 환자였으나 항생제 내성균이 많아 치료에 어려움이 있었고 병사들의 사기에도 문제가 되었다. 그래서 연구과제명을 '군에서 성전파성 질환의 항생제 내성균 발현률'로 하였다. 6월경 1군사령부 의무참모실에서 육군본부로부터 연구비가 지급되었다는 연락이 왔고 병원에서 막상 지급받고 보니 이리저리 잘려 나가고 푼돈이 되어 있었다. 허탈하여 동료군의관들을 데리고 나가 한잔 거나하게 쏘고 나니 깨끗하게 빈털터리가 되었다. 속은 후련했지만 연구를 수행할 생각을 하니 앞이 캄캄하였다. 연구를 위해 시약과 세균배양을 위한 배지가 있어야 했다. 일주일 고민 끝에 무작정 일면식도 없는 서울대병원 진단검사의학과 조한익 교수님을 찾아가 보기로 하였다. 전화로 미리 시간약속을 하고 군복 입은 채로 교수님을 찾아가서 자초지종을 설명드렸더니 당신께서도 군생활 해보아서 사정을 잘 안다며 잠깐 기다리라고 하시더니 시약과 배지를 가득 넣은 박스를 들고 오셨다. 박스 내용물을 보니 연구과제를 수행하는데 충분한 양이었다. 마치 개선장군이나 된 것처럼 의기양양하게 가벼운 마음으로 부대로 돌아왔고 연구과제도 무사히 마칠 수 있었다.

그 해 가을에는 세계군진의학회가 서울 엠베서더호텔에서 개최 예정이었다. 1군사령부 의무참모 (대령)께서 호출하여 갔더니 당신께서 이 과제를 세계군진의학회에서 발표하고 싶은데 도와달라는 것이었다. 발표 슬라이드와 영문시나리오를 만들어 드렸고 의무참모실에서 발표 개인교습을 하였다. 의무참모는 국제학술대회에서 잘 발표하셨고 그 해 겨울 장군으로 진급하여 군의학교장으로 부임하였다.

2. 정계정맥류의 자칭 대가가 되다

정계정맥류는 사춘기 전 청소년부터 30세 사이에 주로 발생하고 남성불임증의 밝혀진 원인 중 가장 흔한 원인으로 알려져 있다. 30세 이전 남성의 약 20%가 정계정맥류를 갖고 있는 것으로 보고되었다. 정계정맥류는 고환으로부터 나오는 혈액이 정계정맥을 거쳐 대정맥(우측)이나 신정맥(좌측)으로 유입되는데 올라가야 할 혈액이 정맥발브가 약하거나 수가 부족하여 역류하여 고환 주위 미세혈관이 확장 충혈되는 질환으로 심하지 않으면 증상을 느끼지 못하므로 본인도 모르고 지내 질병을 키우게 되고 결국 불임증 환자가 될 수 있다. 중앙대병원 재직시절 군 제대하고 복학을 앞둔 대학생이 좌측 아랫배가 당기며 둔통이 있다고 찾아왔다. 진찰결과 심한 좌측 정계정맥류가 있었고 정액검사결과 무정자증이었다. 무정자증이면 현역병으로 입영제외 대상자인데도 군복무를 훌륭하게 마쳤다. 이 정도의 정계정맥류는 사춘기시절부터 있었고 서서히 진행되었지만 자신은 몰랐던 것이다. 초중고 학생 시절, 매년 학교에서 신체검사를 받지만 아랫도리를 보는 의사가 없었으며 군입대 시에도

입영대상자가 결격사유가 있다고 먼저 이의를 제기하지 않는 한 그대로 입영시켜버린다. 이 학생도 그래서 희생양이 된 것이다. 정계정맥류는 경증이 아닌 이상 전문의가 한 번만 보아도 진단이 가능하다. 특별한 검사를 하지 않아도 가능하다.

군에서도 정계정맥류 환자가 심심찮게 찾아왔다. 군에서는 환자에게 입원하라고 하면 아주 좋아한다. 편한 백성이 될 수 있기 때문이다. 정계정맥류 환자를 입원시켜 정액검사와 X선 촬영 (정계정맥조영술)을 하였고 심하면 수술 (정계정맥류절제술)까지 해주었다. 당시에는 음낭에 가까운 서혜부 피부에 절개를 가하여 수술을 하였지만 필자는 재발률이 적다는 보고에 따라 서혜부보다 훨씬 상위에 피부절개를 가하고 수술을 하였다. 환자들이 수술 후 부대로 복귀하면서 입소문이 나기 시작하여 많은 환자들이 찾아왔고 입원시켰다. 한 번은 육군본부 의무감실에서 전화가 왔다. 갑자기 1군사령부 산하 병사들이 정계정맥류로 입원하는 사례가 많아졌는데 정계정맥류가 전염병이냐는 것이었다. 아니라고 보고하니 그러면 3군사령부 산하 병사들은 정계정맥류환자가 적은데 어떻게 유독 1군사령부 산하 병사들에서 갑자기 많이 발생하느냐는 것이었다. 환자는 많이 있는데 방치하여 그렇다고 하니 더 이상 할말이 없는지 알았다며 전화를 끊었다.

정계정맥류는 발생원인을 고려하면 앉아서 일하는 사람보다 오래 서 있거나 복압이 증가하는 직업에 종사하는 사람에서 더 많이 발생하는 것으로 짐작하였는데 우리나라에서 아직 이에 대한 연구가 보고된 바 없었다. 흥미가 있어 조사해보기로 마음먹었다. 헌병은 일반적으로 키가 크고 경비가 주 업무이므로 근무시간에는 서 있어야 한다. 자동차운전병은 근무시간 항상 앉아 있다. 그래서 1군사령부 헌병참모와 수송자동차부대장을 찾아가 협조를 부탁하였더니 흔쾌히 허락해주셨다. 일요일 부대를 찾아가 병사들을 연병장에 일렬로 세워 놓고 차례대로 아랫도리를 내려 정계정맥류가 있는지 조사하였다. 헌병에서 확실히 발병률이 높은 것을 확인할 수 있었다. 중등도 이상의 정계정맥류를 갖고 있는 환자는 병원을 찾아오게 하고 모두 검사를 하였으며 필요하면 수술도 해주었다. 이후 헌병참모로부터 항의전화가 왔다. 검사를 해도 좋다고 했지 왜 병사들을 빼가 입원시키느냐는 것이었다. 무슨 병인지 몰랐을 터이고 더욱이 멀쩡한 병사를 입원시킬 것이라고는 상상도 하지 않았을 것이다. 갑자기 근무병력이 줄어들어 불편하게 되었으니 불만이 나올 수밖에 없었을 것이다.

정액검사나 정계정맥류촬영은 모두 필자가 직접 하였다. 겨울이면 병원 후원 별채에 있는 병리검사실의 시약이 꽁꽁 얼어붙었다. 일과 시간이 끝나면 난롯불을 꺼버리기 때문이다. 추운 검사실에 혼자 들어가 얼어붙은 시약을 녹이고 정액검사를 위해 슬라이드 염색을 하고 판독은 다음 날 외래 병리검사실을 찾아가 직접 하였다. 교과서에 나오는 소견이지만 육안적 진찰소견, X-ray 소견, 정액소견을 비교 조사하니 정말 재미있었다. 51후송병원에 근무하면서 수백 예의 정계정맥류를 경험하였고 자료를 정리하여 육군군진의학회에서 발표하였다. 1979년 대한비뇨기과학회 춘계학술대회의 패널토론 주제가 '남성불임증'이었다. 패널리스트로 참여한 세 분의 교수님이 정계정맥류수술 성적에 대해 "수십례의 경험"을 얘기하였다. 토론 마지막 질의시간에 필자가 "150례 수술경험에 의하면" 하고 얘기 하였더니 참가자들이 놀라 맨 뒷좌석에 서 있는 필자를 돌아보았다. 대가가 토론하고 있는데 당돌한 저 녀석이 누구냐는 표정이었지만 아무튼 기분이 좋았다. 대가가 따로 없고 많이 경험해 본 사람이 대가가 된다는 믿음이 생겼다.

3. 콩팥은 가능한 살려야 한다는 신념을 갖게 한 환자들

어느 날 장교가 추락사고로 한쪽 신장의 심한 손상을 받아 후송되어 왔다. 출혈이 심하여 혈압이 잘 잡히지 않을 정도였다. 수혈을 하면서 응급사진을 찍어보니 한쪽 신장의 심한 손상이 있었다. 이런 경우 손상된 신장을 절제해버리면 상황은 바로 끝난다. 실제로 군병원에서는 빠르고 안전한 치료를 선호하므로 신절제술을 해버린다. 그러나 장교는 한쪽 콩팥을 잃어버리면 옷을 벗어야 하기에 콩팥을 살려볼 마음으로 수혈을 하고 절대 안정을 시켰다. 3개월이 되었을 무렵 콩팥특수촬영을 해보니 기대했던 것보다 상당히 호전되어 현역 근무에 지장이 없을 정도로 콩팥기능이 회복되어 있었다. 환자는 물론이고 필자도 너무 기뻤다. 환자는 퇴원하여 자대로 원대 복귀하였다. 그날 밤 깊은 잠에 빠져 있는데 문을 두드리는 소리에 잠이 깨 나가보니 부대에서 당직병이 찾아와 오늘 퇴원한 장교가 자동차가 추락되어 콩팥손상을 받아 다시 응급실로 실려왔다는 것이다. 응급실로 가 보니 이번에는 정상이던 반대측 콩팥의 손상을 받았다. 군용 트럭에 선탑 (운전석 옆자리로 계급이 제일 높은 사람이 앉게 되어 있다)하고 홍천의 재를 넘어가다가 차가 전복되었던 것이다. 다행히 손상은 심한 정도는 아니었고 잘 치유되었다. 환자는 부대로 복귀하여 전역 신청을 하였고 제대 후 귀향 길에 필자를 찾아와 고맙다는 인사를 하였다. 첫 번째 찾아왔을 때 손상된 신장을 절제해버렸다면 이 환자의 운명은 어떻게 되었을까 생각하니 아찔하였다.

필자가 수련 받을 당시만 해도 신장에 큰 결석이 있으면 결석을 제거할 때 출혈이 무서워 아예 신장절제술을 하였다. 분명히 교과서를 보면 결석만 제거할 수 있는 것으로 기술되어 있는데도 신장을 날려버렸다. 신장결석으로 한 장교가 후송되어 왔다. 결석이 상당히 커서 배운 대로 한다면 당연히 신장절제술이 답이었다. 그러나 장교이기에 결석만 제거해보기로 마음먹었다. 신우를 신배에 이르기까지 깊숙이 상하로 길게 절개하여 결석을 빼 낸 다음 절개부위를 봉합하고 봉합된 부위 사이사이로 소변이 누출되면 잘 배출되도록 수술부위에 '드레인'을 박아두었다. 수술 후 '드레인'을 통하여 소변이 수도꼭지를 틀어놓은 것처럼 흘러나왔다. 1주, 2주가 지나도록 소변이 계속해서 많이 새어 나오고 3주가 경과하자 초조해졌다. 결국 다시 수술하여 신장을 절제해야 하는지 결정을 하여야 했다. 군에서는 모든 치료가 무료이니 장기 입원은 문제가 되지 않았다. 그런데 4주가 지나자 갑자기 소변 누출 양이 줄어들기 시작하였고 1주가 더 지나자 완전 멈추었다. 정말 좋은 경험이었다. 이 환자도 퇴원하여 자대로 복귀하러 가던 중 교통사고로 반대편 콩팥을 다쳐 다시 돌아왔다. 정말 남의 콩팥 함부로 떼내지 말아야 하겠다는 생각을 재확인하는 소중한 경험이었다.

4. 첫 경험한 복부를 통한 신장암절제술

혈뇨를 주소로 내원한 병사가 콩팥특수촬영 (경정맥성 신우조영술; IVP)에서 신장암이 의심되었다. 젊은 나이에 신장암이 발생하는 것이 이상하여 정확한 진단을 위해 신동맥조영술이 필요했지만 장비가 없었다. 물론 당시에는 아직 CT가 없을 때이다. 6.25 전쟁 때 원조받아 설치된 위장 촬영용 장비가 전부였다. 어쩌겠는가? 진단은 해야 하겠고 장비는 없으니 '이 없으면 잇몸으로 살아라'는 말이 있듯이 대퇴동맥을 통해 요관카테터 (혈관카테터가 없어)를 삽입하여 대동맥의 신동맥 기시부까지 진입시킨 후 요관카테터를 통해 조영제를 손으로 있는 힘을 다해 빠른 속도로 주입하면서 촬영하였는데 희미하지만 종양부위에 조영제가 증가된 신장암의 소견이 나타났다. 지금은 군병원에도 CT 장비가 있어 신동맥조영술을 하지 않고도 쉽게 진단할 수 있다. 신장암의 확신이 서니 긴장되었다. 신장암 수술은 복부 전면에 피부절개를 가하고 복막을 열어 창자를 제치고 다시 후복막을 열어 신장에 접근해야 하는데 필자가 수련 받을 당시에는 비뇨기과 교수라도 수술하다가 복막이 찢어져 창자가 보이면 겁을 낼 정도였으니 복막을 열고 신장에 접근한다는 것은 엄두도 내지 못하였기에 필자는 이 같은 수술을 본적도 없었다. 수술을 어떻게 할 것인지 수술책을 보고 또 보면서 머리에 익혔다. 나중에는 수술과정이 파노라마처럼 머릿속에 그려졌다. 수술책을 수술대 옆에 펴 놓고 수술을 시작하였다. 수술과정이 진행될 때마다 책을 보고 확인하였다. 그렇게 겁도 없이 시행한 신장절제수술이 아무 탈 없이 무사히 끝났고 병리조직검사에서도 신장암으로 확진되었으며 병사는 완쾌 후 의가사 제대하였다. 독학으로 해냈다는 성취감은 오랫동안 가슴 뿌듯하게 해주었고 후일 연구와 도전 정신의 기초가 되었다고 생각한다.

Part 2

대학에서
의사의 길을
묻다

대학에서
의사의 책무

진료의 책무
연구의 책무
교육의 책무

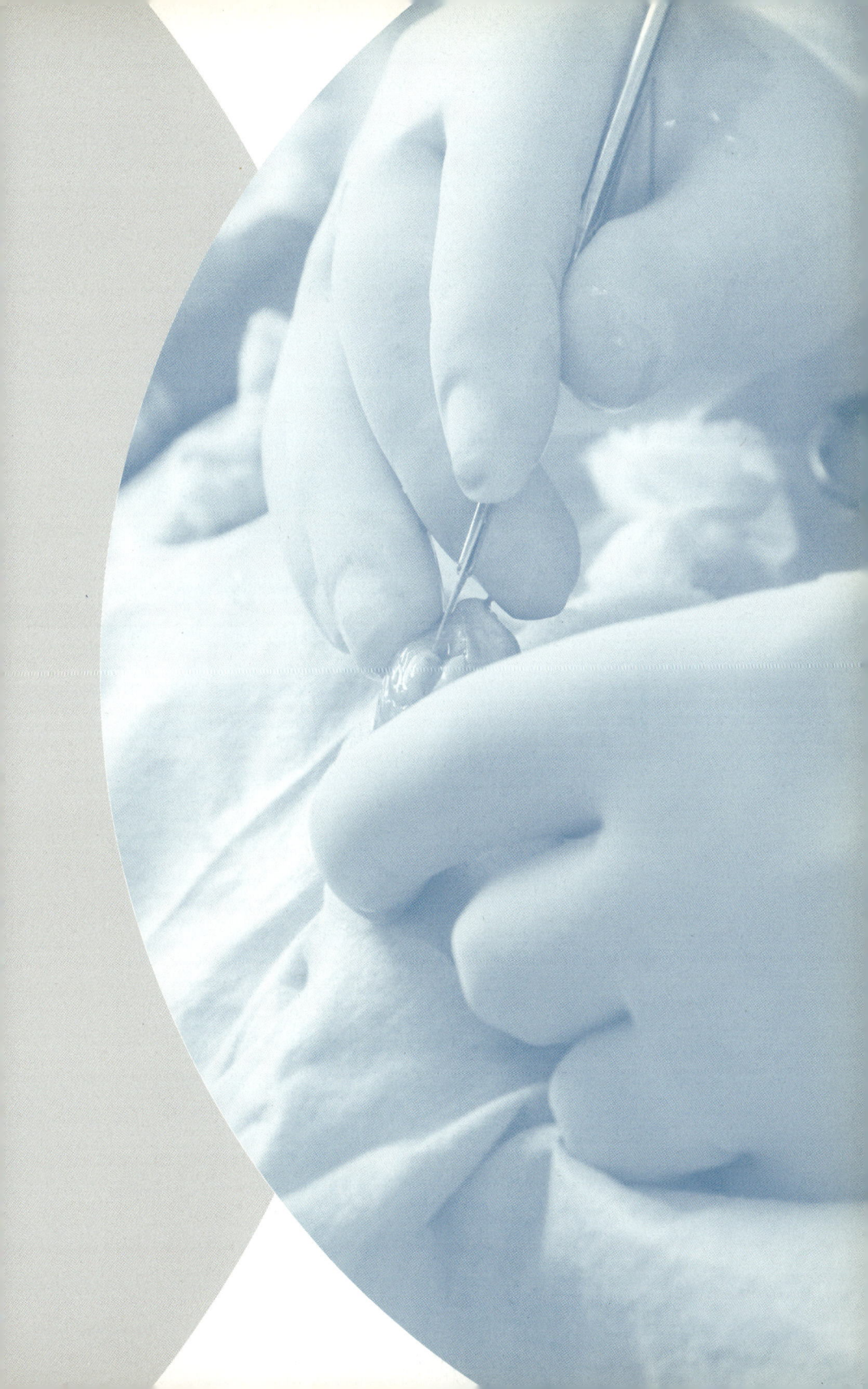

대학병원과 일반종합병원의 차이

전국 의과대학 수는 필자가 의과대학을 입학할 때 (1965년)에는 8개교에 불과하였는데 1978년 16개로 2배 증가하였고 그 후 1998년 제주대 의대가 마지막으로 생길 때까지 꾸준히 증가하여 41개 (2.6배 증가)가 되었으며, 입학 정원은 1978년 1,684명에서 2014년 3,265명으로 2.15배 증가하였고, 의과대학 교수 수는 1978년 1,246명이던 것이 2014년 16,366명으로 무려 13배나 증가하였다 (그림 1). 의대교수 수가 의대 수나 입학 정원보다 상대적으로 급증한 것은 부속병원이나 협력병원을 두 개 이상 갖고 있는 대학이 많아졌다는 것을 뜻한다. 의과대학을 갖고 있지 않은 의료재단이 종합병원을 체인으로 여러 개 갖고 있는 경우는 많

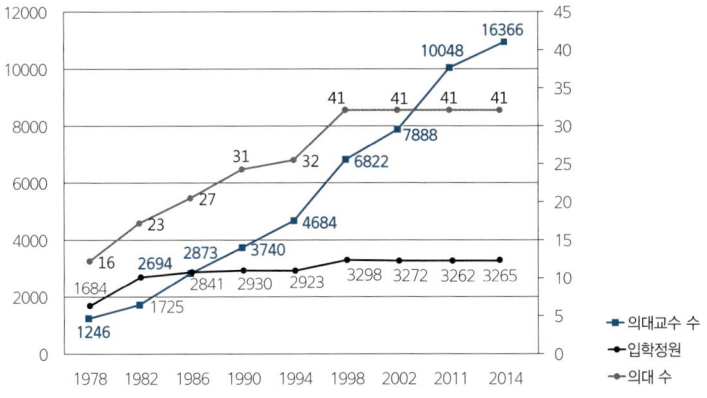

그림1. 의대 수, 입학정원, 의대교수 수의 연도별 추이

지 않다. 일반종합병원도 수익이 좋다면 병원마다 체인을 만들 것이다. 왜 이 같은 현상이 일어날까?

　의과대학에는 교수와 학생의 연구, 학습, 실습 등을 목적으로 부속병원을 반드시 설치하여야 한다. 그러나 대학병원은 교수와 학생의 연구, 실습을 위한 기관만은 아니다. 환자의 입장에서 보면 질병을 치료해주는 의료기관이므로 교육기관이라는 일면과 의료기관이라는 일면을 아울러 가진다. 그러면 대학병원은 왜 덩치를 키우고 문어발 식으로 부속병원 수를 늘리고 있는가? 본연의 목적인 학생실습의 장을 넓히기 위해서일까? 대부분의 의과대학은 자질 있는 일차 진료의사를 배출하는 것을 의학교육의 주된 목표로 하고 있으므로 중증도가 높은 질병을 치료하는 3차 의료기관은 학생 실습장으로서는 역설적으로 부적절할 수 있다. 교육과학기술부의 의과대학 부속병원 시설기준 (제4조 제2항 및 별표2)에 의하면 부속병원의 시설규모를 300병상 이상으로 규정하고 있다. 의학교육평가원에서 의대생 임상실습을 위한 기본기준에도 '임상실습은 상급종합병원 이외에 종합병원, 병·의원에서도 이루어지고 핵심과 (내과, 외과, 산부인과, 소아청소년과, 정신의학과, 응급의학과)의 외래중심 실습시간이 전체 실습시간의 25% 이상'이라고 규정하고 있어 1차 진료의사로서 기본적 실습이 적절히 이루어지고 있는지에 초점을 맞추고 있다. 그러므로 반드시 부속병원 수가 많아야 학생들이 더 좋은 실습을 할 수 있는 것은 아니다. 그러나 대학병원은 교수들이 각종 임상시험을 하여야 하며 전공의 수련을 담당하는 역할도 해야 하므로 단순히 종합병원 기준 정도의 병원으로는 미흡하며 적어도 500병상 정도는 되어야 한다는 것이 전문가의 견해이다.

　그렇다면 대학병원 수를 늘리는 것은 영리목적일까? 영리목적이라면 대학병원과 일반 종합병원은 경영상 어떤 차이가 있을까? 필자는 대학병원에 근무하기 전 1년 동안 일반종합병원에 근무해본 경험이 있기에 종합병원과 대학병원의 차이를 조금은 알 수 있다. 이 같은 질문에 답하려면 광주기독병원, 전주예수병원과 백병원, 성심병원, 길병원, 차병원, 을지병원을 비교하면 쉽게 이해가 갈 것이다. 우리나라에는 대학이 먼저 설립되고 나중에 의대와 부속병원이 설립된 경우와 병원이 먼저 설립되고 다음에 의과대학이 설립된 경우가 있다. 흥미로운 사실은 병원이 먼저 서고 다음에 설립된 의과대학은 모두 의사에 의해 설립되었다는 것이다. 백병원 (1946년 설립)의 인제의대 (1979년 설립), 성심병원 (1971년 설립)의 한림의대 (1982년 설립), 순천향병원 (1974년 설립)의 순천향의대 (1978년 설립), 길병원 (1979년 설립)의 가천의대 (1997년 설립), 차병원 (1984년 설립)의 차의과학대학 (1997년 설립), 을지병원 (1967년 설립)의 을시의대 (1997년 설립), 김안과병원 (1970년 설립)의 건양의대 (1995년 설립)은 산부인과, 외과, 안과 의사에 의해 설립되었다. 이에 비해 광주기독병원은 1905년에, 전주예수병원은 1912년에 미국 의사선교사가 설립한 미션병원으로 일제 강점기의 낙후한 우리나라에 선진의료를 보급한 대표적인 병원들로서 기독교재단에 의해 지금까지 운영되고 있다. 특히 전주예수병원의 명성은 전국적이었다. 대학에서 이비인후과 수련을 마친 1년 후배가 군의관복무를 끝내자 수련 받은 대학에서 교수요원으로 초빙하였지만 전주예수병원에서 목 수술을 배우기 위해 기혼자이면서도 전주에서 홀로 2년간 유학생활을 할 정도였다.

의사가 의대를 설립한 병의원은 모두 초창기의 규모가 광주기독병원이나 전주기독병원에 비하면 초라한 수준이었다. 그러나 두 미션병원은 아직도 1개의 종합병원에 불과하지만 의사가 설립한 병의원들은 의과대학을 설립한 후 급속도로 발전하여 인제의대는 5개 (서울, 부산, 상계, 일산, 해운대 백병원), 한림의대는 6개 (한강, 강남, 춘천, 강동, 평촌, 동탄 성심병원), 순천향의대는 4개 (서울, 천안, 구미, 부천 순천향병원), 가천의대는 3개 (인천, 동인천, 철원 길병원), 차의과학대학은 2개 (강남, 분당 차병원), 을지의대는 2개 (대전, 노원 을지병원)의 부속병원을 갖고 있다.

　이처럼 대학병원이 되면서 급성장한 배경에는 경영상 유리한 점이 있기 때문이다. 우선 대학교수란 직위가 부여되므로 우수한 의료진을 영입할 수 있고 교수들은 학계에서 주도적인 학회활동을 할 수 있으며 정부로부터 각종 대형 연구프로젝트나 제약회사 등으로부터 임상시험을 따낼 기회가 많아지고 명예가 따르기 때문에 이직률이 낮다. 병원 의사가 이직하면 딸린 환자들이 상당수 끊어지고 새 스텝이 와서 자기 환자를 모을 때까지는 상당한 기간이 필요하므로 수입이 떨어질 수밖에 없다. 또 교수가 되면 사학(공무원)연금에 가입되어 정년 후 연금이 공무원 수준으로 높다. 이 같은 연금제도는 간호사에게도 적용되므로 간호사의 이직률이 일반 종합병원보다 적어 진료에 안정을 기할 수 있다. 대학병원 의사의 봉급은 일반 종합병원보다 적어 인건비 절약효과가 있다. 한 동안 대학병원 조교수급 이상 의사의 진료에는 기본 진료비에 선택진료비가 추가되었다. 선택진료비의 일부는 병원 경영비로 이용된다. 본교출신의 의대 졸업생이 있기 때문에 전공의 충원도 훨씬 용이하다. 환자들이 대학병원이라면 신뢰를 더 가지므로 환자 수가 많아진다. 교수들은 승진을 위해 연구업적을 만들어야 하니 진료의 질이 높아질 수밖에 없다. 또 의료기자재를 수입하더라도 교육용으로 하면 세금 혜택을 받아 보다 싼값에 구입할 수 있다. 이런저런 이유에서 대학병원이 되면 위상을 높일 수 있고 발전할 수 있는 기회가 주어진다.

임상교수가 된 동기

　의대에 입학하면서 의사라면 동네의사만 보고 자라왔던 터라 졸업하면 당연히 동네의사가 되는 것으로 생각하였다. 그러다 의대를 다니면서 의사도 환자를 진료하는 임상교수가 있고 연구만 하는 기초의학교수도 있는 것을 알았으며 전공의 과정과 석박사과정을 거치면서 연구와 학문에 대한 관심을 갖게 되었고 기회가 주어지면 교수가 되었으면 좋겠다고 생각했다. 더욱이 아내도 의사이었기에 필자까지 개업의사가 되는 것보다 교직에 있는 것이 좋겠다는 생각을 갖게 되었다. 그러나 그것은 어디까지나 희망사항이고 현실적으로 어려운 일이었기에 군의관 말년부터 개업에 필요한 기구들을 하나씩 마련하고 있었다.

　제대하던 해, 새해를 맞이하였다. 제대를 만 4개월 남겨둔 때였다. 경북대학교 총장님께 세배 드리려고 관사로 찾아갔다. 총장님은 아버님과 친분이 있는 사이였고 사모님도 어머님과 가까이 지낸 사이였다. 총장님께서 제대하면 무엇 하려느냐고 물어보셨기에 개업을 준비하고 있다고 하였더니 '왜 공부를 계속하지 않고 개업을 하려고 하느냐?"고 하셨다. 공부를 하고 싶어도 교수 TO가 없어 들어갈 수가 없다고 하였더니 총장님께서 자리를 만들어 줄 터이니 계속 공부하라고 하셨다. 당시 전국 의과대학 비뇨기과에는 서울의대를 제외하면 교수가 두 명만 있었다. 그런데도 비뇨기과에 TO를 늘려 주시겠다는 것이다. 총장님은 당시

박정희 대통령과 대구사범학교 동기동창생으로 후광 때문인지 계속 연임하고 있었다. 며칠 후 의대 학장님으로부터 전화가 와서 총장님 얘기 들었다며 잘 되었으니 이력서를 제출하라고 하였다. 개원준비를 해가던 필자는 갑자기 진로를 바꾸게 되었다.

 1979년 2월, 학교는 신학기 준비로 부산하던 때에 경북대에서 반독재 시위가 대대적으로 일어났다. 3월 신학기가 시작되면 정국이 혼란스러워질 것을 우려하여 2월 말에 학생들이 대통령의 분신으로 생각하던 총장이 전격적으로 교체되고 새로운 총장이 부임하였다. 4월 초에 의대 학장님으로부터 전화가 왔다. 신임 총장이 '규정에도 없는 TO를 만들어 비뇨기과 교수를 채용할 수 없다'는 것이었다. 학장이 아무리 설명하고 읍소해도 법학을 전공한 총장은 '없었던 일'로 하자는 것이었다. 4월 말이면 제대를 해야 하는데 다른 대책을 세워놓지 않고 있는데 난감하였다. 개원준비는 적어도 몇 달의 시간이 필요하다. 어쩔 수 없이 취직 자리를 알아보기 시작했다. 당시 대구에는 종합병원이 3개 (경북대병원, 동산병원, 파티마병원) 있었는데 파티마병원에는 비뇨기과가 개설되어 있지 않았고 동산병원에는 TO가 없었다. 물론 경북지방 종합병원에는 어느 곳도 비뇨기과가 없던 시절이다.

 제대를 앞둔 대학 동기생 중 한 명이 부산 복음병원 (현, 고신의대병원)으로 취직이 내약되어 있었다. 이 친구에게 비뇨기과 자리를 알아보도록 부탁하였더니 얼마나 허풍을 떨었던지 당시 병원장이시던 장기려 박사님께서 "그렇게 훌륭한 사람이면 1년만 외과에서 근무하면 내년에는 반드시 비뇨기과를 개설해주겠다"고 하여 부산으로 가기로 마음먹었다. 미국에서는 외과를 1-2년 예비 수련하여야 비뇨기과를 전공할 수 있는데 우리나라에서는 바로 비뇨기과를 전공하므로 비뇨기과의사는 수술시 대, 소장을 다루는데 자신감이 없다. 때문에 1년간 외과에서 근무하는 것이 외과를 배울 수 있는 기회가 되므로 오히려 잘 되었다고 생각했다. 부모님과 함께 대구에서 살 목적으로 비뇨기과를 선택하였는데 대구를 떠나야 한다고 말씀드렸더니 어쩔 도리가 없었기에 이의를 제기하지 않으셨다. 그런데 서울에서 대학을 나온 아내가 "대구를 떠나려면 서울로 가지 왜 부산이냐?"며 서울로 알아보라고 하였다. 그때 갑작스럽게 생각난 분이 정신과 이시형 교수님이다. 교수님은 필자가 전공의 시절 경북대병원에서 고려병원 (현, 강북삼성병원)으로 옮겨 가셨다. 학생 때 강의도 들었지만 전공의 시절 교수님을 무척 따랐으므로 편하게 전화를 할 수 있었다. 반가워 하시면서 다음 날 아침 바로 전화를 주셨다. 마침 고려병원 비뇨기과에 스텝을 구하고 있으니 빨리 올라와 면접보라는 것이었다. 이것이 계기가 되어 생각지도 않던 서울생활을 평생 하게 되었다. 사실 처음에는 서울 올라가더라도 1년, 길어야 2년 정도 있다가 다시 대구로 내려갈 생각이었다.

    5월부터 고려병원에서 근무를 시작하였는데 병원장과 비뇨기과장을 비롯하여 심장내과, 소화기내과, 소아과, 영상의학과 등에 대학 선배님이 계셨고 치과에는 고등학교 동기생이 있었기에 생소한 환경에서 자리를 잡는데 많은 도움이 되었다. 비뇨기과에는 1, 2, 3년차 전공의가 한 명씩 있었는데 2년차 전공의는 무의촌 파견 중이었다. 서울 올라와 첫 5개월 동안은 언제 다시 내려갈지 모른다는 생각에서 동생 아파트에서 임시 기거하였기에 개인적으로 자유 시간이 많았다. 새벽과 저녁 시간 가리지 않고 전공의들과 교과서 초독회와 학술지 콘퍼런스를 하였다. 다행히 전공의들은 공부에 갈증이 있었던 사람처럼 숙제도 꼬박꼬박 잘 해오고 열심히 따랐다. 1년 후 3년차 전공의는 4년차가 되어 모교인 세브란스병원으로 파견 수련을 갔을 때 주임교수로부터 실력을 인정받아 수련과정이 끝나면서 바로 연세의대 비뇨기과 교수로 선임되었고 후일 주임교수까지 되어 연세대 비뇨기과 발전에 괄목할만한 업적을 남겼다. 수술의 달인, 양승철 교수이다.

고려병원에서 처음으로 어려운 환자를 만났다. 30대 중반의 여성으로 양측 콩팥에 큰 돌이 꽉 들어찬 녹각(鹿角) 결석으로 그냥 두면 콩팥 기능이 서서히 망가져 신부전으로 생명의 위협이 올 상태였다. 대학동기생의 소개로 찾아온 환자였는데 녹각결석에 대한 수술 (신 실질 절개에 의한 결석제거술) 경험도 없었지만 당시 상황으로 다른 대학병원으로 보내도 뾰쪽한 수가 없을 것으로 생각했기에 난감하였다. 결국 군의관시절 신장암 수술을 하였을 때처럼 수술책을 열심히 읽어 수술해보기로 마음먹었다. 전공의 2명은 다른 병원에서는 볼 수 없는 수술을 볼 수 있었기에 신이 났다. 수술의 어려움이나 실패, 합병증에 대한 걱정은 고스란히 집도의사의 몫이었다. 한 달 동안 수술책을 읽고 또 읽어 머리 속에 수술과정이 파노라마처럼 그려졌다. 드디어 수술 전날 저녁이 되어 퇴근길에 병실로 환자를 찾았다. 환자는 독실한 기독교 신자이었으며 필자가 안심시키려고 '너무 걱정하지 마시라'고 했더니 거꾸로 제 두 손을 꼭 잡으시며 '지금부터 하나님의 손이 선생님 손에 있으므로 조금도 걱정하지 않는다'고 하면서 거꾸로 필자를 위안하였다. 수술결과는 놀라왔다. 수술 후 소변이 전혀 세지 않았고 출혈도 없이 열흘 지나 퇴원하였다. 1개월 후 콩팥촬영에서 수술한 콩팥의 기능과 모양은 정상이었다. 필자가 생각해도 신기할 정도였다. 자신이 생겼다. 3개월 후 반대측 콩팥 수술도 성공적으로 끝났다. 환자는 물론 남편은 필자를 '대가'로 믿고 주위에 비뇨기과환자가 있으면 필자에게 보냈다.

신우요관이행부 선천성 협착증으로 수신증이 제법 심하게 온 환자가 찾아왔다. 필자가 배운대로 수술하라면 신절제술이 답이었다. 그러나 수술책에는 확장된 신우의 일부를 절제해내고 신우와 요관을 이어주는 신우성형술을 하는 것으로 되어 있었기에 신우성형술을 시도하였다.

절제한 신우조직은 검사를 위해 병리과로 보냈다. 병리과장님이 점심 식사를 같이 하면서 언제쯤 신장을 가져올 것인지 물었다. 처음에는 무슨 얘기를 하는지 알아듣지 못했다. 사연인즉, 이런 경우 항상 신장절제술을 해서 보냈는데 왜 이번에는 절제한 신우조직만 보내느냐는 것이었다. 곧 신우성형수술을 한 부위에서 소변이 새어 나와 어쩔 수 없이 다시 신장절제수술을 할 것 아니냐고 빈정대는 것이었다. 정말 불쾌하였다. 병리과장님은 미국에서 '외과 병리학'을 전공하고 오신 분으로 병리학계에서는 알아주는 대가였다. 그러나 소변이 새는 일은 일어나지 않았으며 환자는 완쾌해 나갔다.

그렇게 세월을 보내고 있는데 대구 동산병원 비뇨기과 이성준 교수님으로부터 전화가 왔다. 동산병원에 계시던 주니어 스텝이 개업하러 나가 자리가 생겼으니 올 생각 있느냐고 하셨다. 전공의 시절 수술책을 아무리 읽어도 이해가 가지 않는 것이 있으면 찾아가 물어보곤 하였는데 때마다 친절하고 명쾌하게 해답을 주셨으며 이 때문인지 교수님은 필자를 좋게 생각하고 계셨다. 감사하지만 고려병원에 온 지 2개월 밖에 되지 않았는데 이동하면 추천해주신 이시형 교수님에게 예의가 아닌 것 같아 사양하였다. 2개월 후 또 전화를 주셔서 이번에는 충남대학교 비뇨기과장이 퇴직하여 자리가 생겼으니 옮길 의향이 있는지 물어 오셨고, 그리고 1개월 후에는 부산 백병원 비뇨기과장이 퇴직하여 또 의향을 물어 오셨다. 감사하였지만 벌써 고려병원에 많이 친숙해졌고 온 지 1년도 되지 않아 대구도 아닌 지방으로 가면서까지 이동하고 싶은 생각은 없었다.

가을이 되어 두 번째 어려운 환자를 만났다. 40대 초반의 여성으로 침윤성 방광암환자였다. 교과서에는 방광, 요도, 나팔관, 자궁, 질 전벽을 모두 한 덩어리로 절제해내고 창자를 이용하여 인공방광을 만들고 복부로 출구를 만들어 평생 소변주머니를 차도록 하는 수술을 하도록 적혀 있다. 그러나 당시 거의 모든 병원은 종양이 발생한 부분을 포함하여 방광을 부분 절제하거나 방광만 절제하는 정도의 수준이었다. 자궁과 나팔관, 질 전벽을 절제하려면 산부인과 의사의 도움을 받으면 쉽게 해결할 수 있다. 그런데 젊으면 무서운 것이 없고 눈에 보이는 것이 없는지 처음부터 산부인과에 협조를 구할 생각은 하지도 않았다. 수술책을 읽고 또 읽었다. 머리에 수술과정이 하나 하나 생생하게 그려질 때가 되어 수술 스케줄이 잡혀졌다. 아침 9시에 수술이 시작되었다. 시간이 순식간에 흘러 밤 12시경이 되어 수술이 끝났다. 마취과의사가 몇 차례 교체되었다. 수술 후 환자는 회복실로 옮겨졌다. 밤 1시가 되어 회복실로 가보니 소변이 나오지 않았다. 장시간의 대수술로 수액공급이 부족하여 그런 것인지 알 수가 없었으며 마취과의사의 선처만 바랄 뿐이었다. 마취과의사도 이렇게 오랜 시간 수술한 것은 병원 생기고 처음이라며 난감해 하는 표정이었다. 물론 처음 해보는 대수술로 기술이 미숙하여 수술시간이 오래 걸렸다. 요즈음 같으면 5시간이면 족한 수술이다. 다행히 1시간 기다리니 소변이 나오기 시작하였다. 다음 날 아침 출근하니 비뇨기과 과장님께서 병원당국의 얘기라며 '하루 종일 수술방을 차지하여 다른 수술을 할 수 없어 수익에 지장이 있으므로 다음부터 이런 수술은 하지 말아 주었으면 좋겠다'는 것이었다. 격려와 칭찬은 고사하고 차라리 보험이 되지 않는 포경수술을 여러 개 하는 것이 훨씬 수익성이 좋다는 얘기였다. 갑자기 어깨에 힘이 빠지며 떠나야 하겠다는 생각이 들었다.

고려병원에서 한 해를 보내고 이듬해 2월 초순이 되자 중앙대 비뇨기과 김기수 주임교수님으로부터 만나자는 전갈이 와서 병원 교수실로 찾아 갔다. 교수님은 필자가 전공의 시절 비뇨기과 선배의 박사학위 논문 심사를 위해 대구를 방문하셔서 필자가 마중 나갔다. 동대구역에서 병원으로 이동하는 택시 속에서 '자네는 요사이 무슨 공부를 하고 있느냐?'고 물어보셨다. 최근 연구하고 있는 종양면역학에 대해 말씀 드렸더니 가방 속에서 영어로 된 참고문헌을 하나 주셨는데 종양면역학에 관한 것이었고 '읽어보고 나중에 우편으로 부쳐달라'고 말씀하셨다. 비뇨기과 교과서에 '종양면역학'이란 단어도 아직 등장하지 않아 생소하던 시절, 문헌까지 갖고 다니시며 틈틈이 읽고 계시니 놀라지 않을 수 없었고 그 귀한 문헌을 필자에게 빌려주셨으니 얼마나 황송했는지 몸 둘 바를 몰랐다. 학문적 위엄에 존경심이 저절로 생겨났다. 문헌을 읽어보니 내용이 너무나 유익하여 돌려드릴 마음이 생기지 않아 삥땅 해버렸고 그 후 잊고 살았다. 교수님은 전공의가 비뇨기과 교과서에도 나오시 않는 송양면역학 연구를 하고 있다는 이야기에 상당히 인상적이었던지 필자가 서울로 올라와 상면할 때까지 이 사실을 기억하고 계셨다.

김기수 교수님은 가톨릭의대 비뇨기과와 중앙의대 비뇨기과를 창설하신 분으로 우리나라 비뇨기과 학계의 원로이며 거두이셨다. 필자가 찾아 뵈었을 당시 교수님의 연세는 62세였다. 교수님은 3년 후 정년 할 것이므로 후계자를 물색 중이라고 하시면서 몇 가지 질문을 하셨다. 일종의 면접시험이었다. 첫 질문으로 "혈액투석을 할 줄 아느냐?"고 물으셨다. 우리나라 혈액투석의 역사는 서울대, 중앙대, 부산대 비뇨기과에서 시작되었지만, 필자는 투석기를 본 적도 없으므로 "모른다"고 했다. 두 번째로 "경요도적 전립선절제술"을 할 줄 아느냐?고 물으셨다. 또 "모른다"고 했더니 "도대체 너는 무엇을 할 줄 아느냐?"고 하셨다. "그래서 교수님께 배우고 싶다"고 했더니 파안대소하셨다. 교수님께서 "자네는 실력이 부족하여 전임강사 밖에 될 수 없으며 중앙대 전임강사는 월급이 적은데 괜찮겠느냐?"고 하셨다. 젊고 앞길이 창창한데 직급과 월급 액수는 문제가 되지 않는다고 생각했다. 나이가 들면 언젠가는 저절로 교수가 될 것이고 돈은 훌륭한 의사가 되면 저절로 들어올 것으로 생각했다. "전임강사가 아니라 조교라도 상관 없으며 급여액수가 적어도 상관 없으니 많이 가르쳐나 주십시오"라고 말씀 드리니 3월 신학기부터 근무할 것이니 가서 별도의 이야기가 있을 때까지 기다리라고 하셨다.

그리고 며칠 후 경북대 비뇨기과 주임교수님으로부터 전화가 왔다. 1년 전 새로 부임한 총장께서 내용을 파악하시고 비뇨기과에 교수 TO를 하나 더 주겠다고 하니 빨리 이력서 갖고 오라는 것이었다. 난감하였다. 불과 며칠 전 중앙대에 가기로 약속했는데 사정 얘기도 못 드리고 곧 찾아뵙겠다는 말만 하고 전화를 끊었다. 그날 밤 많은 고민을 하고 결국 중앙대로 가기로 마음먹고 대구로 내려가 주임교수님을 찾아뵙고 직접 사정 얘기를 하였다.

2월 말이 가까워 오는데도 중앙대로부터 소식이 없었고 3월 중순이 지나도 연락이 없어 다시 교수님을 찾아 뵈었더니 아래 교수가 퇴직을 하지 않고 있으니 조금만 더 기다려 보라고 하셨다. 드디어 4월 말이 되어서 5월 1일자로 근무하라는 연락이 왔고 중앙대에서의 31년 교직생활이 시작되었다. 부임하자마자 교수님께서 점심시간을 이용하여 다른 교수들께 인사차 한 바퀴 돌라고 하셔서 비뇨기과 전공의의 안내를 받으며 각과 연구실로 돌아다녔다. 그런데 인사를 해도 반응이 시큰둥하였고 어떤 교수님은 아예 고개를 돌리기까지 하였다. '대구 촌놈'이 왔다고 우습게 생각하는가 싶어 서운한 마음도 들었다.

의과대학이 신설되면 교수진은 대체로 임명권자인 이사장이나 학장, 병원장의 출신학교 선후배들이 주를 이룬다. 필자가 입사할 당시 중앙의대는 3기 졸업생을 배출한 신생 의대였다. 교수진은 서울의대 출신이 절대 다수이었고 김기수 교수님은 연세의대 출신이었다. 나중에 들은 이야기이지만 필자가 입사하기 바로 전에 기막힌 사연이 있었다. 필자의 전임인 C 부교수는 서울의대 출신으로 필자보다 6년 연배였다. 성품이 좋으셔서 동료교수들과 우의가 두터웠지만 연구에 소홀하여 주임교수님께서 후계자로 부적절하다고 판단하여 퇴직을 종용하였지만 물러나지 않아 "총무과 직원을 동원하여 교수실의 책걸상을 빼 버렸더니 그제야 그만 두었다"는 것이다. 오랜 기간 가깝고 친하게 지내던 동료교수가 강제로 쫓겨나듯이 퇴직 당하였으니 새로 온 필자가 몹시 미웠을 것이다. 더욱이 필자는 내로라할만한 학력과 경력을 갖고 있는 사람도 아니었기에. 김기수 교수님께서는 신경 쓰지 말고 일이나 열심히 하라고 하셨다. 아마 필자가 입사하기 전에 이 사실을 알았다면 입사를 포기하였을지도 모르겠다.

  직장생활을 하면서 공과 사를 항상 엄격히 구별하여 일하는 것은 쉬운 일이 아니다. 직장은 혈연, 학연, 지연 등으로 얽혀 있기 때문이다. 전임 C 교수님은 김기수 교수님께서 가톨릭의대 명동 성모병원에 계실 때 문하에서 비뇨기과를 수련 받아 전문의가 되었고 김기수 교수님께서 중앙의대로 옮겨 오신 후 다시 교수로 채용되었으며 문하에서 박사과정도 밟고 있었다. C 교수님이 김기수 교수님의 문하생이 된 것은 대전에서 내과 개원을 하고 계시던 교수님의 연세의대 동기생의 동생이라는 인연 때문으로 알고 있다. 그런데 동생을 강제로 내쫓았으니 얼마나 섭섭했겠는가! 놀라운 것은 동기생 원장님은 전혀 개의치 않고 동생이 퇴직한 후에도 상경 시에는 교수님을 찾아왔으며 요관결석으로 교수님께 수술을 받기도 하셨다. 필자를 보면 항상 열심히 하라고 격려 해주시고 연말이면 잊지 않고 연하카드를 보내주셨다. 동생을 매정하게 쫓아

낸 동기생인데도 공과 사를 구별하여 변치 않는 우정을 지속하는 두 분을 보고 감동하였으며 필자도 저렇게 살아야 하겠구나 다짐하였다.

　필자가 중앙대에 입사할 당시에는 부속병원이 퇴계로 필동에 하나만 있었는데 300여 병상으로 대학병원으로서는 조그만 규모였다. 병원 규모는 고려병원과 비슷하였지만 분위기는 매우 달랐다. 고려병원은 분위기가 자유롭고 활달하다면 중앙대병원은 조용하고 무거워 보였다. 교수회의 분위기도 다분히 권위주의적이었다. 매달 전체 임상교수회의가 있었는데 5월에 부임하여 처음으로 참석하는 교수회의이었다. 교육부장님께서 신축병동 중환자실 간호사 교육을 위해 비뇨기과 신임교수가 혈액투석에 대해 강의를 해달라고 하자 김기수 교수님께서 "김군은 바쁘니 시키지 말고 새로 부임한 신장내과 교수에게 부탁하라"고 하셨다. 주위에서 "김군이 누구냐?"고 수근거리는 소리가 들렸다. 필자도 처음에는 김군이 누구인지 의아하게 생각했는데 바로 필자를 지칭하는 줄 알아차렸다. 묘한 기분이 들었으나 얼마 후 이것이 나쁜 의미가 아니고 교수님의 권위의 발로인 것을 알게 되었다.

　일본에서 군(君)은 영어의 Mr. 칭호에 비견되는 것으로 윗분이 아래 사람을 우대하여 부르는 호칭인 것을 알게 되었다. 일제 강점기에 배운 원로교수님들로서는 부담 없이 부를 수 있는 호칭이었을 것으로 생각한다. 의대생 시절 흉부외과 임상실습을 가면 주임교수님이 같은 과 조교수에게 아무개 군이라고 호칭하는 것을 보고 이상하게 들렸던 적이 있다. 중앙대에 부임하고 두 달이 지나 김기수 교수님께서 늦었지만 서울대병원 비뇨기과 교수님께 인사드리고 오라고 하셨다. 바로 주근원 교수님을 찾아뵈더니 어딘가로 전화를 거시면서 "김군이 휴가를 간 모양인데 없어서 안됐다"고 하셨다. 김군이 누구인지 대화를 나누면서 알 수 있었다. 필자보다 대선배 교수님이었다. 아무튼 필자는 김군이란 호칭에 익숙하게 되었고 교수님께서 기분이 좋을 때는 김박사로 불렀다. 교수님이 정년 1개월 앞둔 시점이었다. 외래에서 제약회사 직원이 교수님께 무언가 부탁하고 있었는데 교수님께서 "앞으로는 여기 김세철 교수와 상의하라"고 하셨다. 처음 들어보는 '교수' 호칭에 갑자기 가슴이 뜨거워지는 감격을 느꼈다. '교수' 호칭 그 자체에 감격했다기보다 드디어 자질을 인정받았다는 기쁨 때문이었다.

중앙대병원에 입사하니 병원스텝 중 필자가 전부터 알고 있던 교수는 1명에 불과했다. 그야말로 미지의 세계였다. 주임교수님께서는 일만 열심히 하라고 하셨지만 병원 일이 어디 혼자만 열심히 한다고 모든 일이 다 잘 되는 일인가? 먼저 필자가 어떤 사람이며 자질이 어느 정도인지 알리는 것이 급선무라고 생각했다. 부족한 실력은 배우면서 채우면 될 것이다. 두 가지를 1차 목표로 삼았다. 진료협진 의뢰에 대한 회신서를 충실히 작성하는 것과 병원에서 계간으로 발간하는 학술지인 '한국의과학'에 매회마다 기고하는 것이었다. 아직 환자 경험이 부족하여 논문을 발표할 수준은 아니었기에 '한국의과학'에 종설을 써서 비뇨기과 최신 지견을 부지런히 소개하였다. 협진을 의뢰해오면 회신서에 한 장 가득히 진찰소견과 의심되는 진단명, 필요한 검사, 처방 등을 꼼꼼히 기술하였다. 역시 반응이 좋았고 의뢰건수가 많아졌으며 환자도 보내주었다. 2013년 대한비뇨기과학회 춘계학술대회에 참석하였더니 'Urological Consultation'이란 프로그램으로 젊은 교수가 '협진 의뢰에 대한 답신'이란 제하의 강의를 하고 있었다. "비뇨기과 본래의 업무로도 바빠 시간이 부족한데 협진 의뢰를 받으면 귀찮고 짜증나지만 거꾸로 우리가 협진 의뢰를 해야 할 때가 있으니 참고 해주어야 하지 않겠느냐!"는 얘기를 듣고 깜짝 놀랐다. 회신을 귀찮지만 어쩔 수 없이 해주어야 한다는 이야기였다. 협진 의뢰에 대한 회신은 회신자의 얼굴이다. 아무리 바빠도 성심성의껏 작성하여야 한다. 어떻게 쓰느냐에 따라 받는 사람의 나에 대한 인식이 결정된다. 나쁜 인식을 심기는 잠깐이지만 한번 새겨진 나쁜 인상을 바꾸는 것은 오랜 기간 노력이 필요하다. 역으로 한번 좋은 인상이 새겨지면 다음에 잘못을 하더라도 실수로 너그러이 봐준다.

입사한지 수년이 지나도록 찾아오는 환자를 아무리 성심성의껏 진료하여도 환자가 증가하지 않았다. 대외 인지도가 낮은 것이 문제라고 판단하였다. 당시 스포츠나 연예, 레저 등을 주로 다루는 '일간스포츠'나 '스포츠서울'이 편하게 읽을 수 있는 일간지로 독자층이 제법 두꺼웠다. 그래서 생각해낸 것이 네덜란드 외교관이며 작가인 RH von Gulik (1910-1967)이 쓴 '고대 중국인의 성생활'(359쪽 분량)을 번역하고 여기에 현대의학적 해설을 곁들여 스포츠서울에 기고하는 것이었다. '섹스의 사회학, 고대 중국의 남과 여'란 제하로 주1회 인기 절찬리에 2년간 연재하였다. 인지도를 높이고 병원 홍보에 상당한 효과가 있었다. 약 1년 뒤 '일간스포츠'의 요청으로 '아름다운 성, 행복한 성'이란 남성의학 칼럼을 매주 1회 2년 6개월간 연재하였다. 덕분에 환자는 많이 증가하였다.

임상교수의 생활

　의대교수는 학교에서 근무하며 기초의학을 연구하고 의대생을 교육하는 기초의학 교수와 병원에서 근무하며 진료, 연구, 교육을 하는 임상교수가 있다. 2014년 12월 31일 현재 대한의사협회에 신고한 회원 수는 101,618명인데 이 중 의대교수 수는 16,366명으로 16.1%를 차지하며 임상교수 수 (15,382명) 대비 기초교수 수 (984명) 비는 15.6 : 1이다 (자료출처; 대한의사협회 의료정책연구소. 2014 전국회원실태조사보고서).
　대학에서 임상교수의 업적을 평가할 때 진료, 연구, 교육, 사회봉사 활동의 성취도에 따라 성적을 매긴다. 다시 말해 이들 4가지 업무는 임상교수가 해야 할 책무라고 할 수 있다. 어느 영역에 더 가중치를 두느냐는 대학마다 다를 수 있다. 모든 경비를 자급자족하여야 하는 사립대학은 진료실적의 비중이 더 높아질 수밖에 없고 국가로부터 지원을 받는 국립대학이나 기부금이 많은 유수한 대학일수록 연구나 교육의 가중치를 상대적으로 높일 수 있다. 그러나 국립대학도 법인체가 되면서 경제적 자립도를 높여야 하므로 교수들의 진료수입에 대한 압박이 증가하고 있는 것이 현실이다.
　임상교수라고 하나같이 진료, 교육, 연구 모두에 재능을 갖고 있는 것은 아니다. 개개인에 따라 진료에 경쟁력이 있는 교수가 있고 연구나 교육에 강한 교수가 있다. 그러므로 대학에 따라 획일적으로 가중치를 두지 않고 연구 트랙, 진료 트랙을 두어 연구 트랙을 선택한 교수는 진료실적보다 연구에 가중치를 주고 진료트랙을 선택한 교수는 진료실적에 가중치를 주며 연구실적은 상대적으로 낮게 설정한다. 임상교수들은 이같은 책무 모두에 일정 수준 이상으로 잘 해야 할지, 아니면 선택과 집중을 해야 할지 고민하여야 한다.

최근 각종 대학평가에서 교수들의 연구업적이 중요한 부분을 차지함에 따라 교수들에게 승진을 위해 요구하는 연구업적 수준이 힘에 벅찰 정도로 상향 조정되었다. 연한이 차면 대과가 없는 한 자동 승진되는 것은 꿈같은 이야기가 되어버린 지 오래되었다. 개혁적인 대학에서는 교수들도 연봉제를 만들어 해마다 실적 평가를 하여 최하위 등급은 연봉이 동결되고 최하위 등급을 계속 받으면 개인연구실을 환수하고 공동연구실로 모아버린다고 한다. 학생들에게 쪽팔려 학교를 떠나든지 노력하여 실적을 올리든지 해야 할 형편이다. 노력하지만 기대 만큼 성과를 이루지 못하여 스트레스를 받는 교수들을 흔히 볼 수 있으며 결국 좌절감을 갖고 교직을 떠나기도 한다. 임상교수들도 예외가 아니다. 진료실적을 채우기도 급급한데 연구에 대한 스트레스까지 받아야 하니 이 때문에 자의든 타의든 대학을 떠나는 교수들도 있다.

일반인들은 임상교수는 개업의사처럼 일주일 내내 하루 종일 진료하는 것이 아니기 때문에 시간적 여유가 있고 주말이면 놀 수 있는 선택된 직업으로 착각한다. 그러나 임상교수의 생활은 새벽에 나와 밤늦게 귀가하는 생활의 연속이다. 특별한 일이 없는 한 주말에도 병원에서 보낸다. 주말이나 공휴일은 평일에는 진료 때문에 시간적 여유가 없어 미루었던 연구를 위한 절호의 기회가 된다. 필자는 어릴 적부터 양력 설에 차례를 지냈다. 그러므로 항상 구정 연휴에는 연구실에 가서 미루었던

책을 읽거나 논문을 썼다. 행여나 병원직원을 만나면 가정에 문제가 있는 사람으로 오해할까 봐 아침 일찍 연구실로 가서 날이 어두워지면 귀가 하였다. 점심도 구내식당을 이용하면 직원을 만나야 하기 때문에 도시락을 갖고 갔다. 하나의 임상논문을 작성하려면 준비기간이 짧으면 1년, 길면 수년이 걸린다. 유수한 국제 학술지에 실리려면 더 많은 시간과 열정을 쏟아야 한다. 동물실험은 주로 일과 후나 주말에 이루어진다. 연구결과는 학술지를 통해 발표하지만 각종 국내외 학술대회에 직접 참여하여 발표하고 좌장이나 심포지엄 또는 특강의 연자로 참여한다.

임상교수가 학생교육에 투자하는 시간은 기초의학교수에 비해 월등히 적지만 전공의를 교육해야 한다. 모 병원의 교수업무파악 보고에 따르면 임상교수가 교육에 투자하는 업무비중은 10% 내외로 상대적으로 적지만 전공의에게 4년 수련기간 동안 전문지식과 기술을 습득시켜 전문의시험에 합격하노록 하는 수련의 책임을 갖고 있다. 매일같이 학술지와 교과서 초독회, 영상의학 회의 또는 관련 임상과와 합동 집담회를 개최하여 전문지식을 습득하도록 하여야 한다. 또 전문의시험에 필요한 연구논문을 지도하여야 한다.

임상교수는 40대가 되면 본인이 원해서든 타의에 의해서든 병원이나 대학의 보직을 맡거나 관련학술단체의 임원으로 선출되므로 각종 교내외 회의에 참여하여야 하는데 대학에서는 이것을 사회봉사활동 업적으로 평가한다. 이렇게 진료, 연구, 교육, 봉사활동에 정신없이 종사하다 보면 어느새 60세가 훌쩍 넘어 정년이 기다리고 있다.

경쟁력 있는 임상교수가 되려면 쉬는 것도 작정하고 일부러 시간을 내어야 한다. 왜 이렇게 살아야 하는지, 어떻게 살아야 옳은 것인지 차분히 생각할 마음의 여유조차 없이 오로지 경쟁력 있는 임상교수가 되기 위해 다람쥐 쳇바퀴 돌리듯 쉼 없이 똑같은 생활을 나날이 되풀이 하고 있다. 혜민스님은 '꿈에 그리던 직장도 막상 다녀보면 내가 하기 싫은 일들이 20-30% 섞여 있으며, 행복은 마음에 들지 않는 20-30%를 바꾸려고 하는 것이 아니고 내가 좋아하는 70-80%에 더 집중할 때 커진다. 그러므로 행복은 떠나야 할 이유보다 있어야 할 이유를 찾는 것이다'고 하였다. 임상교수들이 힘든 직장생활을 하면서도 정년까지 버텨낼 수 있는 것도 바로 이 때문이 아닌가 생각한다.

   임상교수의 생활은 여느 직종과 마찬가지로 평생토록 재미있고 보람을 느껴야 성공적이었다고 생각하지만 정년이 될 때까지 이 같은 생활을 계속하는 것은 쉬운 일이 아니다. 원로교수가 되면서 외과의사는 시력과 체력이 떨어지고 집중력과 판단력이 떨어지므로 장시간 걸리는 어려운 수술은 피하려 한다. 자연히 젊은 의사와 경쟁력에서 처지게 된다. 환자나 보호자가 의료분쟁을 야기하면 대처능력이 떨어져 곧잘 불안해하고 걱정하며 쉽게 심리적 피로감을 느끼게 된다. 또 새로운 수술기법이 개발되면 학문에는 왕도가 없다고 하지만 얼마나 수술을 더 해보겠다고 젊은 교수들 틈에서 새로운 술기를 배우려는 것도 열정이라기보다 노욕으로 비추어질까 봐 마음 내키지 않는다. 이래저래 수술을 피하다 보니 입원환자와 수술 건수가 줄어들며 외래환자 위주의 진료와 간단한 수술을 할 정도이다. 외래환자도 30년 가까이 진료하다 보니 대부분이 구환이므로 숫자만 많았지 수입 면에서 보면 별로일 것이다. 아마도 병원 경영진에서 보면 소위 원로 교수는 잔소리만 하고 수입은 별로이니 반갑지 않은 대상일 것이다. 그러나 비단 업무성취 능력은 떨어졌지만 자신의 임상경험을 바탕으로 후학들이 최고의 성과를 창출해낼 수 있도록 도와주고 격려해주는 것은 원로교수만의 몫이라고 생각되며, 자신의 성취보다 더 큰 의미가 있다고 생각한다.

1. 진료의 책무

1) 진료환경의 변화와 병원경영 악화

　병원수가 많아지고 저렴한 의료수가, 의료보장성 정책의 강화에 따라 병원경영이 해마다 점점 더 어려워지므로 모든 병원이 수입창출에 혼신의 노력을 다 하고 있다.

　최근 발표된 OECD 통계보고서(OECD Health Statistics 2013)에 따르면 한국은 인구 1,000명당 병상수가 OECD 국가 중에서 일본에 이어 2위에 랭크되었다 (그림 2). 특히 지난 10년간 (2000년도 대비 2011년) 인구 1,000명당 공급병상수의 증가율은 OECD 국가들 중에서 1위로 최근 병상수가 얼마나 빠르게 많이 증가하였는지 알 수 있다 (그림 3). 많은 선진 국가들은 의료기술의 발달로 재원일수가 감소해 병상 수를 줄이고 있지만 한국만 두드러진 증가세를 보였다. 국민 1인당 연간 의사 진찰 건수는 14.3회로 OECD 회원국 중 1위를 기록했으며 OECD 평균 (6.9회)보다 2.1배 높았다 (그림 4). 문제는 의료수익(매출)은 늘어났지만 순이익은 감소하여 적자행진인 것으로 조사된 것이다.

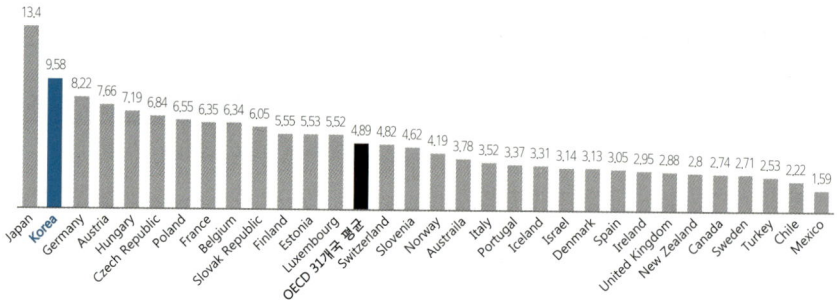

그림 2. 2011년 OECD 국가 중 인구 1,000명당 병상 수

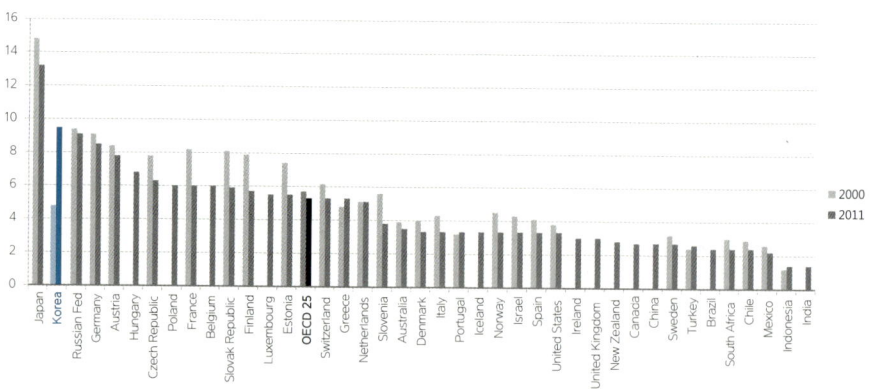

그림 3. OECD 국가 중 인구 1,000명당 2000년 대비 2011년 병상 수 변화

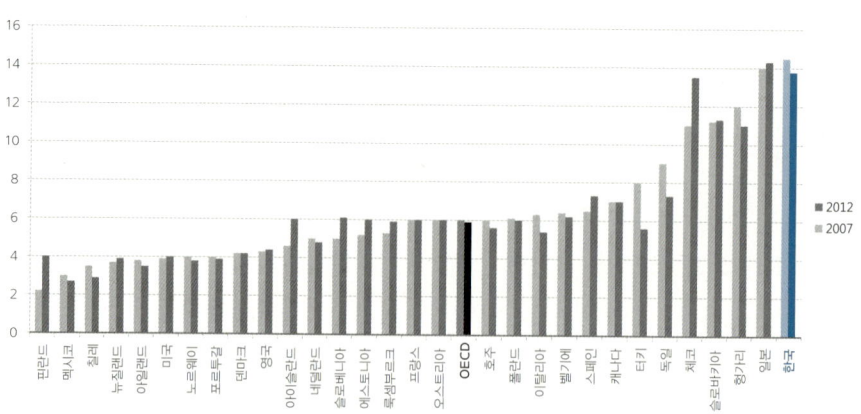

그림 4. OECD 국가별 국민 1인당 연간 (2007년, 2012년) 진찰 건수

개인의원의 경영이 어렵다는 얘기가 나온 지는 이미 오래 전이지만 중소병원 경영이 어렵다는 얘기가 나오더니 이제는 대학병원까지 경영에 비상이 걸려 있다. 한국보건산업진흥원의 '2015년 병원경영분석'에 의하면, 지난 2006년부터 2015년까지 상급종합병원들의 수익성 지표가 10년 새 악화일로를 걷고 있다. 전체 상급종합병원들의 의료수익 대비 의료이익률은 2006년 4.9%에서 2015년에는 1.8%로 줄었다. 의료수익 대비 당기순이익률은 -0.8%에서 -0.3%로 여전히 마이너스 상태다. 성장세 둔화는 지방 상급종합병원들보다 서울·경기 등 대도시 상급종합병원에서 더욱 두드러진다.

2015년 국립대학 감사보고서에 의하면 10개 국립대학병원 중 1개 병원을 제외하면 당기순이익 계산에서 모두 적자경영으로 나타났으며 병원 규모가 클수록 적자 폭은 더 컸다 (표 1). 서울대병원은 2015년

표1. 국립대병원의 2015년도 주요재무 현황(단위: 백만원)

기관명	자산	부채	자본	의료이익	당기 순이익
강원대학교병원	146,038	77,379	68,658	-8,494	-5,976
경북대학교병원	402,861	322,876	79,985	-36,758	-19,830
경상대학교병원	488,600	311,538	177,061	-4,869	3,371
부산대학교병원	774,020	529,615	244,405	-33,781	-24,996
서울대학교병원	2,619,928	1,485,442	1,134,486	-61,172	-69,392
전남대학교병원	424,325	304,818	119,506	-23,184	-11,743
전북대학교병원	387,369	237,286	150,282	-31,675	-12,944
제주대학교병원	202,849	76,018	126,831	-4,257	-3,816
충남대학교병원	278,177	130,977	147,199	-15,835	-4,369
충북대학교병원	145,595	103,061	42,534	-3,616	-626
합 계	5,869,762	3,579,010	2,290,947	-223,641	-150,321

9,107억원의 의료수익을 기록했지만, 의료비용이 크게 늘어나면서 516억원의 적자를 기록했다. 이는 전년도 419억원보다 약 100억원 가량 늘어난 수치다. 이 같은 경영악화는 사립대학병원도 예외가 아니다. 중앙일보 헬스메디아 보도 (2014년 5월 26일)에 의하면 국세청의 공시시스템을 통해 확인한 결과, 삼성서울병원은 약 900억원의 적자를 낸 것으로 추정되며, 약품비와 소모품비 및 광고비 지출을 22억 줄였음에도 사상 최악의 적자를 기록한 것이다. 아산병원, 연세의료원, 가톨릭의료원, 서울대병원, 삼성서울병원, 차병원 등 6개 병원의 순 손실액이 1,859억이나 된다. 중소병원의 사정은 더욱 심각하다. 2017년 1월 현재 전국에 의료법인 병원이 1,600여개 있는데 부도가 나거나 채무에 시달리는 중소병원이 140여개 (8%)나 된다 (김철중. 조선일보 2017년 1월 10일).

병원, 환자, 정부가 바라는 '양질의 진료'에 대한 관점에는 미묘한 차이가 있다. 병원 (공급자)는 최신 의료기술로 양질의 의료서비스를 제공하여 병원위상을 높이고 높은 수익을 창출하여 경영을 개선하는데 초점을 맞춘다. 환자 (소비자)는 우선 진료결과가 만족스러워야 하며 안전하고 고객으로서 대접 (환자권리) 받기를 원한다. 그러나 건강보험재원 (의료보험료)을 걱정해야 하는 정부 (관리감독자)는 합리적 경비로 보편적이면서 효율적 치료를 원한다. 고가의 약이나 재료의 사용을 통제하고 효능이 명확히 결론나지 않은 고가의 신 의료기술은 통제하려고 한다.

병원경영이 어려워지는 원인은 의료비용의 주를 이루는 인건비, 재료비, 관리비 3가지 모두가 해마다 증가하고 있는데 반해 순수 진료이익은 낮은 의료수가와 국가의 보장성 강화정책으로 의료비용 증가에 비해 상대적으로 적기 때문인 것으로 생각한다. 2012년 기준 우리나라의 국민의료비에서 공공재원이 차지하는 비중은 55.6%로 OECD 국가 평균인 72.9%에 크게 못 미친다. 그러나 2014년 기준 건강보험 보장률은

63.2%로 증가하였으며 복지부는 2018년에는 68%까지, 2025년에는 70%까지 끌어올릴 계획을 갖고 있으므로 해마다 물가상승 수준의 의료수가 상승 정도로는 진료수익이 더욱 어려워질 전망이다.

정부는 1989년 7월 1일 전국민 의료보험제 (기존 진료비의 45% 삭감)를 도입한 후 의료보장성 정책을 지속적으로 시행해 왔다. 1996년 CT 보험적용, 2000년 의약분업, 2005년 MRI 일부 보험적용, 2006년 병원식대 보험적용, PET 보험 일부 적용, 2013년 초음파 보험 일부 적용, 7개 질환 포괄수가제 적용, 2014년 비급여 수입의 14.4%를 차지하던 상급 병실료 차액 보험적용, 2015~2016년 비급여 수입의 23.3%를 차지하던 선택진료비를 순차적으로 감소시켰고 2017년에는 완전 폐지할 계획이다. 그동안 병원은 의료보험제도 도입 당시 무리하게 하향 조정한 의료수가에 의한 수입감소를 비급여 항목이나 선택진료비로 보완해왔는데 정부가 점진적으로 무장해제 시킴에 따라 이제는 진료수입 만으로는 수지균형을 맞추기가 어렵게 되었다.

진료과정 중 소모되는 치료재료 비용은 행위 별 의료수가에 포함되어 있으므로 별도로 받을 수 없다. 의료행위에 대한 급여기준은 저평가된 채 개선되지 않는 상황에서 의료기술 수준과 의료 질 평가기준은 점점 높아져 의료기관이 '쓰고 싶은 치료재료'와 한정된 보상금액 내에서 '쓸 수 있는 치료재료' 사이의 괴리는 더욱 커졌다. 지나치게 비용이 낮게 책정됐거나, 꼭 필요한 상황에서 썼다고 할지라도 상대가치점수 상 재료비 목록에 포함되어 있지 않아 어디서도 보상받을 수 없는 치료재료로 손실이 불어나고 있다. 결과적으로 환자를 위해 더 좋은 치료재료를 쓰는 의료기관은 그로 인한 손실을 스스로 떠안아야 하는 상황이 됐다. 이런 상황에서 쓰면 쓸수록 손해를 보는 치료재료에 대한 별도 보상이라도 조속히 진행해달라고 요구하고 있는 상황이다. 현재 배뇨장애 진단을 위해 요역동학검사에 사용되는 1회용 재료에는 요도 카테터, 직장튜브, 수액주입용 세트가 있다. 이 중 카테터는 별도 보상이 이루어지고 있지만 직장 튜브와 주입용 세트는 턱 없이 부족한 일부 비용만이 검사비에 포함되어 산정되므로 1회 검사 시마다 4-5만원의 손해가 발생하는 불합리한 제도적 문제점을 갖고 있다. 진단을 의해 검사는 하여야 하겠고 검사를 하려니 손실이 따르니 1회용은 소독하여 재사용하려는 유혹에 빠지기 쉽다. 2017년 3월 개인의원 산부인과의사가 요역동학검사에 사용하는 1회용 재료를 소독 후 재사용하여 구속되었다. 2012년 보건사회연구원의 '유형별 상대가치 개선을 위한 의료기관 회계조사 연구결과' 자료에서 병·의원 원가 보존율을 90.91%로 측정한바 있다. 특히 "주사기, 바늘 등 침습적 의료행위에 사용되는 치료재료는 감염예방을 위해 일회용으로 사용하는 것이 바람직하나, 현행 수가체계는 이를 제대로 지원하지 못하고 있는 상황"이라고 지적했다.

2012년 미국내과의사회재단(American Board of Internal Medicine)에서 불필요한 진단, 검사, 치료, 시술 등을 배제함으로써 의료자원의 낭비를 억제하고 의료서비스의 질을 향상시키자는 취지로 '현명한 선택'(Choosing Wisely) 캠페인을 전개하였으며 이 같은 운동은 캐나다, 호주, 영국, 독일, 일본 등으로 퍼져 나갔다. 이 캠페인의 특징은 각 전문학회(미국에서는 50개 이상의 학회)들이 자발적으로 참여하는 것인데 진료를 할 때 불필요하게 시행되는 여러 검사나 시술, 치료 등에 대한 진료목록을 설정하여 불필요한 의료서비스를 줄이고 적정의료를 하도록 권고하는 것으로 의료비 절감보다는 과잉의료로 인한 환자의 위해를 감소시키는데 목적이 있다 (정승은. 대한의학회 E-Newsletter No 78, 2016년). 우리나라도 최근 10년 사이에 급격한 의료비 증가율을 보이고 있는데 그 원인 중에는 중복 또는 불필요한 검사와 처치가 상당부분을 차지하고 있으며 2016년 10월에는 국회에서 "의료서비스의 적정화를 위한 현명한 선택"을 주제로 보건의료정책 포럼을 개최하였다. 그러나 필자는 우리나라의 지나치게 낮게 책정된 행위별 의료수가의 의료보험체제에서는 "적정진료를 위한 현명한 선택"에 앞서 "심평의학"의 가이드라인을 벗어나지 않는 범주 내에서 최대한 행위수가가 많이 발생하여야 병원이 살아남을 수 있는 경영현실이 먼저 해결되어야 할 선행과제로 생각한다.

최근 전염성이 매우 강하면서 치사율이 높은 신종 호흡기감염병 (메르스)가 집단으로 발생하여 국가적으로 큰 피해를 당하면서 보건복지부는 2017년 2월 호흡기감염병 치료에 필수적인 음압격리병실 설치를 의무화하고 다인실 위주의 입원실, 병상 밀집 등 감염 취약성을 해소하기 위해 '의료법 시행규칙'을 공포하여 시설기준을 대폭 강화했다. 이에 따르면 300병상 이상 종합병원은 1개 이상의 음압격리병실을 갖춰야 하며, 100병상당 1개씩 음압격리병실을 추가 설치해야 한다. 병실면적 기준은 1인실의 경우 기존 6.3㎡에서 10㎡로, 다인실의 경우 환자 1인당 기존 4.3㎡에서 6.3㎡로 넓어지며, 병상 간 거리를 1.5m 이상 확보해야 하는데, 기존시설의 경우 2018년 12월 31일까지 1.0m 이상 확보해야 한다. 신·증축하는 중환자실의 경우 병상 1개 당 면적 기준이 기존 10㎡에서 15㎡으로 강화된다. 또한 병상 10개 당 1개 이상의 격리병실을 구비해야 하며, 이 중 최소 1개는 음압격리병실이어야 한다. 기존 시설은 2021년 12월 31일까지 상기 격리병실 구비 의무를 이행해야 한다. 신·증축의 경우 병상 간 거리를 2.0m 이상을 확보해야 하며, 기존 시설은 2018년 12월 31일까지 1.5m 이상을 확보해야 한다 (표 2). 집단 감염병을 예방하기 위해 시설기준을 강화해야 하는 원칙에는 아무도 의의를 제기하지 않을 것이다. 그러나 이 같은 시설기준을 구비하려면 거액의 투자가 필요한데 감염병은 투자 대비 수익성이 상대적으로 떨어지고 공간을 확보하려면 병상 수를 줄일 수밖에 없으므로 경영을 더욱 악화시킬 것으로 우려된다. 집단 전염병이나 천재지변, 대형 교통사고에 의한 재해는 공공 의료적 성격이 강하므로 사립 병원에 이 같은 시설기준을 의무적으로 부여하려면 정부의 전폭적인 재정적 지원이 선행되어야 할 것으로 생각한다.

표 2. 2017년 2월2일 공포한 의료법 시행규칙의 병실/병상 시설기준

	적용대상	현행기준	기존시설 개선의무	신·증축 시
입원실				
1병실 당 병상 수	의원, 병원급	없음	해당 없음	최대 4개
	요양병원	없음	해당 없음	최대 6개
병실 면적	의원, 병원급 요양병원	1인실; 6.3 m^2 다인실; 1인당 4.3 m^2	해당 없음	1인실; 10 m^2 다인실; 1인당 6.3 m^2
병상 간 거리	의원, 병원급 요양병원	없음	2018.12.31까지 병상 간 1.5 m	병상 간 1.5 m
중환자실				
병실 면적	300병상 이상 종합병원	10 m^2	해당 없음	1인 당 15 m^2
병상 간 거리		없음	2018.12.31까지 병상 간 1.5 m	벽에서 1.2 m 병상간 2.0 m
음압격리병실		없음	2021.12.31까지 병상 10개 당 1개씩(최소 1개는 있어야)	병상 10개 당 1개씩 (최소 1개는 있어야)
음압격리병실, 격리병실				
음압격리병실 (1인실 원칙)	300병상 이상 종합병원	없음	2018.12.31까지 300병상 당 1개 + 추가 100병상 당 1개 (1인실 면적 15 m^2)	300병상 당 1개 + 추가 100병상 당 1개 (1인실 면적 15 m^2)
격리병실 (1인실 원칙)	300병상 이상 요양병원	없음	2018.12.31까지 300병상 당 1개 이상	300병상 당 1개 이상

2) 병원경영 악화에 대한 대응책

(1) 진료외적 사업, 해외환자 유치와 의료수출

그동안 대학병원은 진료수입의 감소에 따른 재정적 어려움을 해결하고자 여러 가지 대책을 강구해 왔는데 아이러니하게도 주 수입원이 진료외적 사업이다. 병이 있어서가 아니고 조기 발견 내지 예방적 차원에서 '건강하고' 경제적으로 여유 있는 사람들이 찾는 종합검진센터 (의료보험에서 제외)를 호텔에 버금가는 수준으로 환경을 최고급화하고 검진 전담의사를 별도로 채용하여 최고의 서비스를 제공하고 있다. 편의점과 푸드 코트를 개설 또는 확장하며 장례식장을 대형 고급화하고 주차장을 확장하였다. 병원은 아픈 사람을 치료하여 돈을 벌어야 하는데 '건강한' 사람과 죽은 자를 대상으로 수입에 열을 올리는 이상한 세상이 되었다. 2016년 국회 국정감사 '최근 6년간 국립대학병원 장례식장 실태' 자료에 따르면 국립대학병원이 직영, 위탁으로 운영하는 장례식장의 순수익은 1057억 4729만원에 달한다.

최근에는 수입증대의 일환으로 의료보험환자 진료비보다 평균 3배 수익을 올리는 해외환자 유치와 해외 의료수출에 열을 올리고 있다. 태국, 싱가포르, 인도 등에서는 의료비용이 상대적으로 너무 비싼 미국, 캐나다, 영국을 비롯한 유럽국가를 겨냥하여 의료를 레저 프로그램과 접목시켜 관광을 즐기면서 고품격의 의료서비스를 제공받을 수 있는 의료관광사업까지 등장하였고 우리나라도 벤치마킹하고 있다. 딜로이트 보고서는 2017년에 2,300만 미국인들이 해외의료관광을 떠나서 국제병원에 800억달러를 쓸 것으로 예측했다. 또 상대적으로 의료기술과 서비스가 낙후한 러시아를 비롯한 구소련권, 중국, 동남아시아, 몽골 환자 유치에 열을 올리고 있다. 이를 위해 대부분의 대학병원은 현지어가 가능한 '코디'를 채용하여 국제진료센터를 운영하고 있다.

2016년 6월 보건복지부에 따르면 외국인환자 진료수입이 6억 달러로 전년 대비 12% (원화 기준 20%), 2011년 대비 262% (원화 기준 270%) 증가했다. 정부는 '의료 해외진출 및 외국인환자 유치 지원'을 위한 법률을 마련하여 의료 해외진출 의료기관은 '한국수출입은행법'과 '한국산업은행법'에 따른 자금공급, '무역보험법'에 따른 보험료율의 우대 등 6가지 유형의 금융 지원을 받을 수 있게 함에 따라 대학병원마다 해외환자 유치와 해외의료수출에 관심과 열을 올리고 있으며 의료진의 현지 출장도 증가하고 있다. 과거 경영전문가는 "병원은 많아도 의료산업은 없다"고 하였지만, 이제 모든 병원은 의료산업화를 통해 경영개선을 모색하고 있다.

(2) 진료행위 수와 비급여 진료의 증대, 장기입원환자 관리

병원당국은 심평원이 인정하는 진료행위는 최대한 찾아내 수가 발생을 증진시키도록 독려한다. 또 신환이 입원하거나 추적검사를 할 때 빠뜨리는 행위가 없도록 일괄 처방되도록 필요한 모든 항목을 통째로 묶은 세트 처방을 만들도록 독려하기도 한다. 초음파와 같은 법정 비급여 항목은 급여항목보다 상대적으로 수익성이 높기 때문에 가능한 많이 하도록 독려하고 새로운 비급여항목 개발을 독려한다. 교수들이 병원당국의 이 같은 방침에 동의하였더라도 자율에 맡기면 즉각 시행에 옮기지 않으며 지지부진하고 세월이 지나면서 망각해버리기 때문에 전산을 이용한 '자동 처방시스템'을 만든다. 예를 들면, 오랜 기간 약만 처방 받아가는 고지혈증 또는 고혈압 환자가 일정기간이 넘으면 자동적으로 추적검사를 받도록 외래 진료 모니터에 검사항목이 뜨도록 한다.

의료보험에 해당하는 항목은 2016년 10월 현재 총 9,008항목으로 이 중 보험 적용되는 급여항목은 92.8%, 보험적용이 되지 않으나 인정된 법정 비급여 항목이 7.2%를 차지한다. 급여항목은 법으로 보험수가가 정해져 있지만 비급여 항목은 병원이 임의대로 책정할 수 있으며 수익성이 높으므로 가능한 많이 받으려 한다. 심평원의 2016년 병원별 비급여 진료비용에 따르면 위 수면내시경 검사료를 가장 많이 받는 병원은 25만원인데 가장 적게 받는 곳은 1만 5000원으로 약17배의 차이가 있었고, 대장 수면내시경 검사료는 가장 비싼 병원 (25만원)은 가장 싼 병원 (1만 원)의 25배를 받았다. 초음파 검사료는 검사 부위에 따라 10~22배 차이가 났으며, 치과 임플란트 비용은 가장 비싸게 받는 곳이 410만9,600원으로 가장 싼 곳 (70만원)의 5.9배였다. 1인실 입원료의 경우 가장 비싼 곳은 하루 45만 5,000원으로 가장 싼 곳 (5,000원)의 91배 수준이있다 (표 2). 비급여항목은 상대석으로 수가가 높으므로 주된 민원 사항이기에 심평원은 지금까지 비급여 진료비용 32개 항목과 제 증명수수료 20개 항목 등 총 52개 항목을 의료기관 별로 공개하였지만, 2017년 4월부터는 의료기관이 스스로 비급여 진료비용 77개와 제 증명수수료 30개 등 총 107개 항목을 병원 홈페이지에 고지·게시해야 한다.

입원환자에 대한 진료수입의 대부분은 입원 후 며칠 사이에 이루어지는 각종 검사비와 처치비, 수술비 등에서 나온다. 그러므로 급성기 병원은 입원환자의 재원일수와 장기 입원환자 수를 가능한 줄이려고 한다. 어떤 교수는 '왜 교수에게 자꾸 돈벌이를 강요하느냐'는 항의성 발언을 하기도 한다. 그러나 병원경영진이 심평원 삭감을 줄이고 심평원 기준을 넘어서지 않는 수준에서 진료행위 수를 증가시키며 입원일을 최소화하고 장기 입원환자 수를 관리하여 수익을 최대로 증대시킬 수 있도록 교수들에게 강요하는 것은 병원이 살아남을 수 있는 전략이 되었기 때문이다.

표 2. 2016년 병원별 비급여 항목별 수가 현황 (자료출처; 건강보험심사평가원)

항목	최저가	최고가	최빈값
1인실 입원비	5,000	45만5,000	10만
2인실 입원비	3,000	24만	5만
수면내시경, 위	1만5,000	25만	5만
수면내시경, 대장	1만	25만	5만
초음파검사, 갑상선	2만	20만	8만
초음파검사, 유방	1만	22만	8만
초음파검사, 상복부	2만	33만6,120	8만
다빈치로봇수술, 전립선암	400만	1,500만	1,000만
치과 임플란트	70만	410만	150만
레이저 각막절삭성형술 (라식)	100만	350만	100만

빅5병원으로 환자 쏠림현상

　의료수가는 행위 별 수가제로 각 의료행위마다 행위료가 정해져 있으므로 최고의 대학병원에서 명의가 수술하는 수술수가와 시골 병원에서 새내기 전문의가 수술 하는 수가는 동일하다. 때문에 대형병원으로의 쏠림 현상을 막기 위해 건강보험 일반환자 외래진료 본인 부담률을 개인의원을 찾으면 전체 진료비의 30%만 내면 되지만, 상급종합병원을 찾으면 60%, 종합병원에 가면 50%, 병원급 (병원, 치과병원, 요양병원)을 찾으면 지역에 따라 35-40%를 지불하도록 해놓았다. 게다가 대학병원에서 선택진료교수에게 진료를 받으면 선택진료비가 추가되었다. 그러나 대학병원 특히 '빅5병원' (서울대병원, 연세의료원, 서울아산병원, 서울성모병원, 서울삼성병원)으로의 쏠림 현상은 사라지지 않고 있다. 건강보험공단이 2016년 상반기 보험급여 공개자료에 의하면 수도권 '빅5병원'에 지급한 요양급여비는 총 43개 상급종합병원의 33.5%를 차지하며 전체 의료기관의 7.1%를 차지하는 것으로 나타났다. 왜 이 같은 쏠림 현상이 나타날까?

　상급종합병원은 주로 암환자나 중증환자, 희귀 질환자와 같이 난이도가 높은 의료행위를 전문적으로 하는 3차의료기관으로서 의원(1차 의료기관)이나 중소병원(2차 의료기관)에서 치료가 어려운 환자들이 이용해야 하는 곳으로 복지부 장관에 의해 3년마다 지정되며, 종별가산율(30%) 등 건강보험 요양급여상 혜택이 주어진다. 이러한 이유로 일반 외래환자보다는 입원환자들을 중점적으로 봐야 하지만 실제로는 외래진료마저 이들 병원으로의 환자 쏠림 현상이 심각하다. 1, 2차 의료기관에서 걸러진 중환자가 3차 의료기관으로 가는 현행 의료전달체계는 무너진 지 오래다. 관절염이나 고혈압 등 특별한 합병증이 없는 만성 노인성질병으로 병원을 찾으면 3~6개월씩 약만 반복 처방 받고 간다. 때문에 환자가 많은 명의 교수들은 진료 전날 저녁에 다음 날 찾아올 환자 기록을 찾아 약만 처방 받으러 오는 장기환자는 임시 처방을 미리 내놓아 진료시간을 최소화하는 별도의 노력을 보인다. 다음 날 이런 환자가 찾아오면 진료시간이 1분이면 족하다. 환자들은 그런 대접을 받더라도 명의를 찾는다. 병원 당국은 수입을 생각하여 찾아오는 환자를 마다 하지 않으나 많은 외래진료 때문에 임상교수들의 업무에 과부하가 걸리고 그만큼 연구나 교육에 신경 써야 할 여력이 부족하게 되고 궁극적으로 국제경쟁력을 떨어뜨리게 한다.

수개월 기다려야 진료할 수 있는데도 대학병원으로 환자의 쏠림 현상이 일어나는 것은 명의가 많고 첨단시설이 있으므로 진료에 대한 신뢰성이 높은 것이 주된 이유일 것이다. 여기에 진료관리시스템과 환경이 좋아 이용의 편의성이 뛰어나서다. 국민소득이 선진국 수준에 가깝도록 높아졌는데 의료보험수가는 워낙 낮게 책정되어 환자들은 이 정도의 경비 차이는 감수하고 대형병원을 찾는 것이다. 환자가 원하는 것은 다름 아닌 양질의 의료라는 것을 알 수 있다. 그러므로 대학병원들은 앞다투어 서비스환경을 개선하고 있기 때문에 과거보다 투자비 지출이 증가할 수밖에 없고 여력이 부족한 대부분의 대학병원은 힘겹게 '빅5병원'을 따라가고 있다.

좋은 품질의 원두커피를 도심 한복판의 커피전문점에서 마시는 값과 지리산 자락에서 장엄한 풍경을 음미하며 마시는 커피 값, 그리고 설악산에서 장엄한 산과 탁 트인 푸른 바다를 동시에 즐기면서 마시는 커피 값은 같은 품질로 원가는 같더라도 다를 수밖에 없다. 병원도 마찬가지이다. 대학병원, 특히 '빅5병원'의 환경은 고급 호텔을 방불케

한다. 그러나 병원은 커피점처럼 위치와 환경에 따라 진료비를 더 많이 받을 수 없다. 의료행위마다 의료보험법으로 수가가 정해져 있기 때문에 대한민국 어느 병원에서 치료하든 진료행위 별 수가는 동일하다. 그런데도 대형병원에서 같은 치료를 받아도 치료비가 더 많이 나오는 주된 이유는 의료행위 (검사)를 더 많이 하고 비급여 항목의 수가가 상대적으로 높기 때문이다. 지방의 작은 병원에서 서울의 '빅5병원'처럼 진료비가 많이 나오면 당장 항의가 나오며 비싸다고 소문이 나면서 환자 수가 감소할 것이다. 그러나 서울의 '빅5병원'에서 치료비가 비싸다고 항의하는 사람은 별로 없거나 비싸다고 생각해도 아예 항의할 생각을 갖지 않는다. 경관 좋은 자리에서 마시는 커피 값이 같은 품질의 커피일지라도 더 비싼 것에 동의하는 것과 같은 이치이다.

최근 보건복지부는 제3기 상급종합병원 (2018~2020년) 지정에 적용될 기준을 강화하겠다고 발표했는데 내용을 보면 신설기준으로 감염관리 능력(음압격리병실 구비와 병문안 문화개선 체계를 갖췄는지 여부), 의료전달체계 (상급-비상급의료기관 간 정보협력체계 구축, 사전 협의 없이 병실 증설시 복지부와 사전협의 의무), 고난도 질환 (심장, 뇌, 암 등)의 의료서비스 질평가를 신설하고 전문진료질병군 진료 비중을 기존의 최소기준인 17%에서 21%로 상향 조정한 것으로 모두 입원환자에 대한 기준이지 외래환자에 대해서는 언급이 없어 아쉽다.

(3) 진료성과를 높여야 하는 압박감

병원경영의 주체는 의사이다. 의사가 수익창출의 주된 역할을 하기 때문이다. 따라서 병원 경영진의 경영압박 스트레스는 수입창출의 근원인 임상교수에게 고스란히 전달될 수 밖에 없고 모든 임상교수들이 병원경영에 주체의식을 갖도록 압박하고 있다. 레오나르도 다빈치는 세상에는 세 부류의 사람이 있다고 했다. 보려는 사람들, 보여주면 보는 사람들, 그래도 안 보는 사람들이다. 경영실적을 보여주면 관심 있게 보는 교수들이 대부분이지만, 보여줘도 건성으로 보는 교수들이 있으며, 스스로 보려고 찾아오는 교수는 거의 없다. 병원경영에 관심을 갖는 의사는 보직 유무에 따라 많은 차이를 보인다. 최고 경영자 (이사장- 특히 의사가 이사장인 경우, 의료원장, 병원장)가 최고의 관심을 보이는 것은 당연한 이치이고, 다음은 주요 보직자 (기획실장, 진료 부원장 등)와 각 과 임상과장들의 순이다. 일반 교수들은 특별한 관심을 보이지 않는다. 보직자들도 보직을 떠나면 대부분 일반 교수와 다를 바 없게 된다. 매달 임상과장회의에서 병원장이 과장들에게 각과의 경영실적을 알려주고 독려를 해도 해당과 교수들에게 잘 전달되지 않는다. 오죽하면 병원장이 과장회의에서 보고했던 진료실적을 전체 임상교수회의에서 되풀이해 얘기하겠는가! 그렇게 해도 실적이 부진한 교수는 병원장이 별도로 불러 개인면담까지 하니 스트레스를 받지 않을 수 없다.

병원장은 교수들이 외래진료 시작시간과 종료시간을 엄수하도록 하고 입원환자 회진시간도 환자가 입원할 때 미리 알려 환자나 보호자가 기다리지 않게 한다. 또 교수들이 지역 개원의를 정기적으로 찾아가 교류하도록 독려하며 개원의 초청 학술 집담회도 갖고 지역주민을 위한 건강강좌도 개최하도록 독려한다. 뿐만 아니라 병원장은 교수들에 대한 환자 만족도는 어떠하고 과장은 리더십을 얼마나 잘 발휘하는지 암암리 점검까지 하는 악역을 하지 않을 수 없는 것이 현실이다. 해외 학회를 가더라도 출장기간 중 외래 진료일이 일정 일 이상 포함되면 귀국 후 별도로 외래진료 일수를 보충하도록 한다. 교수들이 경영은 '나 몰라'라고 마음 편히 국내외 학회에 여유 있게 다니고 휴가 내던 시절이 아련해진다.

과잉진료

외래환자가 다른 병원에서 CT, MRI, 초음파검사 등 소위 돈이 될 만한 검사들은 모두 하고 사진을 복사해 와 봐달라고 하면 약이 오르지 않을 수 없다. CT와 MRI 사진은 판독하는데 시간이 걸리는데도 다른 병원에서 촬영하고 사진을 복사해오면 판독료를 20% (정상 판독료는 검사비의 30%)만 산정할 수 있으며 혈관촬영이나 초음파검사, 단순촬영은 아예 판독료를 별도로 받을 수 없다. 때문에 "영상의 질이 떨어진다"거나 "필요한 부분이 빠졌다"는 등의 이유를 들어 재촬영을 요구하기도 한다. 검사나 수술은 할 수도, 하지 않을 수도 있는 경우에는 하는 쪽으로 방향을 잡는 것도 교수의 실적과 연관되는 경우가 없지 않다. 자연히 과잉진단 및 진료가 개선돼야 한다는 사회적 목소리가 커지면서, 이를 개선하기 위한 자정노력이 의료계 내에서 일어나고 있다.

2016년 10월 대한민국의학한림원이 주관한 진료서비스의 적정화를 위한 논의에서 안형식 고대의대 예방의학 교수는 "미국에서도 의료서비스의 3분의 1 정도는 불필요하다는 분석이 보고되고 있으며, 이로 인해 한 해 지출되는 비용이 21조원에 달한다"며 "검사의 중복이 없는지, 검사나 치료서비스가 꼭 필요한지, 등에 대한 가이드라인의 개발이 필요하다"고 하였다. 그러나 병원의 열악한 경영실태를 고려하면 중복이나 과잉 진료가 나오지 않기 위해서는 근본적 원인인 저렴한 의료수가에 대한 해결책이 선행되어야 하겠다. "한 중소병원에서 인센티브 없이 내과의사를 고용했더니 입원비 수입이 1,000만원 수준에 그쳤는데, 인센티브 제도를 도입하니 1억원으로 쭉 올랐다"는 얘기가 왜 나오는지 정부당국자는 귀담아 들어야 한다.

성과급제

대부분의 사립대학병원은 병원경영이 적자가 나더라도 재단으로부터 별도의 지원금을 받는 일이 어렵기 때문에 경영이 어려울수록 살아남기 위해 일반 기업과 마찬가지로 위기 대응책을 마련해야 한다. '현대 경영학의 아버지', '매니지먼트의 창시자'로 평가받는 피터 드러커는 '조직의 목적은 성과에 맞추어야 한다'고 성과 중심의 정신을 강조하였다. 조직의 좋고 나쁨은 그곳에 성과 중심의 정신이 있는지 없는지에 따라 결정된다는 것이다.

'우리나라 사람은 배가 고픈 것은 참아도 배가 아픈 것은 못 참는다'는 말이 있다. 남이 잘 되는 꼴을 볼 수 없다는 얘기이다. 그러나 장유유서의 덕목으로 윗분에 대한 예우는 비교적 쉽게 받아들인다. 1995년 중앙대 용산병원장 시절이다. 중앙대와 자매결연을 맺고 있는 중국 절강성 대학병원 경영진 5명이 병원을 방문하여 보직교수들과 회의를 갖게 되었는데 교수들에게 봉급을 어떻게 차등 지급하고 있는지 물어왔다. 교수, 부교수, 조교수, 전임강사의 직급에 따라 차등 지급한다고 하였더니 조교수가 교수보다 더 많이 일하고 수입을 더 많이 올리면 어떻게 하느냐고 되물었다. 교수도 과거 조교수 시절에는 열심히 일 하였기 때문에 현재의 수입에 관계없이 직급에 따라 지급한다고 하니 고개를 갸우뚱 하면서 자기들은 공산주의인데도 조교수가 수입을 많이 올리면 교수보다 더 많이 준다며 자본주의 국가에서 왜 그렇게 하는지 이해가 가지 않는다고 의아해했다. 지금은 우리나라에서도 모든 병원이 성과급제를 자연스럽게 받아들이지만 당시 필자에게는 상당한 충격이었다.

중앙대가 모든 교수를 대상으로 2009년부터 성과급 제도 (S등급

10%, A등급 20%, B등급 60%, C등급 10%)를 시행하는 시점에 맞추어 임상교수는 S등급 (90점 이하인 경우에는 해당사항 없음)을 받으면 국제학회참석 지원비를 연1회 추가 지급하는 등 혜택을 주지만, 최하위 C등급 (70점 이상이면 해당사항 없음)을 받으면 승진심사에서 누락시키고 경고편지를 발송하며 경고편지를 3회 연속 받으면 진료를 제한시키고 연구비지급에서 제외시키며 해외학회 단순참가를 불허한다. 또 과별 실적 하위 10% 범위에 속하는 교수가 1인 이상이면 해당과는 의료장비심의에서 10% 감점 당하며 다음 해 비전임 교원 증원에 제한을 받게 된다. 중앙대가 성과급제도를 시행 하기 전에는 학교당국이 교수들에게 아무리 독려해도 중앙일보 대학평가 (교수연구부분)에서 10위권 내로 들어가기가 어려웠으나 2015년 평가에서는 공동 4위로 수직 상승하였다.

　이제 대학병원 교수들은 같은 직급이라도 진료성과에 따라 봉급을 차별화하는 것을 당연한 것으로 생각하고 성과를 올리기 위해 나름대로 노력한다. 서울대병원에서 교수 성과급제를 실시하였더니 주말 수술건수가 급증하였다고 한다. 평일에 수술시간이 여의치 않으면 과거 같으면 다음 주로 미루었을 터인데 주말에 수술 스케줄을 잡는다고 한다. 마취과교수도 흔쾌히 주말에 마취를 해준다고 한다. 중앙대병원에 교수 성과급 제도가 처음 실시되던 1990년대 중반으로 기억한다. 성과급을 받기 위해 병원 길 건너편에 있는 은행으로 갔더니 선배 교수 한 분이 먼저 와 지급을 기다리고 있었는데 창구 직원이 한참 자료를 확인하더니 선배 교수는 해당 사항이 없다고 하였다. 선배 교수의 당혹스러워하던 모습이 생생하다. 필자는 그 당시 환자가 너무 많아 매우 힘들어할 때였는데 그 선배 교수는 평상시 "왜 힘든 과를 선택하여 그렇게 고생하느냐", "과 선택을 잘못한 탓이니 누구를 탓하겠냐"고 약을 올렸었다. 물론 성과급제의 폐단도 있다. 다른 과 질환과 중복되어 있을 때 해당과의 진료가 끝나면 바로 전과시켜야 하는데 제반 검사를 다 한 후에 전과를 하여 불필요한 검사를 하거나 검사가 누락되어 치료가 지연되는 경우가 발생한다. 병원경영자의 눈으로 보면 전체 수입에 마이너스로 작용하므로 이 같은 일이 발생하지 않도록 개입, 중재한다. 또 세부 전공분야의 특성에 따라 진료수입이 상대적으로 적어 성과금도 적게 받을 수밖에 없으므로 불만이 생긴다.

(4) 교수 처방권의 관리감독

의사들이 처방을 내는 것을 '오더'(order)라고 한다. '오더'란 '명령, 지시하다'란 뜻으로 의사의 '오더'는 병원장을 포함하여 누구도 간섭할 수 없는 불가침의 영역이었고 '오더'가 떨어지면 간호사나 의료기사, 약사는 '오더'대로 실시하여야 한다. 그러나 의사의 처방권이 정부나 병원당국으로부터 거부 또는 강요 당할 수 있는 세상이 되었고 그러한 제약은 점점 많아지고 있다.

건강보험급여기준은 의료행위, 치료재료, 약제 등 의료 서비스 항목 중 건강보험 혜택을 받을 수 있는 범위를 설정한 것이다. 의학적 근거를 참고해 적용대상 환자의 질환, 의료행위의 시행횟수, 치료재료의 사용량 등을 규정하고 있다. 그러나 건강보험재정을 감안하다 보니 국민건강보험법에 의거해 '진료의 필요가 있다고 인정되는 범위 안에서 최적의 방법으로 실시하고 비용효과적 방법으로 행해야 한다'고 요구하고 있다. 심평원은 보건복지부령인 '국민건강보험 요양급여의 기준에 관한 규칙'과 보건복지부장관이 고시한 '요양급여의 기준 및 방법에 관한 세부사항 (요양급여기준)에 부합하는 지와 심평원의 심사사례를 참고하여 적합하다고 판단하면 청구액을 지급하고 그렇지 않으면 일부 삭감하거나 지불을 거부하고 부당청구 의료기관으로 지목되면 보건당국 (복지부, 건강보험공단, 심평원)의 현지조사를 받으며 부당청구로 확인되면 벌금은 물론 형사처벌까지 받게 되어 있다. 그러므로 의사들은 의대교육과 수련과정을 통해 습득한 의학적 기준 외에도 급여기준에 맞춘 진료를 할 수밖에 없으며 심평원의 급여 및 심사기준을 별도로 공부해야 하므로 의과대학에서 '심평의학'을 가르쳐야 한다는 자조적인 말까지 나오고 있으며 (Doctors 특집. 2016;13(9):12-19), 병원당국은 급여 및 심사기준에 벗어나는 진료행위가 일어나지 않도록 교수들의 처방권을 전산으로 관리감독하고 있다.

　약값에서는 한 푼의 차익도 얻을 수 없게 되어 있다. 약제비가 차지하는 비율이 높아질수록 진료비 총액만 올라가고 심평원 관리감독의 요주의 대상이 될 따름이다. 그러므로 병원에서는 처방약 수를 가능한 줄이도록 하고 고가의 외국산 '오리지널' 약 대신 저렴한 국산 복제약 처방으로 대체하도록 독려 내지 강제하고 있다. 신 의료기술이 개발 또는 도입되더라도 이를 환자에게 적용하려면 먼저 한국보건연구원에 신 의료기술평가를 신청하여 안전성, 유효성이 확인되면 심평원에서 급여 또는 법정 비급여를 결정한 다음에야 가능하도록 제한하고 있다. 아무리 의료지식과 의술이 훌륭한 교수라도 이 모든 규제 조항에서 예외가 될 수 없고 병원의 진료지침에 따라야 한다.

　심평원의 심사기준을 인지하지 못하면 부당청구에 따른 범죄자로 낙인 씩히는 일까지 발생한다. 복지부와 심평원은 '허위청구', '부당청구' 조사를 목적으로 불시에 병원에 들이닥쳐 의사를 범법자로 만들고 중압감을 느끼게 해 비뇨기과 개원의사가 자살하는 불행한 사건이 연이어 발생했다. 이 사건이 있은 후, 대한의원협회가 52명의 회원을 대상으로 긴급 전화설문을 실시한 결과, 실사과정에서 심리적 압박이나 공포감을 느꼈다는 회원이 77%(40명)에 달했으며, 이유는 실사 자체에 대한 압박감 (25%), 사전통보 없이 갑자기 들이닥쳐 조사를 하는 점 (20%), 범죄자 취급하고 무시하며 조사를 진행하는 점 (18%), 강압적 조사 (10%), 과도한 자료제출 요청 (8%) 및 이유를 알 수 없는 조사기간 연장 (8%) 등을 들었다. 설문 대상회원 전원이 실사 후 후유증으로 심리적 불안감 (25%), 불쾌 (17%), 분노 (13%), 억울함 (10%), 당황 (10%), 죄인이 된 듯한 느낌 (8%), 의욕상실 (6%), 자괴감 (4%), 인격적 모멸감 (2%) 등을 느꼈다고 한다 (헬스조선, 2016). 대학병원도 실사를 받는 과정에서 담당 직원들과 병원장이 많은 심리적 압박감을 받으며 요구하는 서류를 준비하는데 많은 직원이 동원되므로 통상 업무에 지장을 초래하지만, 개인의원 원장이 혼자서 받는 압박감은 비교가 되지 않을 정도로 클 것이다.

　의료계는 앞으로 심사기준 공개, 실사 전 계도제도, 실사 사전통지, 강압적 조사 등 실사과정의 개선, 그리고 고의적이지 않은 착오청구에 대한 처분완화 등 실효적인 개선방안이 필요하다고 지적한다. 급여기준의 애매함도 문제로 지적된다. 예를 들면, 사마귀제거술은 '일상생활에 지장이 없는 경우' 비급여 대상으로 돼 있어 발에 있는 사마귀는 보행에 지장을 주므로 급여로 인정되나, 손에 발생한 사마귀는 크기와 위치, 직업에 따라 급여 여부가 달라질 소지가 있다. 일상생활에 지장이 있는지 여부에 대한 판단은 진료현장에 있는 의사가 일차적으로 할 수 밖에 없다. 심평원은 진료 후에 심사하면서 이를 의사와 달리 해석하여 부당청구로 판정하고 현지조사를 한다.

'진료비 과다청구'로 병원장이 '사기죄'로 피소되다

　1997년 12월 10일 서울지방검찰청은 '병원이 환자에게 진료비를 청구하면서 환자나 보호자가 의료보험 및 진료비체계를 잘 모르는 점을 이용하여 1995년 1년 동안 부당한 진료비를 청구하는 방법으로 연간 수억원 내지 수십억원의 부당이득을 취한 사기죄'로 서울시내 사립대학병원장 13명을 입건, 그중 10명을 불구속 기소하고 3명을 약식 기소한 사건이 있었다. 필자도 당시 중앙대 용산병원장으로 근무하였기에 피고인 중 한 명이었다. 고발 조치는 심평원에서 하였다.

　기소 내용의 일부를 소개하면 의료보험법에 에이즈검사는 에이즈가 의심되는 환자에 한하여 시행토록 되어 있는데 수술환자는 가리지 않고 모두 검사하였기 때문에 진료비 과다청구, 부당이득이라는 것이다. 수술실 의료진은 수술 중 실수로 바늘에 찔려 환자의 혈액을 통한 감염위험이 항상 있으므로 수술할 모든 환자를 대상으로 수술 전에 혈액을 통해 감염될 수 있는 매독이나 에이즈검사를 예외 없이 시행한다. 그런데 환자의 얼굴만 보고 '에이즈가 의심되는 환자'를 어떻게 알아낼 수 있는가! 그렇다고 모든 남성 수술환자에게 최근 윤락녀와 성관계를 가진 적이 있는지 물어보아야 하는가? 여성 환자라면 남편에게 윤락녀와 성관계 가진 적이 있는지 물어보아야 하는가! 불가능한 현실을 고려하지 않고 행정편의주의로 탁상공론적 발상에서 만들어 놓고 이를 어기면 불법이라고 하는 것이다.

　안과 수술을 할 때에는 감염 예방을 위하여 눈만 노출되도록 구멍을 낸 헝겊포로 얼굴을 가린다. 수술을 하는 동안 눈을 깜빡이지 못하도록 국소마취 하에 기구로 눈을 벌려 놓으므로 안구가 장시간 공기에 노출되면 안구건조증이 오며 출혈이나 분비물로 수술시야가 흐려

지므로 생리식염수로 계속 세척을 하면서 수술을 진행한다. 수술 중 생리식염수가 흘러내리면 얼굴에 덮어 놓은 헝겊포가 축축하게 젖으므로 겨울이면 환자들이 상당한 불편함을 견뎌야 한다. 그런데 당시 종이로 만든 1회용 포가 출시되었다. 생리식염수를 부어도 물이 작은 도랑을 타고 내려가도록 만들어져 있어 환자들이 차가움을 느낄 수 없어 편리하였다. 1개당 1000-2000원으로 기억하는데 이것도 1년 모이면 상당한 액수가 되었다. 의료법에는 수술 행위비용에 드레싱제제(재료)가 포함돼 있으므로 별도로 받을 수 없도록 하였다. 수술 전에 환자에게 일일이 설명하고 종이포를 원하면 비급여로 추가비용이 발생한다는 동의서를 받았다. 그러나 환자의 동의를 받았더라도 추가 비용을 받으면 임의 비급여가 되고 사기죄에 해당한다는 것이다. 사실 대학병원에서 병원장은 임상교수가 어떤 처방을 내고 어떤 소모품 재료를 사용하는지 일일이 모르며 알려고 하지도 않는다. 필자도 기소를 당한 후에야 수술 환자에게 그 같은 검사가 일률적으로 이루어지고 그 같은 소모품이 사용되는 줄 알았다. 그것은 임상교수가 판단해서 하는 일이기 때문이다.

　검찰로부터 오후 5시까지 출두하라는 소환통지를 당일 오전에 받았다. 왜 소환하는지 내용도 모른 채 하던 일을 서둘러 마무리 하고 시간에 맞추어 출두하니 1시간이 넘게 마냥 세워 놓았다. 다리가 아파 옆에 있던 의자에 앉았더니 수사관이 "일어나세요. 당신 앉으라고 둔 의자 아닙니다!"라고 하였다. 무차별 죄인 취급이었다. 담당검사가 뒤늦게 나타나서 3일간 집에 갈 생각 말라고 하였다. 영문도 모르고 처음에는 농담하는 줄 알았다. 그러더니 설렁탕을 시켜놓고 자기도 똑같이 설렁탕을 먹을 터이니 굶겼다는 얘기 하지 말라는 것이었다. 굶기기도 하였기에 그런 얘기가 나왔겠지만 설렁탕도 맛있게 먹게 할 수 있을 터인데 불쾌하기 짝이 없었다. 아예 피의자 신분으로 시작하였다. 실상 피의자와 참고인이란 말의 뜻도 그때 처음 알았다. 외부로 전화하여 지원 요청하는 일이 없도록 당부까지 하였다.

설렁탕을 먹고 검찰청 내 독방으로 안내되었으며 독방에는 책상과 마주 보게 두 개의 걸상만 덩그러니 있었다. 수사관이 백지를 내놓으며 뜬금없이 보건복지부 누구에게 돈을 건네고 청탁하였는지 적으라는 것이었다. 황당하지 않을 수 없었다. 무슨 목적으로 청탁하였는지 주제가 없었다. 그런 일이 없었다고 완강히 계속 부인하자 1시간 후 수사관이 자리를 떴다. 그리고 1시간이 지나서 다시 찾아와서 똑같은 질문을 되풀이하였다. 대답도 똑같을 수밖에 없었다. 왜 이 같은 해괴한 일이 벌어지고 있는지 거꾸로 궁금하였다. 수사관은 다시 나가버렸다. 12월 초순인데 온방도 제대로 되지 않아 냉기가 돌았으며 출근복 차림 그대로이있기에 오싹오싹 추워졌다. 이러다가 놀려보내주겠지 생각하였으나 순진한 꿈이었다.

자정이 넘자 수사관은 두툼한 파카잠바를 입고 들어와 좀 생각해보았느냐고 되물었다. 할 이야기가 없어 난감해 하고 있는데 담당검사가 들어와서 수사관에게 뭐 나온 게 있느냐고 물었다. 없다고 하니 검사는 "수사관이 좀 결례되는 짓을 하더라도 이해해달라"고 협박성 말을 던지고 나갔으며 아침까지 돌아오지 않았다. 다행히 수사관은 다른 일 없이 조금 후 자리를 떴다. 귀가의 꿈은 접었다. 일이 이렇게 될 줄 모르고 집에 연락도 하지 않았으니 걱정도 되었다. 이제 한기도 들고 졸음도 왔다. 앉은 자세로 눈을 좀 부치려 해도 추워서 어려웠다. 그렇게 떨면서 1-2시간이 지났는데도 아무도 나타나지 않았다. 무료하기도 하고 졸음을 쫓기 위해 당시 일간스포츠에 매주 연재하던 '남성의학' 원고나 쓰자는 생각에서 수사관이 준 종이를 이용하였다. 약

2시간가량 썼을 무렵 수사관이 들어왔다. 필자가 쓴 종이를 보고 얼굴에 희색이 돌았다. "뭐 좀 썼느냐?"고 물었다. 일간스포츠 연재 원고를 썼다고 하니 "이 양반 겁도 없이 그 종이에 원고를 쓰느냐!"고 화를 벌컥 내었다. 춥고 졸리어 그랬다고 하니 화를 삭이면서 무슨 내용이냐고 물었다. 이야기 보따리를 늘어 놓으니 한 시간 후딱 지나버렸다. 수사관은 재미가 있었던지 계속 이야기하도록 하였다. 그렇게 날이 새고 아침이 되었으며 8시가 되어 검사가 오더니 "자기도 집에 가지 않고 여기서 잤다"며 3일 함께 있을 계획이었는데 외부로부터 빗발치는 항의 전화 때문에 풀어준다고 하였다.

그리고 1개월여 지났던 것으로 기억한다. 검사로부터 출두하라는 연락을 받고 갔더니 재판에 회부할 내용을 읽어보고 서명하라면서 "중앙대의료원에는 필동병원장과 용산병원장이 있는데 두 사람 중 한 사람을 기소하여야 하는데 누구를 하면 되겠느냐?"고 물었다. 의료원 체재에서 양 병원이 똑같은 의료행위를 하였는데 어느 병원장은 피소되고 어느 병원장은 안 되는 이런 법이 있는지 너무나 황당하게 느껴졌다. 필동병원장은 필자보다 선배이고 검찰에 불려와 취재도 당하지 않았으니 필자가 피소 당하겠다고 하였다. 그때까지만 해도 쉽게 무혐의로 판명이 나 일이 싱겁게 끝날 것으로 생각하였다. 그러나 재판은 그렇게 빨리 진행되는 것이 아니고 검사가 기소하면 재판의 승패가 자신의 승진고가점수에 반영되므로 기를 쓰고 이기려 한다는 것을 처음 알았다. 첫 재판 전날 담당 검사로부터 전화가 왔다. "이번 사건을 계기로 자신도 병원의 어려운 현실을 잘 이해하게 되었다"고 하면서 내일 재판에 잘 답변해줄 것을 부탁한다는 것이었다. 검사가 일부러 전화까지 하여 어려움을 알게 되었다고 하니 안도가 되면서 순진하게도 너무 고마운 생각이 들었다. 다음 날 재판정에서 검사의 논고가 있을 때 깜짝 놀랐다. 어제 전화 했을 때의 분위기와는 전혀 다르게 검찰의 입장만 억지 주장하고 있었다. 조목조목 부당함을 얘기하였더니 검사의 얼굴에서 당혹스러워함을 볼 수 있었다. 어제 전화에서 고맙다고 하였으니 순순히 인정할 것으로 생각하였던 것이다.

이 사건은 중앙대 용산병원만의 문제가 아니고 피소 당한 서울시내 10개 사립대병원 모두의 문제이며 우리나라 병원 전체에 해당하는 문제이므로 개개 병원과 해당 대학은 물론 대한병원협회에서 공동으로 대응하였다. 재판은 지루하게 진행되었고 5년이 경과하여 선고가 있었다. 피고인 10명이 피고인석에 도열해 서 있고 재판장으로부터 피고인에게 최후진술을 하도록 하였다. 피고인 중에는 익년에 정년 퇴임하는 병원장이 있었는데 "한 평생 교직에 근무하면서 나쁜 짓을 한 번도 한 적이 없는 사람인데 오점을 남기지 않도록 선처를 부탁한다"는 말에 숙연한 마음이 들었고 만감이 교차하였다. 판결은 모든 병원장에게 2,000-3,000만원의 벌금형이 내려졌고 피고인측은 모두 바로 항소하였다.

2002년 4월 24일 서울고등법원은 검찰 측에서는 각 환자마다 사례별로 왜 사기가 되는지에 대한 입증을 하고 피고인 측에서는 왜 사기가 되지 않는지에 대해 입증을 하도록 명령했다. 8월 30일 서울고등법원은 "의료수가의 조정과 보험급여처리 방침 등은 수가관리위원회를 통해 결정 조정되고 있는 만큼 해당 10개 병원장들이 이 위원회의 위원이 아니고 소집권한도 없어 각 환자의 개별적인 진료비 징수의 비급여 계산 등에 직접 관련됐다고 볼 수 없다"며 병원장들이 무죄임을 선고했다. 검찰 측에서는 바로 대법원에 항고하였지만 결과는 역시 무죄였다. 무죄로 최종 확정되기까지 8년이란 기간이 걸렸다. 이같은 내용은 필자가 편찬위원장으로 엮은 '대한병원협회 50년사'에도 요약 소개되어 있다.

　필자는 이 기간 동안 1년에 적어도 5회 이상 학술발표 때문에 해외 출장을 나가야 했는데 때마다 동사무소에서 구비서류를 준비하여 직접 법원으로 가서 재판장의 허락을 받아야 하는 불편함을 겪어야 했다. 또 형사재판은 피고인이 직접 출두해야 하는데 재판이 열릴 때면 일방적으로 임박하여 날짜가 정해져 내려오므로 재판 기일이 다가오면 다른 일정을 편하게 잡을 수도 없었고 정해진 일정도 취소하거나 변경해야 하는 일이 많았다. 변호사에게 일정 변경을 건의하면 웬만한 일이 아니면 재판장의 비위를 거스르지 않는 것이 좋다고 하였다. 세상물정 모르고 간단하게 생각하였던 일이 8년 동안 엄청난 고통을 당하고 발목이 잡혔으나 필자는 값진 경험을 하였다고 생각한다.

(5) 질관리운영체계 구축

1989년 전국민의료보험제도의 도입으로 의료행위 별 수입은 떨어졌지만 상대적으로 환자 수가 많이 증가하여 새로운 병원들이 우후죽순처럼 생겨남에 따라 생존적 차원에서 환자를 능동적으로 유치하기 위해 일반 서비스업과 같이 환자를 고객의 차원에서 서비스를 제공하는 병원이 나타났다. 1992년 경북 안동병원은 일본 교토 'MK택시'의 기적을 이룬 '친절 서비스'를 도입하여 센세이션을 일으킴에 따라 우리나라 웬만한 대학병원까지 견학을 다녀올 정도로 의료계에 신선한 충격을 주었으며 의료서비스 개념을 도입한 계기가 되었다. 도입 초창기에 병원직원은 물론 환자들마저 친절서비스를 받아들일 정서가 아니었기에 어려움이 많았다고 한다. 의료진은 "택시기사와 같이 취급한다"고 거부반응을 보였고 환자들은 "고맙습니다"고 인사하면 "우리가 아픈 것이 그렇게 고마운 일이냐?"며 화를 냈다고 한다. 가장 권위적인 서울대병원에서 환자들의 변화하는 서비스개선 요구에 부응하기 위해 병원장이 환자를 '고객'으로 호칭하였다가 원로교수들이 심한 거부감을 보였다는 얘기가 있다. 그러나 이제는 서울대병원도 자연스럽게 환자를 '고객'으로 인식하게 되었고 모든 교수들이 고객만족을 위해 최고의 서비스를 제공하려고 노력하고 있다.

친절 서비스에서 시작한 병원 서비스개선 운동이 환자만족은 물론 진료를 포함한 모든 업무의 효율화를 통한 경영개선을 위해 영역을 넓혀나가면서 질향상 활동으로 발전하였다. 질향상 활동 도입 초창기에는 몇몇 대형병원을 제외하면 개념 자체가 생소하거나 필요성을 인정하면서도 재정적 이유로 또는 어떻게 해야 할지 몰라 실제 행동으로 옮기지 못했으며, 막상 활동을 해도 그 성과가 기대만큼 이루어지지 않아 실망하고 때로는 반포기한 상태에서 질향상 활동을 하는 것도 아니고 안 하는 것도 아닌 어정쩡한 상태로 지내는 경우도 많았는데 필자는 초창기 질향상 활동이 부진했던 주된 원인이 의사들의 무관심과 참여부족으로 생각한다.

병원에서 이루어지는 의료행위는 의사가 핵심이 되어 종횡으로 업무가 연결되어 있으므로 의사가 질향상 활동의 주체가 되어야 하지만 시간적 여유가 없거나 인식의 부족으로 질향상에 대한 기본지식이 상대적으로 부족하며, 그나마 귀찮아하고 소극적이어서 질향상 활동 극대화에 어려움이 있었다. 병원표준화심사를 위해 지방병원을 방문한 적이 있는데 질 향상활동이 유명무실한 상태여서 병원장에게 주문하였더니 의사들이 말을 듣지 않는다며 제발 의사들 교육 좀 시켜주고 가라며 하소연하였다. 그러나 지금은 심평원에서 질지표평가 결과에 따라 지원금을 지불하고 있으며 2010년 발족한 의료기관평가인증원의 의료기관 평가항목에도 '표준진료지침에 따라 환자진료를 수행하고 그 결과를 모니터링 하여 관리' 하는지 조사하고 있으므로 질향상 활동은 선택사항이 아니라 필수 업무가 되었고 모든 임상교수들이 직간접적으로 참여하여야 한다.

최근에는 의료서비스의 초점을 환자 만족에서 진일보하여 환자공간을 치유적으로 디자인하며, 환자중심의 의료소재와 의료장비 및 기기를 디자인하고, 서비스를 환자중심으로 새롭게 디자인 하는 등 다양한 분야에서 환자의 존엄성과 품위를 향상시키기 위한 인간 중심의 의료서비스 제공을 위한 혁신적 시도 ("환자 경험")가 이루어지고 있다. 명지병원은 2014년부터 매년 6월, 청년의사, KPMG와 공동으로 HIPEX (Hospital Innovation and Patient Experience) conference를 개최하여 국내 최고의 관련 전문가들이 '환자 경험과 서비스디자인 개념을 통한 병원혁신'에 관한 경험을 참가자들과 공유하는 기회를 제공하고 있다.

(6) 사립병원 경영의 정부기관 종속화

늘어난 적성성평가 항목

질병을 어떻게 진단하고 치료할 것인가는 의사가 결정할 일이다. 그러나 응급처치를 해야 할 질환에 대한 처치가 늦어지면 치료결과에 악영향을 미치고 입원기간이 길어져 진료비가 많아지므로 환자 개인적으로는 물론 국가 재정에도 부담이 커진다. 또 침윤성 암 치료에 대해서 초 고가의 항암제를 자주 처방한다든지 치료결과를 알아보기 위해서 CT, MRI와 같은 고가의 영상의학적 검사를 자주 처방하면 의료비 지출이 높아져 국가적으로 재정에 부담이 된다. 그러므로 정부는 건강보험으로 제공된 진단, 약물치료, 시술/수술 등 의료서비스 전반에 대해 의약학적, 비용효과적 측면에서 적정한지 여부를 평가하는 요양급여 적정성 평가를 2001년 약제 평가(항생제 처방률, 주사제처방률 등)를 시작으로 급성기 질환(급성 심근경색증)과 암 등에서 만성질환(고혈압, 당뇨병 등)까지 평가영역을 확대하였고 (표 3), 각종 진료지표에 대한 질 관리를 하면서 이들 영역에 대한 의료기관별 순위를 발표하고 질관리 보조금을 결과에 따라 차등하여 지불하고 있다.

이제 모든 임상과는 진료과정과 결과를 타당하고 신뢰할 수 있게 정량적으로 나타내는 임상지표 (Clinical indicator)를 마련하고, 진료과정 상 예상 가능한 임상경과를 보이는 질병군을 대상으로 명확한 진료목표를 설정하고 효율적 달성을 위해 근거의료 (Evidence-based medicine)에 기초하여 입원부터 퇴원까지 검사, 투약, 처치 등에 대한 표준진료지침 (Clinical pathways, Critical pathways, Care

표 3. 2016년 건강보험심사평가원 주관 요양급여 적정성 추진계획 평가항목 (계속 36개, 신규 1개)

분류		항목
질환	심·뇌질환	허혈성 심질환(2항목)·급성 심근경색증, 경피적 관상동맥중재술
		관상동맥우회술
		급성기 뇌졸중
	암 질환	대장암
		유방암
		폐암
		위암
		간암 진료결과
	만성 질환	고혈압
		당뇨병
		천식
		만성폐쇄성폐질환
	기타 질환	폐렴
주요수술		수술예방적 항생제-15개 수술(위수술, 대장수술, 복강경하담낭수술, 고관절 및 슬관절치환술, 자궁적출술, 제왕절개술, 심장수술, 개두술, 전립선절제술, 녹내장수술, 갑상선수술, 유방수술, 척추수술, 견부수술)
		진료량-4개수술(고관절치환술, 식도암수술, 췌장암수술, 조혈모세포이식수술)
외래 약제		주사제 처방들
		항생제 처방들
		약품목수
		투약일당 약품비
		유소아중이염 항생제
		성분계열별 항생제 처방들
		골관절염 해열진통소염제 중복 처방들
포괄 수가		포괄수가(7개 질병군)(수정체수술, 자궁적출·기타 자궁 및 자궁부속기 수술, 제왕절개분만, 충수절제술, 서혜 및 대퇴부 탈장수술, 항문수술, 편도 및 아데노이드 절제술)
특수 분야		요양병원
		의료급여 정신과
		중환자실
		혈액투석
기관 단위 포괄적 평가		중증도보정 사망비
		계획되지 않은 재입원율
환자 안전, 환자 중심 (신규)		

path, Care maps)을 마련하고 적용 및 관리하여야 하며, 환자에게 제공되는 의료서비스-진료과정이 적정한 수준과 강도, 비용으로 이용되었는지 (이용도 관리, Utilization management) 조사하여야 한다.

심평원 적정성 평가지표는 전문인력 구성여부 등을 평가하는 구조지표, 검사, 처치 등 진료과정을 평가하는 과정지표, 평균 입원일수, 사망률 등을 평가하는 결과지표로 구분하고 있는데 구조지표와 과정지표가 대다수를 차지하고 진료 결과를 평가하는 결과비중이 적어 효율성 강화를 위해 결과지표 비중을 확대해야 한다는 지적이 나온다. 새로 신설된 환자중심의 환자경험평가는 의료서비스를 이용한 환자로부터 의료진과의 의사소통, 투약 및 치료과정 등 입원기간 중에 겪었던 경험을 확인하는 새로운 형식의 결과지표로, 상급종합병원과 500병상 이상 종합병원에 입원했던 퇴원 8주 이내의 만 19세 이상 환자를 대상으로 설문조사를 통해 평가할 예정이다.

현재 각종 심의기관 (보건복지부, 국민건강보험공단, 건강보험심사평가원, 의료기관평가인증원, 병원신임평가센터, 중앙응급의료센터, 등)에서 의료질평가, 요양급여 적정성평가, 의료기관인증평가, 병원신임평가, 응급의료기관평가, 등을 시행하여 의료질평가 지원금을 가감 지급하거나 인센티브를 제공하고 평가결과를 대국민 공개하며 건강보험 차등수가를 적용하고 응급진료지원금을 제공하므로 경영사정이 빠듯한 의료계의 현실을 고려할 때, 모든 의료기관은 좋은 평가를 받아 더 많은 지원금을 얻어내기 위해서 혼신의 노력을 하지 않을 수 없다. 문제는 조사평가기관이 모두 정부기관 또는 관련기관이므로 의료기관의 이들에 대한 종속화가 심화되고 있는 것이다. 또 평가기관마다 고유의 목적이 있겠지만 중복되거나 비슷한 평가항목이 많아 조사를 받는 의료기관은 이중 삼중의 경비와 시간, 노력을 지불해야 하므로 통폐합 해야 한다는 불만의 목소리가 많지만, 각 기관의 이해관계 때문에 해결되지 않고 있다.

각종 전문진료센터

최근 들어 노령화와 만성 노인성질환 (당뇨병, 고혈압, 고지혈증, 등)의 증가로 응급처치를 요하는 급성 심근경색증과 뇌졸중이 증가하고 범국가적 신종 전염병과 대형 재난사고가 증가함에 따라 응급의료의 전문화가 필요하며, 퇴행성 관절염, 본인은 물론 가족의 삶의 질을 떨어뜨리는 치매와 대기오염으로 알레르기 및 호흡기질환의 증가, 아동학대, 성학대, 가정폭력, 자살이 증가함에 따라 이 같은 특수질환을 치료하는 전문치료센터의 필요성이 대두되었다. 그러나 전문치료센터는 최첨단 의료설비를 구비해야 하는데도 의료수가는 낮고 다수의 전문의가 필요하므로 채산이 맞지 않아 사립 의료기관들은 전문치료센터의 필요성은 인지하면서도 기피해왔는데 정부는 국고를 보조하여 이들 전문진료를 원활하게 공급할 수 있는 지역거점 전문센터 (표 4)를 설치하도록 하여 응급치료, 재활, 예방 뿐만 아니라 연구과제도 지원하고 실험연구실 구축까지 지원하고 있다. 때문에 각 지역 거점 병원은 병원의 위상을 고려하여 경쟁적으로 정부지원 전문진료센터를 유치하려고 한다. 문제는 사립 의료기관이 이 같은 센터를 유치하면, 국고지원 때문에 정부정책에 일방적으로 따르지 않을 수 없으므로 종속관계가 되어버리는 것이다.

표 4. 국고지원에 의한 지역거점 보건의료 전문센터

구분	목적	센터명
지역거점병원	응급환자 신속한 치료	중앙응급의료센터
		권역응급의료센터
		지역응급의료센터
	급성기 중증환자 특성화 치료	소아응급전문센터
		권역중증외상센터
		심뇌혈관센터
	미숙아, 고위험 신생아 집중치료를 위한 광역단체 지역센터 역할	신생아집중치료실
	만성 질환 및 호흡기 재활치료	류마티스 및 되행성관절염센터
		호흡기계센터
	희귀 난치성 질환	희귀 난치성 지역거점병원
	야간, 휴일 등 경증 소아환자 의료접근성 강화	달빛어린이병원
지역보건사업	정신건강	정신보건센터
	여성, 아동 폭력대처	해바라기센터
	치매 조기발견	치매센터
국가지정 격리병상	감염 및 전염병 격리치료	국가 격리 지정병원
연구	줄기세포치료 활성화, 개인 맞춤치료	첨단재생의료 실시기관
	세계적 수준의 보건의료 산업화 성과 창출	연구중심병원

(7) 과내, 과간 협업의 강화

교수들마다 세부전공이 다르지만 서로의 전공영역을 넘나들며 진료를 할 수 있는 부분도 있고 또 소개받은 환자인 경우 특별한 기술이나 경험을 필요로 하지 않는 한 전공에 관계없이 직접 진료하거나 수술까지 할 수도 있다. 이때 치료법이 해당분야를 전공하는 교수의 시각에서 볼 때 원칙에 어긋났거나 문제가 있다고 생각하면 오해하거나 불쾌할 수 있고 갈등의 씨앗이 될 수 있다. 한가지 질환에 대해 교수들간 치료법이 서로 다르면 전공의들은 아주 난처한 입장에 빠진다. A 교수의 지시대로 하면 B 교수로부터 야단맞고 B 교수 지시대로 하면 A 교수로부터 야단을 맞기 때문이다. 자연히 과의 분위기도 긴장될 수밖에 없다. A 교수와 B 교수는 서로 자신의 의견이 옳다고 주장만 하고 만나 논의하는 일이 없으면 전공의들은 어느 주장이 옳은지 판단이 서지 않으므로 교육에도 좋지 않다. 새로운 수술기법을 개발해 적용하려고 해도 교수마다 제 방식대로 하면 혼자서 증례를 단시간에 모으기가 힘이 들며 유효성을 입증하는데 시간이 많이 걸릴 수 밖에 없다. 같은 과에서 근무하면서도 서로 관심이 없거나 애써 관심을 갖지 않으려 하여 교류가 없으니 동료 교수가 무슨 일을 하고 있는지 모르는 경우도 있다. 유수한 대학병원일수록 이 같은 현상은 더 심하다. 교수가 모두 잘 났고 자만심이 강해 '한 사람 한 사람이 왕'이라고 한다. 모두가 왕이니 협업이 어려울 수 밖에 없다.

같은 과에서도 모든 교수들이 한 자리에 모여 입원한 환자의 자료를 놓고 진단과 치료에 대해 논의하면 진료에 과오를 범할 위험이 줄어들고 또 합병증이 발생하더라도 환자의 내역을 서로 잘 알고 있으므로 조언해 줄 수 있다. 자기 전공분야가 아닌 환자인 경우에는 전공분야 교수의 지견을 들을 수 있고 최신정보를 손쉽게 득할 수도 있다. 교수가 새로운 연구과제를 제안하면 다른 교수가 같은 질환을 치료하더라도 그 교수가 제안한 데로 치료하면 증례 수를 증가시키는데 속도를 낼 수 있다. 그러므로 작은 병원일수록 협업의 중요성이 부각된다. 필자는 과장을 맡고서부터 정년 할 때까지 토요일을 제외하고 매일 아침 7시 20분에 과의 모든 교수와 전공의가 만나 입원환자의 경과, 검사결과, 치료계획, 등에 대해 30-40분간 논의하는 시간을 가졌다. A 교수가 B 교수 전공영역의 환자를 치료할 수는 있지만 논의를 거쳐 합의를 이루면 반드시 B 교수의 치료지침을 따르도록 하였다. 절대로 자기 마음대로 처리하는 일이 없도록 하였다. 충분한 논의 후, 합의 하에 치료가 시행되므로 진료결과에 대해 이의나 불만이 없었다. 교수들 간의 분위기도 좋았고 전공의도 잘 따랐다.

한국의 인구 고령화 속도와 노인의료비 증가 속도는 세계 최고 수준이다. 노령의 환자는 주로 만성 노인성질환으로 병원을 찾는데 흔히 몇 가지 질환을 함께 갖고 있으므로 여러 임상과를 방문하기 일쑤이다. 지난해 한국보건사회연구원이 발표한 노인 건강실태에 따르면 국내 65세 이상 노인의 89.2%가 1개 이상의 만성질환을 갖고 있다. 한 환자가 당뇨병으로 내분비내과를 찾고 고혈압으로 심장내과를 찾으며 배뇨장애로 비뇨기과를 찾는다. 문제는 임상 각 과에서 처방하는 검사나 약이 중복될 수 있고 금기일 수도 있으므로 항상 확인해야 하는데 진료시간에 쫓기다 보면 놓칠 수 있어 언제나 위험에 노출되어 있다고 보아야 한다. 그러므로 임상과 상호 간의 협진이 어느 때보다 중요하게 되었고 수술로 입원하는 환자에게는 더욱 그러하다. 심지어 전공이 세분화 됨에 따라 같은 임상과라도 자기가 전공하는 분야가 아니면 오진을 할 수 있다. 정형외과 전문의는 뼈 관절 전문인데도 대학병원에서는 어깨, 무릎, 고관절, 척추, 발, 손 등 부위별로 전공이 나누어져 있어 부위가 다르면 자신이 없어 손을 대지 않으려 한다. 최근에 수련 받은 전문의일수록 이런 현상은 더욱 심하다. 옛날 전문의는 해당 과 질환 모두를 볼 수 있었는데 지금은 자기 전공이 아니면 겁부터 낸다. 응급실에 경련을 하는 소아과 환자의 엄마가 겁에 질려 있고 빨리 조치를 취해주기를 바라고 있는데 당직이던 다른 전공분야 소아과 교수는 신경전문 소아과 교수가 부재 중이라며 다른 병원 응급실로 전원 시켜 버렸다.

여러 가지 질병을 함께 갖고 있는 노인환자가 많아짐에 따라 타과와의 신속한 협의진료(협진, consultation) 체계의 필요성이 증가하고 있다. 특히 입원환자들은 중증이거나 합병증을 갖고 있는 환자가 많아서 여러 과에 협진을 의뢰해야 하는 경우가 많다. 수술이나 시술 후 민원이 발생하는 경우를 보면 수술/시술을 위해 입원한 해당과 보다 타과의 문제로 합병증이 발생하여 문제를 일으키는 경우가 더 많다. 때문에 수술/시술 전이나 후의 협진이 매우 중요하다. 대학병원에서의 의료사고는 의료진의 실력이 부족하여 일어나는 일은 드물며 거의 모두가 부주의나 의료진간 소통 부족으로 발생한다.

재활의학과에 입원한 루게릭환자가 소화기내과에 협진 의뢰되어 내시경을 이용한 경피적 위루 튜브 (Percutaneous Endoscopic Gastrostomy Tube)를 꽂았는데 재활의학과 입원 중 위루 설치 부위에 감염이 발생하여 입원기간이 길어지면서 추가비용이 발생하여 민원이 발생하였다. 소화기내과 의사는 위루설치술 후 감염의 예방적 차원에서 항생제 투약을 당연한 것으로 생각하여 재활의학과에서 항생제를 의례히 처방할 것으로 생각할 지 모르겠으나 재활의학과 의사는 위루설치술을 하였으면 그것으로 문제가 종료된 것으로 생각하고 항생제 투여를 고려하지 않으므로 감염이 발생한 것이다. 소화기내과에서 위루설치술 후 항생제 처방을 하도록 후속조치에 대해서 당부하였어야 하는 것이다.

　우측 신장결핵으로 신장절제술을 받은 환자가 호흡곤란을 호소하고 고열이 있어 흉부X선 촬영을 하였더니 좌측 혈흉으로 진단되었다. 마취과에서 중심정맥에 수액 주입통로를 확보하기 위하여 주사침을 꽂는 과정에서 폐를 찔러 출혈이 발생한 것이다. 흉부외과에 의뢰하여 흉강개구술 (thoracostomy)을 시행하고 가슴에 튜브를 꽂았다. 그러나 패혈증으로 진행되어 흉부외과로 전과를 의뢰하였으나 거절당하였다. 비뇨기과에 그대로 두고 흉부외과에서 봐 주겠다는 것이었다. 비뇨기과에서 무슨 처방을 해야 하는지 잘 모르며 일일이 물어서 처방해야 하니 신속한 대응이 어려울 수밖에 없고 결국 환자는 사망하였다. 소통은 고사하고 환자 상태가 좋지 않으므로 화를 덮어쓰기 싫다는 이기주의적 발상이다.

　경영이 점점 어려워지면서 임상 각 과는 영역확대를 위해 노력하고 있다. 성형외과에서 전담하던 안검하수 수술을 안과에서도 하고, 코뼈골절을 성형외과와 이비인후과가 영역다툼을 하고 있으며, 외과에서 하던 갑상선수술을 이비인후과에서는 아예 전공의 수련과정의 필수항목으로 선정하고 수술을 하고 있다. 성형외과에서 코뼈골절로 교정수술을 하고 코 중격에 구멍이 나서 이비인후과로 협진 의뢰를 하였더니 이비인후과에서는 자신의 영역을 성형외과에서 침범하였다고 불쾌하게 생각하고 환자에게 퉁명스럽게 대하면서 치료한 성형외과로 그대로 되돌려 보냈다. 성형외과에서 이비인후과로 가서 치료에 대해 상담하라고 했는데 환자로서는 같은 병원에서 이 같은 일이 벌어지니 황당할 수 밖에 없는 것이다. 성형외과와 이비인후과의 문제이지만 병원 경영진의 입장에서는 있어서는 안될 일이다. 서로 만나서 얘기하면 해결할 수 있는 일이다. 모두 소통 부재로 일어난 일이다.

심평원은 1991년 1월부터 협의진료비를 신설하였지만 내과계 1회, 입원기간 중 진료과목당 30일에 1회로 한정하여 인정하던 것을 협진의 중요성이 증가하는 것을 고려하여 2014년 1월부터 내과계는 세부분과별 협진을 인정하였고 입원기간 중 진료과목당 30일에 3회까지 (예; 심장내과, 소화기내과, 호흡기내과 등 세부분과 협진이 가능하되 30일 이내에 모두 합쳐 3회 인정)(상급종합병원 5회)로 확대하였으며, 2016년 7월부터는 입원기간 중 내과계 세부진료과목당 30일에 3회까지 (예; 심장내과, 소화기내과, 호흡기내과 등 세부진료과목당 각각 30일 내 총 3회 인정) (상급종합병원 5회)의 협진이 가능한 것으로 확대하였다.

(8) 최신 의료정보에 신속한 대응

임상교수가 진료와 연구에 경쟁력을 갖기 위해서는 최신 의료정보를 접할 수 있도록 항상 안테나를 세우고 있어야 한다. 단 몇 개월이라도 더 일찍 신진 기술을 도입하면 홍보 효과가 훨씬 크고 환자 유치에도 도움이 되기 때문이다. 요즈음은 인터넷을 통해 쉽고 빠르게 최신 의료정보에 접근할 수 있지만 이전에는 국제 학술대회나 학회지 등을 통해서만 접할 수 있었기에 개개인의 노력 여하에 따라 정보를 입수하는데 시간 차가 많이 났다. 1980년대 초반, 미국비뇨기과학회에 참석하기 위해 출장신청서를 내면 병원장께서 필자에게 의료기기전시장에 들러 "1,000만원 이하의 경비로 구입할 수 있는 새로 개발된 좋은 의료장비가 있으면 현장에서 구입신청하고 후 결제 해주겠다"고 말씀하셨다. 신속한 구입이 가능하므로 타 대학병원에서 생각도 하기 전에 이미 임상 결과를 발표할 수 있었으므로 경쟁력이 있을 수밖에 없었다. 사립 대학병원의 신속한 결제라인의 장점을 최대한 이용한 것이다. 지금은 사립대학 병원장이라도 이런 권한이 없고 장비구입 신청서를 올리면 장비심의위원회 정기 심사 때까지 기다렸다가 심의에 통과하면 병원장 결제를 얻어 구입 가능하므로 객관적이고 민주적이며 합리적인 업무 프로세스가 정립되었지만 상대적으로 신속성이란 강점이 퇴색하였다. 필자는 중앙대 의료원장 시절 흑석동에 새로운 병원 개원과 함께 재정상태가 매우 어려운 상태였는데도 병원 발전을 위한 일환으로 부교수급 이하 젊은 교수들에게 선진국에서 배워오면 바로 임상에 접목할 수 있는 신 의료기술이 있으면 병원에서 경비를 지원하여 1개월 단기연수를 다녀오도록 기회를 제공하였다.

국내 첫 시술한 음경보형물삽입술, 인공요도괄약근설치술, 음경혈관재건술, 전기자극인공사정과 체외수정으로 임신/출산시킨 성공례

필자가 미국 장기연수를 다녀오고 6개월 후 (1983년 8월 말) 김기수 교수님께서 정년 퇴임하셨다. 이제 임상교수로서 모든 책무를 어떻게 수행할 것인지는 필자 스스로 계획을 세워야 했다. 1982년 말 미국 장기연수가 끝나갈 무렵 뉴욕 다운스테이트 메디칼센터에서 처음으로 굴곡형 음경보형물삽입술을 볼 수 있었다. 양측 음경해면체에 실리콘 보형물을 삽입하는 수술로 기질성 발기부전에 대한 어떠한 치료법도 없던 시절에 나온 획기적인 치료방법이었다. 신임 과장이 되어 이미지 쇄신을 위한 일차 목표로 음경보형물삽입술을 선택하였다. 의료기기회사에 연락했더니 바로 며칠 전 수입해 갖고 있다고 하였다. 새로운 의료기기를 수입하려면 통관절차를 포함하여 빨라도 수개월 소요될 터인데 다행이었다. 다른 병원에서 요청하여 수입하였던 것인데 필자가 먼저 이용하였다. 환자는 대만족이었다. 수술 다음 날 회진을 하였더니 통증이 전혀 없다고 하였다. 통증이 없을 리가 없는데 그동안 마음 고생이 얼마나 컸는지 짐작이 갔다. 이 환자는 60대 초반의 초등학교 교감선생이었는데 당뇨병 합병증으로 수년간 발기장애로 부부관계를 할 수 없었으며, 나이가 많이 아래인 부인의 불만은 온갖 일상생활에서 터져 나왔다. 오죽 힘들었으면 '밤이 없으면 좋겠다'는 말까지 했겠는가! 결국 남자로서의 모든 자존심을 버리고 그것도 교육자가 부인에게 자기 모르게 바람을 피워도 좋다는 얘기까지 했다. 환자가 입원하고 있는 동안 얼굴에서 편안한 행복감을 읽을 수 있었다. 수술 후 1년이 경과한 무렵에 환자가 방문하였다. 퇴원할 때 밝았던 얼굴에 그림자가 보였다. 칼잡이 의사는 수술한 환자가 다시 찾아오면 무엇이 잘못되었는지 먼저 가슴부터 내려 앉는다. 뜻 밖의 이야기가 나왔다. 수술 후 부인과 가까워지고 행복하였는데 부인이 암으로 갑자기 세상을 떴다는 것이었다. 어떻게 한 수술인데…. 수술 얘기는 각지의 일간지를 비롯해 주간, 월간 잡지 그리고 TV에 보도가 나가 유명세를 타게 되었다. 멀리서 찾아오는 환자도 많아졌다. 이듬해 세조각 팽창형 음경보형물삽입술을 하였고 이들 경험으로 인공요도괄약근설치술 (1985년)도 하였으며 1987년에는 음경혈관재건술을 국내 처음 시술하였다. 전기자극유도사정기구를 발명한 미국 Seiger박사와 교류하여 1992년에는 심인성 사정불능환자에서 전기자극유도 인공사정에 의한 체외수정으로 임신, 출산시킨 국내 첫 성공례를 보고하였다.

체외충격파쇄석기 국내 첫 도입

1983년 2월 필자는 미국 장기 연수기간 중 독일 뮨헨(Grossharden) 대학병원에 세계 최초로 설치된 체외충격파쇄석기(Dornia 사의 HM3)를 참관하기 위해 방문하였다. 방명록에 사인을 하는데 담당 교수가 한국에서 방문한 첫 번째 손님이라고 하였다. HM3체외충격파쇄석기는 1세대 쇄석기로 환자를 척추마취 시킨 다음, 도르래에 실어 큰 욕조로 옮기고 가슴만 나올 정도로 복부를 물속에 잠기게 하였다. X선 투시검사 장치를 이용하여 요로결석에 초점을 정조준 시킨 다음 체외에서 충격파를 발사시켰는데 발사 때마다 마치 칼빈 소총을 발사하는 수준의 굉음이 귀청을 때렸다. 고막 파열을 방지하기 위해 환자, 시술 의사, 참관인까지 귀막이로 귓구멍을 막고 있었다. 소음이 너무 심하여 쇄석기는 지하에 설치되어 있었고 매 환자마다 약 20-30분 시술하는 동안의 소음에 의한 피로 때문에 하루에 치료하는 환자 수를 3명으로 제한하고 있었다. 워낙 시술료가 비싸 필자가 방문한 날은 환자가 모두 중동에서 온 부호였다. 귀국 후 의료원장님께 보고 하였지만 당시 중앙대 사정으로 250만 달러가 넘는 고가의 장비를, 그것도 채산성이 불투명한데 소위 '마이너(Minor) 과'인 비뇨기과에 투자하는 것은 엄두도 못 낼 형편이었기에 체념하고 있었다.

1984년 7월 용산병원이 개원하면서 근무지를 필동병원에서 용산병원으로 이동하였으며 스텝은 필자 혼자, 전공의는 2명뿐이었기에 무척 바빴으나 12월 조형상 병원장님의 배려로 일본 고베에서 열리는 제1회 한일비뇨기과학회의에 참석할 수 있었다. 서둘러 떠났으므로 학술 프로그램도 확인하지 못하고 참석하였다. 그런데 현장에서 프로그램을 보고 깜짝 놀랐다. 요코하마대학과 도호쿠대학에서 HM3 체외충격파쇄석기를 도입하여 1개월간의 치료경험을 발표하였다. 뮨헨 대학병원에서 보았던 괴물이 우리 코 앞 일본에 등장하였다. 귀국 즉시 병원장님께 보고하였다. 경희대병원에서 국내 처음으로 CT 장비를 도입해 크게 히트를 하였기에 국내 이 장비가 도입되면 우리나라 결석환자를 싹쓸이할 것이라고 말씀 드렸더니 병원장께서 아무리 그렇더라도 우리 형편에 그림의 떡이라고 하셨다. 당시 비뇨기과 수술은 결석 환자가 제일 많았다.

그 후 약 2년이 경과하여 1985년 초 겨울이었다. 계명대 동산병원 이성준 교수님이 올라오셔서 Storz내시경 한국지사인 '에이취 브라디즈' 황선락 사장님이 주선하여 저녁 회식에 초대되었다. 이런 저런 얘기를 하던 중 이성준 교수님께서 황 사장님과 2세대 체외충격파쇄석기를 보러 파리 병원을 방문할 예정이라고 하였다. 2세대 쇄석기는 1세대와 달리 마취도 필요 없고 환자가 욕조에 들어갈 필요도 없으며 결석도 X-ray를 이용하지 않고 초음파로 찾으므로 인체에 해도 적다는 것이었다. 이미 HM3에 대해 잘 알고 있던 필자는 모른 척하고 듣고만 있었지만 귀가 번쩍하였다. 다음 날 아침 황사장님께 전화하여 하루라도 빨리 필자가 먼저 파리를 방문하고 싶다고 하였다. 얼마 후 두 사람이 파리 CMC병원을 방문하였다. 정말 들었던 그대로 2세대 쇄석기 EDAP LTO1은 HM3 쇄석기와 비교하여 혁신적 변화였다. 우선 충격파 발생 기전이 HM3는 전기수압식으로 충격파가 발생할 때마다 욕조에서 전기 스파크가 발생하는 것이 보이며 칼빈 소총이 발사할 때의 굉음을 내는데 EDAP LTO1은 압전기로 충격파가 발생하므로 충격파 발생소리가 미약하여 귀마개가 필요 없었고 소음으로 인한 피로를 걱정할 필요도 없었다. 결석을 찾을 때 HM3는 X선으로 결석의 위치를 확인하므로 방사선 피폭을 우려해 지속적인 결석위치 확인이 불가능한데 EDAP LTO1은 초음파를 이용하므로 결석의 위치를 지속적으로 모니터링 할 수 있었다. HM3는 소음과 방사선 피폭 우려 때문에 사람들의 왕래가 비교적 적은 병원 지하층에 설치되는데 EDAP-LT01은 위치에 제약을 받을 필요가 없었다. 또 HM3는 환자의 반신이 들어가는 큰 욕조가 필요하지만 EDAP-LT01은 욕조 대신 물주머니를 환자 옆구리에 접촉시키므로 설치공간이 HM3의 절반 수준도 되지 않았다. 무엇보다 관심을 끌게 하는 것은 구입가격이 HM3의 1/2에도 못 미치는 수준이었다. 이런저런 이유에서 호기심을 크게 자극했다.

　CMC병원 비뇨기과 교수가 초음파로 신우 결석을 찾고 있었다. 10분이 지나고 20분이 지나도록 결석을 찾지 못했다. 결국 옆에서 잠자코 지켜보고 있던 EDAP 회사에서 나온 영상의학과 의사가 대신해서 결석을 찾았는데 채 2-3분도 걸리지 않았으며 바로 쇄석술을 시작할 수 있었다. 다른 것이 다 좋다 하더라도 결석을 찾기가 이토록 어려우면 큰 문제 아닌가! 비뇨기과 교수가 잠시 자리를 비웠을 때 EDAP 직원 (영상의학과 전문의)에게 "초음파로 결석 찾기가 어려우면 차라리 X선 투시검사장치를 장착해야 하는 것 아닌지?"라고 물어보았다. 답변이 의외였다. 프랑스에서 요로결석은 전통적으로 외과의사가 치료해 왔는데 체외충격파쇄석기가 개발됨에 따라 비뇨기과의사가 이 기회에 결석치료의 주체가 되기 위해서 결석을 제대로 찾지 못하면서도 자리를 내어주지 않고 저렇게 고집을 피운다고 하였다. 영상의학과 의사라면 결석을 찾는데 1분도 안 걸린다고 하였다. 다음 치료는 신배 결석 환자였는데 이번에는 비뇨기과 교수가 금방 결석을 찾아냈다. 세 번째 환자는 다시 신우 결석이었다. 역시 비뇨기과교수가 결석을 찾는데 쩔쩔 메고 있었고 영상의학과 의사의 도움으로 가까스로 찾을 수 있었다. 비뇨기과 교수는 X선 투시검사장치를 장착하는 것이 좋겠다며 회사가 자기 말을 듣지 않으니 필자가 대신 회사에 이야기 좀 해달라고 부탁하였다. 문제가 없다는 영상의학과 의사와 실제로 문제가 있어 X선 투시검사장치를 장착해야 한다고 주장하는 비뇨기과 의사 중 누구 말을 믿을 것인지 고민을 안고 귀국하였다. 귀국 하자마자 바로 영상의학과 김건상 교수님께 초음파로 결석을 찾는데 어려움이 있는지 확인하였다. 답변은 전혀 문제가 되지 않는다는 것이었다. 프랑스 비뇨기과 의사의 초음파검사 미숙도가 문제라고 결론지었다.

조형상 병원장님께 참관 보고를 상세히 하였다. 아울러 병원 발전과 이미지 개선에 절호의 기회임을 강조하였다. 병원장님께서 쇄석기 구입에 대한 필자의 최종 의견을 물었다. 답변은 "go"였다. 아직 우리나라 경제수준이 대형병원이라도 이 같은 고가의 장비를 쉽게 구입할 정도가 아니었으며 중앙대병원은 더더욱 어려웠다. 당시 중앙대는 퇴계로에 대학병원으로서는 초라한 규모의 350병상을 운영하고 있었으며 자랑할 만한 스타의사나 장비도 없었는데 제2 부속병원으로 철도병원을 임대하여 용산병원을 개원하면서 의료원장제가 도입되고 조형상 초대 의료원장님은 용산병원장도 겸임하고 있었다. 철도청에 거금의 임대료까지 내면서 대형병원도 아직 엄두를 내지 않는 초고가의 장비를 구입하는 것은 중앙대로서는 위험한 모험이 아닐 수 없었다. 의료원장님은 생각해보고 의견을 주시겠다며 기다리라고 하였다. 1주일이 지나도록 소식이 없어 포기하신 것으로 생각하고 잊어버리고 있을 때 찾으셨다. 흥분한 마음을 달래며 의료원장실로 갔다. 의료원장님의 일성을 잊을 수 없다. "당신 때문에 지난 1주일 동안 한잠도 자지 못했다"고 하셨다. 이어 "나, 당신을 믿는다"고 하셨다. 가슴이 뛰기 시작했다. 죄송한 마음과 고마운 마음이 교차하였다. 당시에는 의료장비위원회가 없었기에 의료원장이 독자적으로 판단하여 결정해야 하였다. 의료원장님께서 바로 이 사장님과 총장님의 허락을 득한 후 쇄석기 구입은 최종 결정되었다. 아마도 지금처럼 의료장비위원회가 있어 사전 심의를 하였다면 이런 저런 이유에서 부결되었을 것으로 생각한다. 최고 책임자에게 권한이 집중되어 있을수록 자신의 판단이 승패에 결정적 결과를 초래하므로 고독하고 어려운 위치가 될 것이다.

 필자는 쇄석기 구입을 주장하기 전에 우리나라 결석환자가 얼마나 많은지, 얼마나 많은 환자를 치료하여야 손익분기점에 도달할 수 있는지 면밀히 조사하였다. 문제는 선진국에서는 요로결석환자의 유병률이 보고되어 있었는데 우리나라는 수련병원에서 시행된 결석환자에 대한 전국적 수술 통계가 있는 것이 고작이었다. 수술은 통증이 심한데 자연 배출을 기대할 수 없거나 방치하면 합병증이나 신장기능의 손상이 우려되는 경우에 시행되므로 무증상의 결석환자가 얼마나 있는지 알 수가 없었다. 결국 우리나라와 식생활이 유사한 일본의 통계를 찾았다. 2% 정도였다. 그렇다면 일단 저변에 깔린 대상환자는 많다는 것이다. 그러나 1987년 당시 치료비를 150만원으로 책정했을 때 2일마다 신환 3명을 치료하여야 손익분기점이 되었다. 부자가 아닌 이상 150만원이라는 거금을 들이면서 환자들이 올까? 걱정이 깊어졌다. 그러나 우리나라 사람들은 '부모님이 주신 몸에 가능한 칼을 대지 않는다'는 생각을 갖고 있으므로 웬만하면 거금이 들더라도 수술 않고 치료하는 방법을 선택할 것이라고 생각했다. 더욱이 결석은 10년 내 재발률이 약 50%가 될 정도로 높은 일종의 대사장애성 질환인데 한번 결석수술을 받은 사람은 더더욱 수술 기피증이 있다.

쇄석기 도입을 결정하여 계약을 하고 몇 개월 지나니 생각지도 않던 어려움이 생기기 시작했다. HM3 한국지사장이 찾아와 캐나다 모 병원에서 우리가 구입하기로 한 EDAP 쇄석기로 치료하다가 환자가 사망했다는 것이다. 놀라지 않을 수 없는 충격적 이야기였다. 바로 EDAP 한국지사에 알리고 사실확인을 부탁하였더니 지사도 금시초문이며 파리 본사에 알아보아도 그런 일 없다는 것이었다. 이상하다는 생각이 들었다. 비뇨기과 원로교수님들을 만나면 필자를 염려하는 마음에서 "김선생, 젊어서 혈기가 왕성하여 너무 앞서가는 것 같다. 어떻게 감당하려고 하느냐?"고 걱정해 주셨다. 더욱 힘들게 하는 것은 각종 악성 루머였다. EDAP 쇄석기에 문제가 있다느니, 더 좋은 새로운 쇄석기가 곧 나올 것이라느니, 등등.

그러는 가운데 쇄석기 조작을 위한 연수교육을 받으러 파리병원을 방문할 날이 약 2주 정도 남겨둔 때였다. 평소 가까이 지내던 서울시내 모 대학병원 M 교수님으로부터 전화가 왔다. "주임교수께서 파리에서 EDAP 쇄석기를 견학하려고 CMC병원을 방문하려 하였더니 EDAP 쇄석기에 문제가 발생하여 더 이상 가동 하지 않으므로 오지 말라고 한다며 이 얘기를 필자에게 알려주라"는 내용이었다. 이 무슨 청천벽력 같은 얘기인가! 바로 한국지사에 알렸지만 금시초문이라며 본사에 알아보겠다고 하였다. 주임교수가 파리에 직접 가서 보고 전하는 이야기이며 그것도 필자를 걱정해서 일부러 알려주라고 국제 전화까지 하였다니 의심할 여지가 없었다. 누구와도 상의할 생각이 없었다. 쇄석기 관련 정보라면 필자보다 더 많이 갖고 있는 사람이 한국에는 없다고 생각했다. 쇄석기 관련 정보랍시고 들리는 내용은 모두 필자가 한 말이 한 바퀴 돌아 오는 것이었다. 의료원장님께 보고할 생각도 없었다. 보고하면 사정이 달라질 것이 하나도 없고 아직 확인이 되지 않았는데 공연히 걱정만 끼쳐 드릴 것이기 때문이었다. 쇄석기 구입을 결심할 때부터 '만에 하나 어떤 이유에서든지 쇄석기 때문에 병원에 피해를 입히는 결과가 발생하면 책임을 지고 사직하기로 각오하고 있었다. 당시에는 E-메일도 없었고 텔레팩스가 가장 빠른 통신 수단이었다. 파리와 서울은 밤낮이 다르니까 오후에 텔레팩스를 보내면 빨라도 다음 날 아침이라야 회신을 받아 볼 수 있었다.

저녁 늦게 무거운 마음으로 귀가하여 잠을 청해도 잠이 오지 않아 마루 소파에 앉아 온갖 상념에 사로잡혔다. "내가 무모한 짓을 저지른 것인가? 앞으로 이 일을 어떻게 수습할 것인지? 의료원장님을 무슨 얼굴로 뵈올 수 있을지? 언제 사표를 낼까?" 고민이 꼬리에 꼬리를 이었다. 그렇게 꼬빡 뜬눈으로 밤을 새우고 일찍 출근하였다. 정오가 지나 회신을 받을 때까지 무척 긴 시간이었다. 답변 내용은 너무나 허탈하였다. "그런 분이 병원을 방문하겠다는 얘기를 들은 적도 없으며 쇄석기는 잘 가동하고 있다"는 것이었다. 며칠 후 귀국한 주임교수님께 전화하였다. 본사의 회신에 대한 얘기는 하지 않고 파리에서 무슨 일이 있었는지 물어 보았더니 "들은 얘기 그대로"라고 하셨다. 그럼 이 시점에서 어떻게 하면 좋겠느냐고 조언을 구했더니 "계약금을 날리더라도 구입을 포기하는 것이 더 큰 재앙을 예방하는 것 아니겠느냐"고 하셨다. 이 얘기는 필자가 정년 퇴임할 때까지 어느 누구에게도 하지 않았다. '작은' 병원에서 감히 우리나라 최초로 체외충격파쇄석기가 가동되는 역사를 남기는 것이 마음에 들지 않아 일어난 해프닝이라고 나름대로 결론을 내렸다.

1986년 12월 초순, 영상의학과 김건상 교수님과 함께 쇄석기 조작 연수를 받기 위해 파리 CMC병원 방문길에 올랐다. 물론 그때까지 김건상 교수님께 그동안 일어났던 해프닝에 대해서 일체 언급하지 않았다. 비행기에 오르고 나서 "직접 보시고 쇄석기에 큰 문제가 있는지, 계약을 포기하는 것이 좋겠는지?" 솔직하게 얘기해주시도록 부탁하였다. 김건상 교수님은 평상시 확실한 판단이 설 때까지는 함부로 결정적인 얘기를 하지 않으시는 사려 깊은 분이다. 방문한 김에 리용으로 가서 HM3와 같이 전기수압식이지만 초음파로 결석을 찾고 장비가 한결 간소화 되어 새로이 출시된 Technomed 쇄석기를 이용한 결석치료를 견학하였으며, 돌아오는 길에 EDAP 쇄석기를 몇 달 전부터 가동 중인 싱가포르병원을 방문하여 치료과정을 참관하였다. 김건상 교수님은 그때까지 일체 언급이 없으시다가 돌아오는 귀국 비행기에 오른 후에야 "지금 이 시점에서 결정하라고 해도 김선생 결정에 동의한다"고 하셨다. 그동안의 근심 걱정을 깨끗이 날려버리는 기분이었고 아주 가벼운 마음으로 귀국할 수 있었다.

1987년 2월 25일 쇄석기치료 개시를 앞두고 이세는 얼마나 많은 환자가 찾아올지 걱정이 쌓여 갔다. 쇄석기 설치가 시작되면서 환자 예약이 시작되었는데 예상보다 많았으며, 치료한 환자가 생기면서 결석이 잘 파쇄되고 치료 중 별 통증도 동반되지 않는 것이 전문지, 일간지, TV를 통해 보도되면서 전국 방방곡곡에서 환자 예약이 들어와 치료해야 할 환자는 폭발적으로 증가하였다. 그야말로 대성공이었다. 아침 9시에 치료를 시작하면 밤 12시가 되어야 그 날 치료를 끝낼 수 있었다. 치료가 밀려 지연되면 통증을 동반한 대기 환자들은 치료진이 치료를 해주어야 퇴근하도록 했다. 때문에 마음대로 퇴근할 수 없었다. 몸은 지치지만 마음은 즐거워 피곤한 줄 모르고 신나게 일했다.

쇄석기 가동 2-3개월이 지났을 무렵에 의료원장님께서 찾으셨다. 당신께서 필자를 믿고 쇄석기를 구입하는 용단을 내렸지만 이렇게 잘 될 줄은 몰랐다고 하셨다. 병원 수입 1등이 비뇨기과이고, 방사선검사 건수

1등이 비뇨기과이며, 임상병리검사 건수 1등이 비뇨기과라고 하셨다. 필자도 환자가 엄청 많다는 생각은 갖고 있었지만 그렇게까지는 생각지 않았다. 의료원장님께서 당신의 판공비라면서 절반을 하사하셨다. 환자가 많아 그것으로 행복하며 대가는 바라지 않는다며 극구 사양했지만 받아야만 당신께서 마음이 편할 것 같다고 하셔서 기쁜 마음으로 받았다.

환자가 많아지고 몇 달 지나지 않아 강남성모병원, 경희대병원도 EDAP 쇄석기가 설치되었다. 초 고가의 장비이기 때문에 복지부에서 난립을 막기 위해 전국에 총 5대 만의 수입을 허가한다고 공표했다. 수요(환자 수)를 고려치 않은 사려 깊지 못한 결정이었다. 자본주의 사회에선 반드시 공급은 수요를 따라가게 되어 있다. 더욱 간소화되고 편리한 새로운 쇄석기가 속속 개발됨에 따라 가격도 많이 떨어져 지금은 개인의원도 자유롭게 구입하고 있어 전국적으로 약 200대가 가동 중에 있다. 처음 구입 결정하여 설치 가동할 때까지 겪었던 고민과 스트레스를 생각하면 격세지감이 들지 않을 수 없다.

체외충격파쇄석술을 시작한지 8개월 만에 롯데호텔에서 '충격파 쇄석치료 500예 기념 심포지엄'을 개최하였다. 그리고 시술을 시작한지 4년 만에 2,000례를 기록하여 '체외충격파쇄석술 2,000예 기념 논문집'을 발간하였다. 쇄석기를 판매한 EDAP사는 이 같은 기록은 세계 어느 병원에서도 볼 수 없다며 놀라움을 표시했다.

일반인들은 요로결석과 담석을 구별할 줄 모르고 혼돈하여 담석인데 비뇨기과를 찾는 환자가 있는가 하면 요로결석 환자가 담석이라고 외과를 찾기도 한다. 아무튼 체외충격파쇄석기 덕분에 중앙대 용산병원은 업 그레이드 되었고 담석환자도 덩달아 많이 찾아와 외과도 국내 처음으로 담낭결석 복강경수술을 시술하게 되었고 시술시간이 국내에서 가장 짧다고 자랑하였다.

3) 병원은 질병을 치료하는 곳에서 돌봄을 제공하는 장소로 변하고 있다.

필자가 고등학교를 다닐 때까지는 1인당 국민소득이 100달러를 밑돌 정도로 가난한 시절이었다. 병원에서 죽는 것은 사치였다고 할 정도로 보통사람들은 집에서 약이나 사먹고 시름 시름 앓다가 죽어야만 했다. '병원 문지방만 넘어보고 죽어도 한이 없겠다'는 말까지 있었다. 필자의 부친은 중고등학교 선생님이었기에 당시 경제적으로 중류 가정은 되었다고 생각한다. 대로변에 있던 우리 집 바로 옆집은 개인의원이었고 길 건너 시장 입구에서 10m 안 쪽에는 가축병원이 있었는데 옆집 의원과 가축병원 원장 사모님은 필자의 어머님과 절친이었다. 그런데 필자가 중학교 다닐 때까지 독감이나 복통, 토사를 만나면 어머님은 바로 옆집의 의원을 두고 길 건너 가축병원으로 네리가 밀들 사이에서 엉덩이를 내놓고 주사를 맞곤 했던 기억이 난다. 의원으로 가면 진료비가 훨씬 비싸기 때문이었다.

삼시 세끼 먹을 수만 있어도 다행으로 생각하던 시절에는 '인간의 존엄체로서 존중 받을 권리'는 언감생심이었지만 경제성장과 민주화에 따른 인권의식의 고취에 따라 환자들은 환자이기 이전에 '인간의 존엄체'로서 자기가 지출한 의료비용에 대해 합당한 대우를 받기를 원한다. 부당한 대우를 받으면 바로 항의와 시정을 요구하며 민원을 제기한다. 과거에는 환자가 추워 담요를 요청하면 간호사가 갖다 주면 고맙다고 하였는데 이제는 민원의 소지가 된다. 담요를 갖다 주는 것은 당연한 서비스이고 환자이므로 담요를 덮어주고 가기를 원하는 것이다.

지금은 어느 병원에 가더라도 환자가 잘 볼 수 있는 위치 게시판에 환자의 권리와 지켜야 할 의무를 알리는 '환자권리장전'이 붙어있다. 환자는 1) 최선의 치료를 받을 권리가 있으며 2) 존엄체로서 존중 받을 권리가 있고 3) 자신의 질병에 대해 알 권리와 충분한 설명을 듣고 치료를 결정할 권리가 있으며 4) 진료상의 비밀을 보호받을 권리가 있다. 서울시와 서울시 환자권리옴부즈만은 환자나 보호자가 의료서비스를 이용하면서 겪은 그동안의 사례를 엮은 '환자권리 길라잡이' 책자를 발간하였다. 길라잡이는 각 상황 별 환자의 권리와 관련된 사례와 갈등해결 방안을 제시하는 등 환자에게 도움이 되는 내용을 담았다. 보건의료현장에서 일어날 수 있는 다양한 사례를 풀어서 설명했으며, '이렇게 해보세요' 코너를 통해 시민·환자에게 실질적으로 도움이 될 만한 행동요령도 제시하고 있다.

건강검진센터를 찾은 중년 여성이 수면 위내시경검사를 위해 예약시간 (오전 10시 40분)에 맞추어 찾았더니 안내자가 먼저 문진표 작성과 기초검사를 해야 하는데 너무 늦게 오셨다며 오늘 못할 수도 있다고 하였다. 검사 일시를 주지시키고자 문자메시지를 보낼 때 9시까지 와서 먼저 문진표와 기초검사를 해달라는 내용을 보냈으면 혼동이 없었을 텐데 이 같은 안내는 없이 10시 40분에 위내시경이 있다는 내용만 보내면 어떡하냐는 불만을 토했더니 안내자는 위내시경 검사시간은 병원 통합 예약실에서 일괄 처리하므로 본인은 모른다고 하였다. 황당한 해명에 환자는 더 화가 났다. 다행히 조정이 되어 오전에 위내시경검사를 끝내고 자궁검사를 받으러 갔더니 담당의사가 "생리가 언제 끝났느냐?"고 물어 "어제"라고 하니까 앞뒤 설명 없이 "오늘 검사를 못 받는다"고 했다. 이유를 물어보니 생리가 끝난 일주일 후에 검사가 가능한 것이라고 하였다. 처음 예약할 때는 이런 안내가 전혀 없었다고 한다. 그런 안내가 있었다면 당연히 생리가 끝난 1주일 뒤로 예약을 했을 것인데 다시 와야 하므로 시간과 교통비에 대한 피해보상을 요구하였다. 담당의사는 마찬가지로 안내 문자를 보낸 곳에서 잘못한 것이지 본인은 책임이 없다고 하였다. 피를 뽑는 기초검사실에서는 젊은 여자 4명이 수다를 떨며 웃고 떠들고 있었다. 환자로서는 피를 뽑는 것이 아프고 긴장되는데 떠드는 모습에 불쾌했다. 유방검사를 마치자 집에 가도 된다는 말에 가다가 수검표를 보니 X선 검사가 누락되어 있어 다시 돌아가 얘기 했더니 대수롭지 않은 듯 검사를 시작하였다. 만약 말을 하지 않았다면 그냥 지나칠 뻔한 상황이었다. 한 환자에서 일어난 일련의 과오가 고객 서비스 차원에서 총체적 부실같이 보이지만 문제점은 하나이다. 직원들의 한결같은 고객 중심적 태도가 아닌, 공급자 중심적 태도이다. 이 환자에게 이 병원은 어떻게 보였을까? 다시 이 병원을 찾을까? 담당직원은 남의 탓하고 자신은 잘못이 없다고 하지만 정말 그런 것일까? 정말 통합예약실의 잘못일까? 통합예약실은 검사가 어떻게 진행되는지 알 수 없다. 통합예약실에서 보내는 분자메시지 내용은 "자신은 책임이 없다"고 하는 해당부서에서 마련하여 알려주어야 한다. 피검자의 입장에서 생각하고 꼼꼼하게 챙겨보았으면 미리 예방할 수 있는 일이다.

"간호사가 새벽에 소아병실에 들어와서 빠른 걸음으로 걸어 다니느라 발소리가 시끄러워 아이가 잠이 깼는데 다음번에 들어올 때도 똑같이 시끄럽게 들어오네요", "새벽에 간호사가 들어오더니 환자와 보호자가 모두 자고 있는데 입구에 형광등을 켜더니 몇 번 훑어보고 그냥 나갔다. 도대체 형광등을 왜 켰는지 이해할 수 없다. 아이를 재우는데 1시간에서 많게는 몇 시간을 달래서 겨우 재우는데 특별한 일도 없이 불을 밝혀 아이를 깨우는 간호사의 처사를 이해할 수 없다", "청소 할머니가 새벽에 들어와서 쓰레기통을 쾅쾅거리며 교체하더니 화장실에서는 무슨 부수는 소리까지 나서 들여 봤더니 대뜸 '왜?' 하고 반말을 하네요". 병원에서 신규 간호사나 미화원 직무교육 시 항상 주의시키는 내용이다.

그런데도 이 같은 일이 일어나는 것은 자신이 무심코 하는 일이 환자나 보호자에게 어떤 불편함을 미칠 지 전혀 생각하지 못하기 때문이다. 이웃을 배려하지 않고 층간 소음으로 다툼이 벌어지는 것과 다를 바 없다. 몰라서 그러는 것이 아니다. 상대방을 배려하는 마음이 너무 부족한 것이다. 공자 말씀에 "아무리 교육을 해도 생각하지 않으면 얻는 것이 없다"고 하였지만 재삼재사 교육시켜 생각하도록 만들 수밖에 없다고 생각한다.

의사들도 환자가 자신의 질병에 대해 알 권리가 있으므로 진료 전에 과정을 설명하는 것은 당연하며 성의 있는 태도와 행동을 보여야 한다. 의사들에 대한 주된 불만 민원은 환자 얘기에 경청하지 않거나 설명 부족, 공감 결여, 권위적 태도이다. 필자가 근무하는 병원에서 의사관련 민원 (58.7%)은 간호관련 민원 (13.2%)과 검진관련 민원 (9.4%)보다 월등히 많았다. 진료관련 민원에는 설명부족 (26.8%)이 가장 많았다. 환자나 보호자로부터 의사가 친절직원으로 접수된 경우 (12.2%)는 간호사 (48.1%)보다 월등히 낮았다.

동생이 변비가 너무 심하고 힘들어 해서 형이 동생과 함께 응급실을 찾았더니 "의사는 환자 눈 한번 쳐다보지도 않으면서 'X 선 사진 찍어보고 관장 좀 하라'고 해서 혹시 이 상황이 습관성으로 바뀔 수 있은 지 물어보았더니 '여기는 응급진료만 보지 상담하는 곳이 아니다. 그런 질문은 외래 가서 하라'고 하였다" 면서 "비록 화급을 다투는 병으로 내원한 것은 아니지만 조금이나마 환자의 고통을 이해해 주는 병원이었으면 좋겠다"고 민원을 제기하였다. 필자의 친구가 쉬 피로감을 느껴 의사를 찾았더니 만성 신장질환이라면서 "그대로 방치하면 3년 밖에 살지 못한다"며 대수롭지 않게 얘기하여 몹시 불쾌하였다고 한다. 처치 도중에 통증을 유달리 못 참고 움직여 처치에 어려움을 주는 환자가 있을 때, "애들도 다 합니다", "아픈 거 알겠는데 좀 가만히 계세요"라고 의사는 직업적 판단에서 일상적으로 얘기하였겠지만 환자는 매우 서운하거나 불쾌하며 화를 내기도 한다. 모두 공감 결여에서 비롯된 문제이다.

권위적 태도의 대표적 예가 환자가 외래진료실로 들어갔을 때 인사는 고사하고 쳐다보지도 않고 모니터만 보고 얘기하거나 반말투로 얘기하는 경우이다. 환자는 어렵게 시간을 내어 병원을 찾아 불편한 증상을 호소하고 중병이 생기지는 않았는지 불안해 하는데 의사는 내내 컴퓨터만 쳐다보고 응답하니 장벽을 느끼고 불쾌하다. 진료 중에 양해도 구하지 않고 카톡이나 문자를 보내고 전화를 하여 민원이 되는 경우도 흔히 있다. 이런 경우, 환자는 인격적 모독을 느낀다. 지금은 각 지역마다 인터넷 카페가 있는데 아무리 명의 교수님이라도 환자나 보호자가 진료과정에서 불쾌한 대우를 받았다고 생각하면 바로 카페에 글을 올리므로 교수 개인의 문제이기도 하지만 병원에까지 나쁜 이미지를 보이므로 조심하지 않을 수 없다.

우리나라는 국가가 진료비를 일방적으로 저수가로 제한하고 있으므로 단위시간당 진료 환자수가 많아야 수지타산이 맞다. '박리다매' 해야만 채산이 맞다. 환자들은 '3시간 기다려 3분 진료'한다고 불평 불만이다. 시간은 한정되어 있고 진료하여야 할 환자는 많으니 어쩔 도리가 없다. 유명한 교수님들은 하루에 외래환자를 150-200명씩 본다. 의료수가가 적절히 책정되어 있다면 우리도 미국처럼 환자 1인당 30분씩 충분히 상담할 수 있을 것이다. 대부분의 환자들은 이 같은 문제점을 막연히 알고 있거나 아예 모르며 알아도 미국처럼 대우 받기를 원한다. 어쩌다 질병상태가 중하여 설명을 오래 해야 할 환자가 있으면 대기 환자들은 "진료 예약시간은 왜 있느냐?"고 불만이다. 진료를 위해 찾아온 지인이 반갑다고 진료와 관계없는 사적인 얘기를 늘어놓으면 시간은 자꾸 가는데 중단 시킬 수도 없고 매우 난감할 때가 있다. 특히 심인성 환자는 곳곳에 불편한 증상을 장황하게 얘기한다. 진료시간이 부족하니 중환자도 아니므로 대기환자를 고려하여 환자가 얘기를 하고 있는 중간에 어쩔 수 없이 "묻는 말만 답하세요"라고 일방적으로 얘기를 끊어버린다. 강박증 환자들은 했던 질문을 자꾸 한다. 설명을 하고 나면 다시 묻거나 나가다가 다시 돌아서서 확인한다. 재삼재사 확인해야 자신은 마음이 편해지겠지만 당하는 의사로서는 죽을 맛이다. 어쩔 수 없이 "똑같은 질문 이제 그만 하세요", "다 말씀 드렸잖아요"라고 귀찮아 하는 모습을 보이면 불친절하다고 민원을 넣는다.

미국의사협회지 (JAMA)의 연구보고에 의하면, 전문의 자격을 갖춘 1차 진료의사 29명을 대상으로 의사-환자 간 대화 264건을 조사했다. 의사가 환자의 주요 증상에 대해 묻고 설명을 한 시간은 대화의 75%에 해당했고, 환자가 대답을 끝까지 마칠 때까지 의사가 들었던 경우는 28%에 불과했다. 환자가 대답을 끝까지 마치지 못한 경우를 살펴보니 대화 시작 후 23초 만에 의사가 중간에 개입하는 것으로 밝혀졌다. 환자 1인당 평균 진료시간이 30분이나 되는 미국에서도 의사와 환자간 의사소통에 문제가 있다.

지난 수십 년 동안 최첨단 의학지식과 기술 그리고 첨단장비가 도입되면서 의료가 세부 전문화되고 진료결과에 지나치게 집중하는 바람에 환자는 보이지 않고 질병만 보이게 되었다. 의사에겐 폐의 암 덩어리가 얼마나 작아졌는지만 관심의 대상이고 환자나 가족이 얼마나 심리적 고통과 불안 그리고 경제적 어려움을 겪고 있는지는 소홀했다. '의료의 수준은 최고로 높아졌지만 탈인간화가 일어나고 케어 기빙 (care giving)에서는 뭔가를 놓치기 시작한 것이다'. 환자가 '성심성의껏' 치료받아 감사한 마음을 갖게 하는 것은 질병치료는 물론이고 의사와 환자 사이에 소통과 공감이 잘 이루어진 경우이다. 이런 경우 이 환자는 평생 자기 환자가 되며, 비록 치료결과가 만족스럽지 않더라도 의사를 원망하지 않는다. 그러나 질병만 치료한 경우는 치료결과가 조금이라도 기대하던 대로 되지 않으면 곧잘 민원으로 연결된다.

　환자들은 사람으로 대접받고자 원한다. 옛날, 환자의 집으로 직접 찾아간 의사들의 왕진가방에는 청진기, 설압자, 체온계, 손전등, 주사기를 비롯한 간단한 처방약이 모두였다. 치료에 한계가 있었겠지만 의사는 환자, 가족과 얘기를 나누면서 소통하고 위로와 안도의 얘기를 해주었다. 또 환자의 배를 만져보거나 가슴에 청진기를 갖다 대고 숨소리와 심장박동 소리를 들으면서 의사와 환자 사이에 인간적 소통이 이루어졌다. 그러나 최근 들어 진단을 위해 손과 청진기가 사라지고 최첨단 과학 장비가 도입되면서 인간적 소통은 줄어들고 인간성을 잃어가고 있다. 그래서 인문학의 중요성이 다시 부각된다. 이제 병원은 환사에게 질병을 치료하는 곳에서 돌봄을 제공하는 장소로 돌아가야 한다. 의학은 의과학 (지식), 의술 (기술), 의료 (실천)의 복합 개념이다. 지금까지는 머리에 쌓아 놓은 많은 지식을 바탕으로 손으로 기술을 잘 수행하는 의사가 명의였지만 이제는 이를 실천하는 의사의 태도와 마음이 대단히 중요한 시대로 변하고 있다. 앞으로 어떻게 진단하고 치료를 어떻게 할 것인지는 인공지능에 의해 판단될 것이므로 의사간 실력의 격차가 거의 사라질 것이다. 기술도 로봇이 거의 해결할 것이다. 이제 명의는 환자가 하는 얘기를 귀담아 듣고 핵심단어를 컴퓨터에 잘 입력하여 인공지능으로 하여금 최선의 처방이 나오도록 하고 환자와 공감하는 마음과 태도에 의해 결정될 것이다.

　환자와 공감하려면 무엇보다 환자와 소통이 잘 되어야 한다. 의사가 생각하는 자신의 환자와의 소통 능력과 환자가 판단하는 의사의 소통

능력 사이에는 많은 격차가 있다. 의사에게 환자와 소통을 잘 하고 있는지 물어보면 아주 잘 하고 있다고 하지만, 환자에게 물어보면 그렇지 않은 경우가 많다. 'US 뉴스 & 월드리포트' 병원평가에서 14개 분야를 1위 하였고 미국 'top 4' 병원 중 하나인 클리블랜드클리닉 의사들의 소통에 대한 환자 평가에 의하면 540개 의견 중 48%는 긍정적, 43%는 부정적, 9%는 반반으로 부정적 의견이 거의 절반을 차지하였다. 의사의 개선이 필요하다고 지적된 내용을 보면 업무연계와 관련한 것이 25%, 설명관련 20%, 태도 17%, 듣기 10%로 소통과 관련된 것이 전체의 72%나 되었다 (그림 5). 메이요클리닉에서 의사를 평가하는 설문지의 8개 항목 중 1개가 '환자, 환자가족뿐만 아니라 같이 일하는 동료의사, 간호사 등과 효과적으로 소통하는가?'이다. 환자들은 의사들의 이타심 부족, 불충분한 설명, 건성으로 듣기, 간호사나 간병인과의 원활하지 못한 업무 연계 및 의사소통을 공통적으로 지적했다. 가장 거슬리는 것으로 '나쁜 태도'를 꼽았다. 시간당 진료환자 수가 상대적으로 많은 우리나라 대학병원 의사들의 사정은 더 좋을 가능성이 없다고 생각한다.

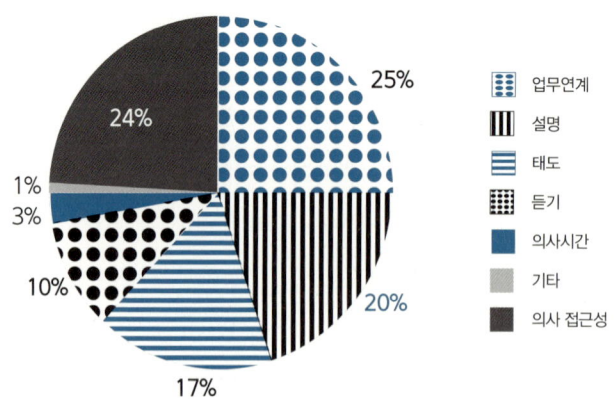

그림 5. 클리블랜드 클리닉 의사들의 소통에 대한 환자들의 지적 내용

이제 모든 병원은 환자경험 향상을 최우선 과제로 선정하고 어떤 노력을 해야 할 것인지 끊임없이 고민하여야 하며 이 모든 일에 의사가 앞장서야 하고 의사소통 능력을 개선하도록 노력하여야 한다. 의사도 환자들과 소통하는 방법을 배워야 살아남을 수 있는 세상이 되었다. 서울삼성병원에서는 전체 임상교수를 대상으로 외래 진료장면을 동의 하에 녹화하여 본인에게 보여주고 스스로 문제점을 발견하도록 하며 전문가의 조언을 듣도록 하였다. 필자의 병원에서도 환자와 소통에 문제가 있다고 생각되는 교수들을 대상으로 고객과의 소통법에 대한 특별지도를 받게 하였다.

소통의 방법에는 언어적인 것 (말의 내용과 의미)과 비언어적인 것으로 목소리 (톤, 크기, 억양, 리듬, 말의 간격)와 표정, 몸짓, 태도, 자세가 있다. '성격은 얼굴에서 나타나고, 본심은 태도에서 나타나며, 감정은 음성에서 나타난다'는 말이 있다. Mehrabian의 '커뮤니케이션 이론'에 의하면 소통방법으로 말의 역할은 7%에 불과하며, 표정, 몸짓 태도, 자세가 55%로 가장 중요하고 목소리가 38%라고 하였다. 파브리치오 베

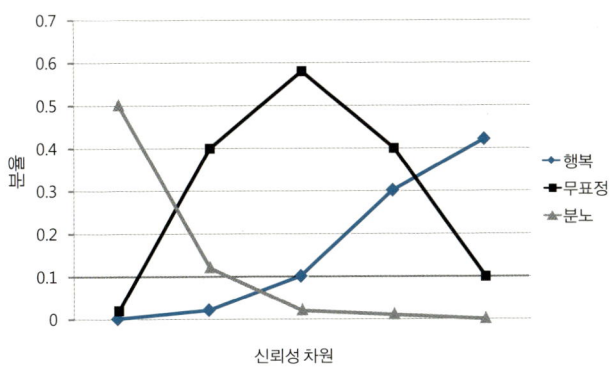

그림 6. 의사의 얼굴 표정과 신뢰의 상관성

네디티는 그의 저서 '환자의 마음'에서 의사에 대한 신뢰의 판단에 있어서 중요한 것은 의사의 얼굴 표정이라고 하였다. 환자들은 "선생님 얼굴만 봐도 마음이 편안해지고 병이 다 나은 것 같다"고 한다. 환자들에게 믿을 만한 얼굴과 그렇지 않은 얼굴을 감별하라고 요구할 경우, 환자들은 행복과 분노와 같은 표정을 근거로 판단한다. 즉, 분노의 표정이 짙을수록 신뢰성이 떨어지고 행복한 표정을 보일수록 신뢰성이 증가하는 것으로 나타났다 (그림 6). 환자를 대하는 의사의 태도와 표정은 아무리 강조해도 부족하지 않다고 생각한다.

환자경험을 알아볼 수 있는 가장 정확한 방법은 병원에 대한 환자의 만족도 조사이며, 평가도구로 HCAHPS (Hospital Consumer Assessment of Healthcare Providers and System)가 가장 많이 이용되고 있다. HCAHPS의 주요 내용은 간호사 소통, 의사 소통, 병원직원의 대응, 통증관리, 약에 대한 정보 소통, 퇴원 정보, 병원의 정숙도와 청결도, 병원평판 등이다. 우리나라도 심평원에서 의료질평가에 '환자경험'에 대한 지표를 도입하였다. 환자중심형 평가의 초기 평가대상은 상급종합병원과 500병상 이상 종합병원으로 한다고 하나 향후 조사경험과 결과가 누적되면 병원급 이상으로 확대할 것으로 예상된다. 환자만족도에 대한 조사 대상은 5개 영역 (간호사 서비스, 의사 서비스, 투약 및 치료과정, 병원환경, 환자권리보장)과 전반적 평가로 구성돼있다. (표 5)

이제 병원은 환자에게 어떻게 통합적이며 포괄적이고 전인격적인 의료를 제공할 것인지 업그레이드된 고민을 하여야 한다. 병원이란 인간성 (humanity)이 함께하는 공간이다. 병원의 모든 공간, 의료기기, 시설물과 가구, 서비스가 진정 환자 위주인 것인지 고민하여야 한다. 환자가 병원에 들어와서 집에 갈 때까지 경험하는 모든 것이 만족스러워야 한다. 그래서 '질 개선, '고객 만족'이란 개념에서 '환자 경험' (클리블랜드클리닉에서 처음 사용), '병원 혁신' (메이요클리닉에서 처음 사용), '서비스 디자인'이란 개념으로 진화하였으며, 2014년에는 '한국헬스케어디자인학회'까지 창설되었다. 미국에서는 병원에 헬스케어디자인을 전담하는 의사들이 있을 정도이지만 우리나라에선 아직 의사들의 참여가 거의 없는 실정이다.

표 5. 심평원 환자경험 평가도구

구분	영역	번호	문항내용	비고
영역별 환자경험 (19)	간호사 서비스(4)	1	존중/예의	4점 척도 1)전혀 그렇지 않았다 (0점) 2)그렇지 않았다 (33점) 3)그랬다 (67점) 4)항상 그랬다 (100점)
		2	경청	
		3	병원생활 설명	
		4	요구 처리 노력	
	의사 서비스(4)	1	존중/예의	
		2	경청	
		3	의사와 만나 이야기 할 기회	
		4	회진시간 관련 정보 제공	
	투약 및 치료과정(5)	1	투약/검사/처치 전 설명	
		2	투약/검사/처치 후 부작용 설명	
		3	통증 조절 노력	
		4	질환에 대한 위로와 공감	
		5	퇴원후 주의사항 및 치료계획 정보제공	
	병원 환경(2)	1	깨끗한 환경	
		2	안전한 환경	
	환자 권리 보장(4)	1	공평한 대우	
		2	불만을 말하기 쉬웠는지	
		3	치료결정 과정 참여 기회	
		4	수치감 느끼지 않도록 배려	
전반적 평가	입원경험평가(1)	1	입원경험 평가	11점 척도 0점~100점까지
	추천여부(1)	1	타인 추천 여부	

4) 의료사고

의료분쟁조정법에 의하면 "의료사고란 보건의료인이 환자에 대하여 실시하는 진단·검사·치료·의약품의 처방 및 조제 등의 행위 (의료행위)로 인하여 사람의 생명·신체 및 재산에 대하여 피해가 발생한 경우"로 정의하고 있다. 이것은 진료과정에서 발생한 악결과 그 자체로서 의사의 과실여부를 판단하는 것을 배제한 개념이므로 의료인으로서 당연히 요구되는 업무상 주의의무를 게을리한 과실에 의하여 발생된 악결과인 '의료과실'과 구별하여야 한다. 즉, 의료과실은 명백히 의료인에게 잘못이 있지만 의료사고는 반드시 의료인의 과실 때문에 발생한 것은 아닐 수 있으므로 혼동하여 사용하면 안된다.

(1) 병원, 얼마나 위험한 곳인가?

병원 곳곳에는 시설환경분야에서 안전을 위협하는 많은 위험요인들(낙상, 감전, 방사선/방사능 노출, 바늘과 날카로운 것, 무거운 물건, 충돌, 소음과 진동, 매연과 먼지, 악취, 도난사고, 화상, 유해가스, 결핵을 포함한 세균 노출, 화학물질 노출, 혈액과 체액, 유아와 소아 보안, 환자의 병원 이탈, 직무 스트레스, 반복적 업무, 환자정보보호 등)이 산재해 있다. 신체적 결함이 있는 환자에게는 일반인보다 더욱 위험할 것이다. 병원은 노동집약적 구조이다. 예를 들어 600병상 규모이면 근무인원이 적어도 약 1,200명이나 되고 여기에 환자와 보호자, 간병인을 포함하면 약 2,000명이 좁은 공간에 모여 있다. 많은 위험요소에 많은 사람이 노출되어 있으니 안전사고와 대형사고의 위험이 상대적으로 높다. 일반인들은 병원은 아픈 환자를 치료해주므로 안전한 곳으로 알고 있지만 병원은 도로안전에 비견할 정도로 온갖 사고가 빈발하는 위험한 곳이다.

2005년 아말베르티 등의 보고에 의하면 의료사고로 사망할 위험률은 대형 비행기나 철도, 핵 발전소, 화학공장 사고보다 높으며 도로안전과 비슷한 수준이다. (그림 7)

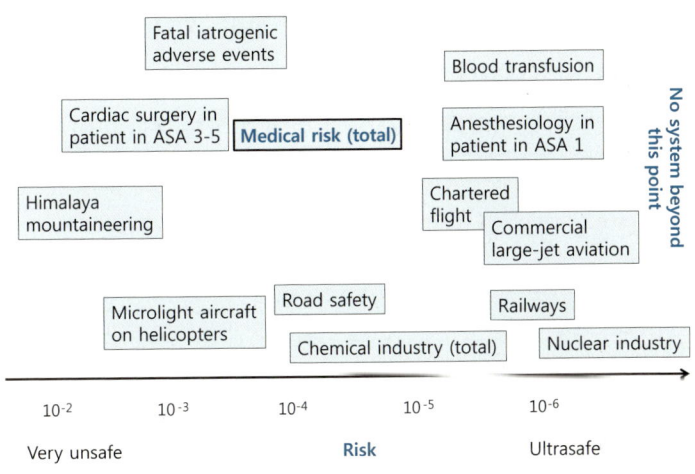

그림 7. 사고를 당했을 때 평균 사망률 (Amalberti R, 등. Ann Intern Med, 2005)

2005년 1월 신축 중앙대병원이 흑석동에 개원하였다. 병원장으로 취임하여 신축병원을 돌아보면서 놀라운 현장이 목격되었다. 신축병원은 당시 우리나라 최고의 건축회사에서 설계하여 준공 이듬해에 서울시 건축상을 받은 건물이다. 많은 유효 공간을 희생시키면서 병원 1층 홀의 천정이 4층까지 훤히 뚫려 있고 2층부터 4층까지 사방이 복도 난간으로 되어 있어 당시로서는 획기적인 병원 건축물이었다. 실제로 개원 초기에 로비에서 공연하면 1층 로비와 2층~4층의 복도 난간에서 환자나 보호자가 관람하여 마치 오페라하우스를 연상케 하여 기존 병원건물들과는 격이 달랐기 때문에 평판이 좋았으며 드라마 촬영에도 자주 이용되었다. 그러나 병원장의 눈에는 위험하기 짝이 없는 오류가 눈에 들어왔다. 2층~4층의 복도 난간에 설치된 안전 바(bar)의 높이가 성인 배꼽높이보다 약 10cm 위에 오도록 설치되어 있어 로비를 내려 보려고 허리를 무리하게 굽히면 추락의 위험이 있었다. 병원에는 정신이상자나 술에 만취한 사람도 찾아온다. 또 난간 바 아래에는 약 10cm 높이의 공간이 있어 먹다 남은 캔이나 유리병이 사이로 떨어지면 로비에 있던 사람 머리에 떨어질 수도 있었다. 즉각 난간 바의 높이를 올리고 아래 공간을 메우도록 시공사측에 부탁하였지만 시공사측은 재단으로부터 공사완료 확인 서명을 받은 뒤이므로 더 이상 해줄 수 없으며 별도의 돈을 지불해야 한다고 하였다. 당시 병원은 그 만한 여유 돈도 없었다. 신축병원에 환자 유치를 위해 고군분투하고 있는데 안전사고라도 나면 치명적인 이미지 손상을 받을 것이다. 걱정으로 연일 잠을 설쳤다. 하는 수 없이 2-4층 난간 모두에 1m 간격으로 붉은 글씨로 '위험, 접근금지'을 적은 리본을 달도록 하였다. 스마트하게 보이는 건물이 흉물로 보이더라도 안전이 최우선이라고 생각하였다. 이사장님께 보고하여 3개월이 지나서야 해결할 수 있었다.

　병원에서는 의료진들이 많은 위험환경에 노출되어 있고 신체장애자와 중증환자 치료에 대한 직무 스트레스, 복잡한 프로세스, 바쁜 업무로 시간적 제한, 잦은 간호사의 이직에 의한 신참 간호사의 경험 부족, 표준화되지 않은 프로세스 등이 겹쳐 사고가 일어난다. 최근 들어서는 환자, 의사, 간호사, 치료사, 의료기사 상호 간의 소통 부족으로 일어나는 의료사고가 증가하고 있다.

　과거에는 의료행위가 단순, 간단한 반면 치료효과가 좋지 않았지만 안전하였다. 그러나 지금은 최신의 자동화 의료기기들이 동원되어 치료 효과가 좋아졌지만 중환자실이나 수술실은 온갖 장비들로 혼잡하고 병동에는 비슷하게 생긴 주사약들이 늘려 있어 사고의 위험이 훨씬 높아졌다. 선진국에서는 성인 입원환자 10명 중 1명이 병원에서 감염에 노출되고, 10명 중 1명에게 잘못된 약이 처방되거나 용량 오류가 일어나며, 위해사건 (adverse events)으로 사망하는 예가 유방암이나 자동차 사고에 의한 사망례 보다 더 많이 일어난다고 한다 (Hassen P. 2013 Korea Healthcare Conference Nov 13-15, 2013).

선진국에서 예기치 않은 심각한 위해사건 발생률이 10~20%로 보고되었고 사망률은 5~8%로 보고되었지만 (de Vries EN, 등. Qual Saf Health Care, 2008) 우리나라에는 아직 아무런 통계자료가 없는 실정이다. 통계자료가 없는 주된 원인은 의료사고가 나면 병원에서 가능한 한 조용히 자체적으로 해결하고 숨기려 하며 공적 기관에 보고하는 체계가 없기 때문이다. 선진국의 위해사건 발생률을 참고로 하여 우리나라에 적용하면 2011년 연간 위해사건으로 사망하는 환자수 추정치는 40,695명으로 사망원인 1위인 암에 의한 사망자 72,650명, 2위인 순환기계통 질환에 의한 사망자 56,878명보다 적으나 3위인 자살자 15,906명, 4위 교통사고 사망자 6,316명보다 월등히 많다. 투약오류로 인한 사망자 수도 연간 7,000명 정도로 추정한다. 우리나라에서 안전사고를 25% 줄일 수 있다면 2024년까지 입원진료비를 약 1조2245억 원까지 절감할 수 있을 것으로 추산하고 있다 (이상일, 2013년 한국의료질향상학회 신년포럼).

최근 '종현이' 의료사고의 연속 발생, 메르스 집단감염사태, 신해철 의료사고로 환자안전법, 감염관리법, 의료분쟁조정법의 3대 법안이 19대 국회 말에 전격 입법 통과되어 발효되었다. 2010년 5월 19일 백혈병으로 모 대학병원 소아과병동에 입원해 있던 9살의 정종현군이 항암제

주사를 맞고 신경손상으로 열흘 만에 사망하는 사건이 발생했다. 사망의 원인은 항암제인 빈크리스틴과 시타라빈을 연이어 주사 맞는 과정에서 약이 뒤바뀌어 혈관 내로 주사해야 할 빈크리스틴을 척수강 내로 주사한 것이다. 이 사건이 매스컴을 통해 전국적으로 알려지면서 환자안전에 대한 사회적 인식이 높아졌고 환자안전법 제정을 위한 움직임이 일어났다. 그러나 2년 후, 똑같은 빈크리스틴 의료사고가 다른 대학병원에서 발생하였다. 항공기 추락사고가 나면 해당 전문가들이 그 원인을 파악, 전 세계 항공사에 알려 정보를 공유함으로써 사고를 방지한다. 마찬가지로 의료사고도 사례를 취합해 분석하고 그 결과를 전국 병원이 공유하면 사고를 방지하는데 도움이 될 것이다. 이러한 취지에서 환자안전법이 2016년 7월 29일부터 발효되었다.

환자안전법이 실효성 있게 운영되기 위해서는 의료기관의 환자안전사고의 보고가 활발히 이뤄져야 하는데 자율보고이므로 의료기관마다 어느 수준까지 보고할 것인지 고심하고 있다. 위해사건이나 적신호사건은 환자나 보호자가 실상을 알았을 때 민원을 야기하거나 민원을 악화시켜 해결을 어렵게 할 수 있으며 이 때문에 병원의 위상을 추락시킬 수 있으므로 각 의료기관은 실상을 외부로 노출하기를 꺼려한다. 환자안전법 시행기관인 의료기관평가인증원은 병원의 자율보고 자료는 보고학습시스템 운영을 위한 분석 외의 용도로는 사용되지 않는다는 점과, 인증원의 업무를 병원 인증 및 평가 분야와 환자안전 담당 분야로 엄격히 나눠 진행할 것이라는 점을 강조하고 있으나 의료기관이 자율보고 대상을 근접오류나 이와 유사한 부류로 국한해버릴 가능성이 있으므로 환자안전법의 실효성에 의문이 제기되고 있다.

(2) 의료관련 민원과 분쟁

의료분쟁조정중재원이 발표한 조정중재 신청건수를 보면 개원 첫해인 2012년 503건, 2013년 1,398건, 2014년 1,895건, 2015년 1,691건으로 증가했다. 2016년도 국회 교육문화체육관광위원회의 '국립대병원 의료분쟁 현황'에 따르면 의료사고 등에 인한 의료분쟁 건수는 2011년 57건, 2012년 94건, 2013년 167건, 2014년 138건, 2015년 157건으로 늘었다. 이는 법원 소송을 비롯해 한국의료분쟁조정중재원, 한국소비자원, 의협 공제조합, 소비자단체를 거친 의료분쟁 현황을 취합한 결과다. 서울대병원이 안진회계법인으로부터 받은 자체 감사결과를 보면 2015년은 49건에 92억2,200만원, 2014년은 65건에 110억8,900만원, 2013년은 42건에 78억8,700만원, 2012년은 56건에 무려 134억4,120만원의 의료소송에 휘말렸다 (시사메디IN, 2016.11.14).

의학정보는 이제 더 이상 의사의 전유물이 아니다. 일반인도 개인 컴퓨터나 스마트폰을 이용하여 수 많은 건강의료정보사이트에 접속하여 의료정보 수집이 무제한적으로 자유로워졌고 SNS 등 대중 전달매체를 통해 쉽게 정보를 전달받을 수 있으므로 일반인들의 건강의료에 대한 지식이 놀라울 정도로 높아졌다. 이것은 의료 공급자의 입장에서 보면 양날의 칼과 같다. 일반인들의 의료에 대한 지식이 많아졌으므로 설명을 하면 쉽게 이해할 수 있는 긍정적인 면이 있지만 '선 지식이 사람 잡는다'고 비전문가가 얕은 지식으로 판단하여 기대하던 치료결과가 나오지 않거나 합병증이 생기면 바로 의사의 과오로 생각하여 항의하거나 민원을 제기하는데 전자의 편리함은 별로 없고 후자로 인한 어려움이 너무 많다. 때문에 설명의 중요성은 오히려 더욱 부각되었고 검사나 수술 동의서도 서명을 받기 위한 형식적인 절차보다 실제로 제대로 설명하였다는 증거가 필요하다.

진료관련 민원이나 의료분쟁을 일으키는 대표적 사례들

　대학병원에서의 의료사고는 의료진의 실력이 부족하여 일어나는 일은 드물며 거의 모두가 부주의나 의료진 간 소통 부족으로 발생한다.

가) 수술, 시술부위가 뒤바뀌거나 동명이인에게 치료, 투약 오류, 낙상
　장기가 좌우에 쌍으로 있는 경우 환측이 아닌 건측을 수술 또는 시술하는 경우가 대표적 예이다. 미국 의료기관평가인증기관인 Joint Commission이 1995년~2005년에 발생한 3,548건의 적신호 사건 중 12.8%가 잘못된 부위 수술로서 환자 자살 (13.1%)에 이어 두 번째로 많았다. 이 같은 유형의 사고는 환자가 많은 대형병원이나 수련병원에서 발생할 위험이 더 높다. 임상교수의 하루 일과는 시간에 쫓기듯이 돌아간다. 오전 외래환자 진료가 밀려 점심시간을 넘기면서 겨우 끝내려는 순간 수술실에서 오후 1시 수술 준비가 완료되었다고 전갈이 온다. 다급한 마음으로 서둘러 수술실에 도착하면 마취과 교수는 수술시작 시간을 지키지 않았다고 못마땅한 표정이 역력하다. 수술에 동참할 전공의들 (수술조수)은 수술대 앞에 서서 수술포로 환자를 완전히 덮고 메스를 가할 피부만 노출시켜놓고 집도의를 기다리고 있다. 집도의는 전공의가 잘못 노출시켜 놓은 피부에 서둘러 절개를 가하고 수술을 진행한다. 결국 병든 무릎이 아니고 멀쩡한 반대측 무릎에 수술을 하게 된다.
　혈액투석도 할 수 없던 아주 오래 전 이야기이지만 서울의 모 대학병원에서 일어난 얘기로 들었다. 교수님이 전공의가 준비해 놓은 쪽으로 피부절개하고 들어가 신장을 떼내었더니 병든 콩팥이 아니고 건강한 반대측 콩팥이었다고 한다. 신장은 후복막강에 위치하므로 신장수술은 대부분 측복부 절개를 통해 이루어진다. 신장결핵으로 신절제술이 계획된 환자였다. 시간에 쫓겨 허둥지둥 수술대에 도착하여 전공의가 준비해놓은 대로 피부절개를 가하고 아래 근육층을 박리하는 과정에서 근육층이 평상시와 다르게 배열해 있어 이상하게 생각하고 주위를 살펴보니 집도의가 설 자리 (환자의 등쪽)에 조수가 서 있고 조수가 서야 할 자리 (배 앞쪽)에 집도의가 선 것이었다. 피부절개가 후측복벽으로 이루어져야 하는데 전측복벽으로 들어간 것이다. 그렇다고 다시 후측복벽으로 피부절개를 가할 수는 없는 노릇이니 시야가 좋지 않아 힘들지만 그대로 진행하였다.

좌측 기흉 환자로 흉부외과 의사가 흉부전후 (Chest AP) X선 촬영을 처방 냈는데 기사가 흉부후전 (Chest PA) 사진을 찍었다. 흉부 X선 촬영은 대부분 흉부후전이므로 기사는 확인도 하지 않고 흉부후전 (Chest PA) 사진을 찍었으며 흉부외과의사도 환자가 호소하는 증상 측과 사진을 비교하지 않고 반대측 (우측)에 흉관삽관술 (Thoracostomy)을 시행하였다. 이 같은 실수를 범하지 않도록 입원환자는 병실에서, 외래환자는 수술 준비실에서 수술이나 시술 전에 부위를 표시 하도록 하고 수술장에서도 마취 전에 집도의, 간호사, 환자가 환자의 이름, 등록번호, 수술명, 수술부위를 'time out'을 통해 확인한다.

한국인처럼 동명이인이 많은 나라는 많지 않을 것이다. 반나절 외래 진료를 하면서도 동명이인이 있는 경우가 드물지 않게 있으므로 깜짝 놀랄 때가 있다. 외래간호사나 조무사가 다음 진료환자의 이름을 호명하면 후 순위의 동명이인은 자신을 부르는 줄 알고 들어가며 이때 진료의사가 바빠 미처 확인하지 못하고 진료하면 사고로 이어지는 것이다. 같은 병동에 동명이인의 입원환자가 있을 때 간호사가 실수로 다른 환자에게 수혈하거나 투약하는 사고도 일어난다. 때문에 수혈할 때에는 항상 간호사 두 명이 교차 확인토록 하며 투여할 약을 준비하는 간호사에게는 집중하도록 말을 걸지 못하게 한다.

때로는 동명이인은 아니지만 발음이 비슷하여 간호사가 호출하여 환자가 진료실로 들어왔을 때, 의사는 진료를 하다가 얘기가 맞지 않아 뒤늦게 다른 환자임을 발견하고 당혹스러워할 때도 있다. 때문에 매 환자마다 진료를 시작하기 전에 '아무개이시죠?'라고 묻지 말고 '성함이 어떻게 되시죠?'라고 개방형 질문을 하여 본인임을 확인하도록 매뉴얼화 되어 있지만 한국 정서에 맞지 않아 실행에 어려움을 겪는다. 신환이라면 상관없지만 그동안 몇 번이나 다녀갔는데 의사가 아직도 자기 이름도 모르고 물어보는지 섭섭하게 생각하며 의사에 대한 친근감과 신뢰감에 역작용을 할 수 있기 때문이다.

2016년 9월 1일 현재 심평원에 비급여 약제를 포함하여 등재된 약은 경구용이 14,861품목, 주사제가 4,268품목이 있다. 이처럼 많은 약이 있으니 비슷하게 생긴 약물이 많을 수 밖에 없고 자칫 투약오류로 이어지기 쉽다. 특히 항암제처럼 조제가 필요할 경우 조제한 약들이 비슷한 용기에 넣어지거나 차광백에 넣어버리면 구별이 어려워지므로 투약오류가 발생할 위험이 많다. 종현이 사건 (2010년 백혈병 치료를 위해 정맥에 주사해야 할 빈크리스틴 항암제를 척수강으로 잘못 주사하여 사망) 이후 각 병원마다 외관상 비슷하게 생겼거나 특수부위로 투입해서는 안되는 약물은 별도로 인식표를 붙여 쉽게 구별이 가능하도록 하고 있다.

79세 할머니가 계단에서 다리를 헛디뎌 넘어지면서 두피 열상과 출혈이 있어 내원하였고 두부 CT촬영을 위해 이송반 직원의 도움으로 CT실을 찾았다. 방사선기사는 환자가 제 발로 걸어 들어왔고 낙상 및 돌발 위험 환자가 아님을 확인 한 후에 검사를 진행하였으며 촬영을 끝내고 CT 테이블을 다 내린 후 환자분을 부축한 상태에서 앉혀 드리고 내려와 신발 신으라고 안내하고 돌아섰다. 환자는 신발을 신으려고 고개를 숙이는 과정에서 갑자기 앞으로 넘어져 땅바닥에 얼굴을 부딪쳤다. 79세의 고령인 두부손상 할머니를 CT촬영 매뉴얼에 돌발사고의 위험대상이 아니라고 기사는 환자가 CT실을 안전하게 나갈 때까지 끝까지 조심하지 않았던 것이 문제이다. 50대 중반의 알코올성 간경화증으로 뇌병증을 동반한 환자가 오후 늦게 입원하여 소화기내과 교수는 처방을 내고 퇴근하였다. 입원 당시 환자의 의식은 명료하였고 지남력이 있으며 의사소통에 문제가 없었다. 환자는 침대에 누운 상태로 흉부 촬영실로 안내되었고 방사선기사가 설 수 있는지 확인한 다음, 사진을 찍기 위해 환자 자세를 취한 후 촬영을 위해 돌아서는 순간, 환자가 갑자기 뒤로 넘어져 뇌출혈이 발생하였다. 간경화증으로 갑자기 의식이 혼미해질 수 있으며 출혈 소인이 높은 환자였는데 담당교수는 환자 상태를 방사선기사에게 알려주고 주의를 환기시켜야 했으나 소통이 이루어지지 않았고 방사선기사도 이런 부류의 환자가 오면 특별한 주의가 필요한데 소홀한 것이다.

나) 설명의무 소홀, 설명의 불일치, 불필요한 설명

의료분쟁중재원은 의료분쟁을 예방하기 위하여, 의료기관은 환자에게 수술에 대해 성실히 설명하고, 의무기록 및 동의서를 꼼꼼히 작성해야 한다고 조언한다. 정당한 진료를 하고도 설명부족이나 기록미흡으로 의료진이 억울하게 패소 하는 경우가 드물지 않게 일어나며,

의사가 합병증의 발생 가능성에 대해 환자나 보호자에게 설명하였다고 하나 동의서에 보면 설명에 대한 기록이 누락되어 설명의무 위반으로 억울하게 패소 당하는 경우도 있기 때문이다. 때로는 환자가 설명을 듣고도 못 들었다고 시치미를 떼는 경우도 있기 때문에 설명을 할 때 환자/보호자 동의 하에 녹음을 하는 병원도 있다. 2017년 6월부터 수술시 설명의무를 위반한 의사에 대해 3년 이하의 징역이나 3,000만원 이하 벌금의 형사처벌을 하는 설명의무법이 시행되므로 이에 대한 철저한 대비책을 강구하여야 하겠다.

수술환자에게 해당수술에 대한 설명을 가장 잘할 수 있는 의사는 수술을 집도할 담당교수이며 그 다음은 수술에 조수로 참여할 전공의이다. 필자의 병원에서는 수술의 어려움이나 합병증이 예상되는 환자는 담당교수가 직접 설명하고 수술동의서를 받도록 하며, 전공의는 통상적 수술이나 처치에 대해서 동의서를 받을 수 있지만 설명의 누락이 없도록 상세내용이 기재된 동의서를 이용하도록 하고, 인턴은 처치나 검사별 상세내용이 기재된 동의서라도 의무기록위원회에서 승인한 처치 및 검사 동의서만 작성토록 한다.

오늘 오후 3시경 입원하여 내일 수술할 부인과 환자의 담당교수가 오후 4시경 시골에 계시는 아버지가 갑자기 의식을 잃고 쓰러졌다는 소식을 접한다. 마침 산부인과에는 전공의가 한 명도 없어 어쩔 수 없이 인턴에게 수술동의서를 받도록 하고 직접 운전하여 떠난다. 밤 늦게 지방병원에 가까스로 아버지를 입원시키고 자정이 넘어 귀가하여 3-4시간 잠자고 아침 첫 수술에 들어갔다. 복강경을 이용하여 자궁적출술을 하였는데 수술 3일 후 질로 요누출이 발생하였고 요관손상으로 확인되었다. 인턴이 수술동의서를 받았지만 수술 전 설명이 제대로 되었을 리 없다. 담당 교수는 경황이 없던 터라 수술 전에 동의서를 확인하지 않았다. 의료분쟁으로 이어졌고 거액의 배상금을 지불해야 했다. 차라리 수술날짜를 연기하고 입원비를 보상하는 것이 분쟁도 예방하고 훨씬 경제적이었을 것이다.

간성혼수가 있는 83세의 고령 환자가 급성 심근경색증이 의심되어 CT촬영을 하려고 테이블 위에서 자세를 잡는 사이에 환자가 갑자기 일어나 앉으면서 머리를 CT head에 부딪혀 심한 뇌출혈이 일어나 며칠 후 사망하였다. 환자는 영안실로 옮겨졌고 시신을 처리하기 위해 보호자가 사망진단서를 요청하였다. 마침 일요일이라 해당과 전공의가 사망진단서를 발급하면서 사망의 종류를 외인사로 기재하였다. 보호자가 장례를 위해 사망진단서를 경찰서에 제출하였더니 사망의 원인이 외인사이므로 부검을 해야 한다고 했다. 병원측에서 사망의 종류를 외인사로 기재하였고 사망의 원인을 확인하기 위해 부검이 필요하다니 보호자가 조용히 지나갈 리가 없게 되었나. 사회 경험이 없는 전공의가 생각 없이 발급한 사망진단서 때문에 의료분쟁으로 이어졌다. 수술을 비롯하여 각종 시술에 대한 동의서와 진단서 발급에 이르기까지 방어적 차원에서 교수가 직접 서명하거나 확인하는 제도가 필요할 것 같다.

외래에서 진료한 의사가 수술을 위해 입원시켰는데 수술은 다른 의사가 하였을 때 외래에서 수술에 대해 설명한 내용과 다르게 수술이 진행되면 민원이 발생할 위험이 많다. 타 병원 산부인과에서 하부 요도 주위에 농양이 발생하여 질 벽에 조그만 창을 내고 배농하였는데 수개월 후 재발하여 대학병원을 찾아왔다. 외래에서 진찰한 교수는 다시 질 벽에 창을 내고 배농하겠다고 설명하였는데 수술은 사정에 의해 다른 교수가 하였다. 집도의는 질 벽에 창을 내고 배농하는 것만으로는 또 재발할 것 같아 농양 자체를 제거하기 위해 농양 주위를 박리하는 과정에서 유착이 심해 요도손상이 발생하여 민원이 발생하였다. 민원의 주 내용은 수술 전 설명과 실제 수술이 다르다는 것이다. 환자는 합병증 없이 잘 치유되었지만 꼼짝없이 당해야 한다.

의사들에게 설명의 의무를 너무 강조하다 보니 정당한 진료행위를 하고도 사죄하는 해프닝까지 일어나고 있다. 60대의 말기암 환자가 갑자기 폐렴이 진행하여 산소포화도가 떨어져 전공의는 환자를 일반병실에서 중환자실로 옮기고 즉시 기관내삽관을 시행하였는데 보호자가 동의 없이 기관내삽관한 것을 문제 삼았다. 전공의는 5분 이상 지체하면 뇌허혈 또는 장기부전 등이 발생할 수 있어 자세한 설명이나 기도삽관 동의서를 받을 시간적 여유가 없어 응급조치를 취한 것인데도 불구하고 보호자가 민원을 제기하자 "보호자분이 겪어야 하는 심리적, 경제적 부담이 클 터인데 설명을 하지 못했던 것은 모두 저의 불찰이니 깊이 사과드린다"고 하여 민원은 종료되었다. 매스컴이나 병원에서 환자의 권익보호와 설명의무를 너무 강조하다 보니 젊은 의사가 정당한 응급조치를 취해놓고도 사전에 설명하지 못했다고 지나칠 정도로 사죄를 하니 넌센스가 아닐 수 없다.

의료사고가 발생하여 의료진이 환자나 보호자에게 설명하는 과정에서 의료진 간에 설명에 차이가 나서 의혹과 불신을 조성하고 문제 해결을 더욱 어렵게 하는 경우가 있다. 수년 전 뇌졸중의 병력이 있는 전립선비대증 환자로 최근 혈전용해제를 복용하지 않았고 신경과, 심장내과, 마취과의 협진으로 수술 후 합병증의 위험이 있지만 절대 금기증은 아니다는 회신에 따라 환자와 보호자에게 설명하고 전립선절제술을 시행하였다. 수술실에서는 별다른 출혈 없이 잘 끝났다. 그러나 회복실로 왔을 때 요도카테터를 통해 심한 출혈이 있어 다시 수술실로 옮겨 수술 부위를 관찰하였지만 동맥 출혈은 없었고 정맥 출혈이 있었지만 뚜렷하게 한 곳에서 출혈하는 것이 아니고 여러 곳에서 새어 나오고 있었다. 가능한 여러 곳에 전기소작술로 응고하여 출혈을 진정시킨 것을 확인한 다음 다시 회복실로 옮겼으나 또 심한 출혈이 있었다. 마취과 교수가 혈액응고제 투여를 권하여 주사하였더니 출혈이 진정되어 병실로 옮겼고 수술 다음날까지 주사하여 육안적으로 출혈은 경한 수준으로 멎었기에 더 이상의 혈액응고제는 투여하지 않았다. 그러나 수술 후 3일째에 뇌혈전증으로 뇌경색이 발생하였다. 뇌졸중이 발생하자 환자 보호자는 흥분하였다. 뇌졸중이 발생한 원인을 설명하는 과정에서 비뇨기과교수가 할 수 있는 설명은 제한적일 수밖에 없으며 심장내과나 신경과 교수가 설명하는 것과 차이가 날 수 있고 특히 전공의는 사회경험이 부족하여 생각 없이 한 얘기가 혼선을 일으켜 문제 해결을 더욱 어렵게 하기도 한다.

의료진이 설명해줄 수 있는 보호자도 환자가 입원힐 때 미리 우선순위를 정해놓아야 한다. 보호자에게 설명을 하고 동의를 구한 다음 수술이나 응급조치를 하였는데 결과가 나쁘면 다른 사람이 뒤늦게 나타나 자기가 주보호자라며 왜 자기에게 설명을 하지 않았느냐고 항의한다. 그러므로 입원 당시 우선순위를 정해 놓은 설명대상 주보호자인지, 주보호자가 여의치 않으면 2순위 보호자인지 확인하고 설명하여야 한다. 시간을 할애하여 성의껏 설명해 놓고 나면 다른 사람이 나타나 자기가 진짜 보호자라고 다시 설명을 요구하는 경우도 허다하다.

일주일 동안 외래진료가 어려울 정도로 사망한 환자 보호자의 난동이 있었지만 우여곡절 끝에 합의서에 도장을 찍었다. 협의 과정에서 망자와 인척이라며 유달리 강성의 보호자가 있었다. 합의 며칠 후 오전 10시경 필자가 외래진료를 보고 있는데 이 보호자가 찾아와 면

회신청을 하여 외래진료가 끝나야 만날 수 있으니 기다리라고 통고한 뒤 오후 1시경이 되어서 진료실에서 만났더니 오랜 시간 기다리게 했다고 화가 머리끝까지 올라 있었다. 약속도 없이 찾아왔고 진료 때문에 어쩔 수 없었음을 설명하니 분을 참고 있었다. 무슨 이유로 방문하였는지 물었더니 "병원하고는 계산이 끝났으나 인간 김세철 개인하고는 끝나지 않았다"는 것이었다. 직감적으로 직업적 '해결사'임을 확신할 수 있었다. 그래서 필자는 신분이 확실히 노출되어 있는데 당신은 누구인지, 정말 친인척인지 모르겠으니 신원 확인을 위해 주민등록증을 보자고 하였더니 왜 남의 주민증을 보자고 하느냐면서 거부하고 나가더니 다시는 찾아 오지 않았다. 이런 일이 발생하지 않도록 입원 당시에 설명이나 동의를 구할 수 있는 보호자를 분명히 미리 정해 놓고 제3자 (해결사)가 개입하는 것을 막아야 한다.

교수들은 사회활동 경험이 부족하므로 의료분쟁에 대처하는 요령이 미숙하다. 교통사고가 일어났다고 모두 본인의 잘못은 아니다. 본인의 과오가 어느 정도인지는 교통경찰이나 판사가 판단할 일이다. 의료사고를 해결하는데 교수가 개인적 판단에 근거하여 양심적으로 환자나 보호자에게 잘못을 인정한 것이 빌미가 되어 문제해결을 더욱 어렵게 만드는 경우가 있다. 종합병원에서 환자가 사망한 위중한 사건이 발생하면 관련위원회에 보고하고 관련 전문의들이 논의를 거쳐 객관적으로 잘못을 평가하고 대책을 마련한 후 보호자에게 병원의 공식 입장을 전달하여야 하는데 개인의원 원장처럼 혼자 판단하여 결정을 내리는 것이다. 인턴이 눈썹에 주사해야 할 주사약을 주사기를 잘못 조작하여 눈에 튀어 망막박리가 일어났다. 담당교수는 인턴의 명확한 잘못으로 판단하고 인턴에게 사비로 보상금을 지불하도록 하였는데 7년이 지나 환자는 당시 병원당국과 보상에 대한 어떤 합의도 이루어지지 않았으니 보상해달라고 민원을 제기하였다. 사비로 보상하면 과오를 그대로 인정하는 것이고 다시 병원을 상대로 민원을 제기하니 꼼짝없이 당하게 된다. 의사가 리베이트 혐의로 검찰에 소환되어 취조를 받는 과정에서 검사는 필요한 사항만 확인하려는데 다른 사실까지 말하므로 거꾸로 검사가 당혹스러워 중단시킨다고 한다. 그렇게 의사는 철이 없다.

대학병원 교수는 전공의나 펠로 (전임의)의 교육과 수련을 위해 교수의 지도 감독 하에 집도를 맡기기도 해야 한다. 또 하루에도 여러 건의 수술을 해야 하기 때문에 중요한 부분만 수술하고 나머지는 보조의사(전공의, 전임의)에게 맡긴다. 때로는 갑자기 몸이 편치 않아 옆에서 지도 감독만 하고 수술을 맡기기도 한다. 외과의사는 어려운 수술을 하면서 위기 상황이 발생하면 신속하고 명확한 판단과 대응 능력이 환자의 예후에 설내적으로 중요한 영향을 미친다. 때문에 아무리 경험이 많고 노련한 외과의사라도 노령이 되면 인지기능이 떨어지고 손놀림이 더뎌져 위기상황이 발생했을 때 대처 능력이 떨어진다. 특히 수술시간이 길어질수록 집중력이 더욱 떨어진다. 그러나 풍부한 경험이 있으므로 젊은 교수에게 수술을 맡기고 옆에서 지켜보면서 지도 감독할 수 있다.

얼마 전 서울시 모 대학병원의 한 산부인과 교수가 환자나 보호자에게 알리지 않고 의사를 바꿔 집도하는 이른바 '대리수술'을 시킨 것으로 나타나 적잖은 파장을 일으켰다. 해당 교수는 난소암 수술을 비롯해 총 3건의 수술이 예정돼 있었지만 환자와 보호자에게 알리지 않고 다른 후배 의사에게 맡기고 수술 당일 학술대회 참석차 일본으로 출국했다. 해당병원은 인사위원회를 열고 해당 교수에게 외래, 수술 등 진료 업무에서 무기한 배제하는 무기정직 처분을 내렸다. 일부 성형외과에서 불거졌던 대리수술 사태가 대형병원으로 번지면서 일파만파가 되었다. 국회에서는 대리수술 행위에 대해 별도의 처벌조항을 명시한 의료법 개정안 마련을 검토 중이라고 한다. 수술실에 담당교수가 직접 참여하지 않고도 병원에 상주하면서 수술을 지도하고 위급상황에 대비하는 일도 수련기관으로서 관행적으로 이루어져왔다. 개인병원과 달리 대학병원은 교육수련기관이기 때문에 교수가 최종관리자가 돼 전공의나 전임의, 또는 동료교수에게 수술을 집도시킬 수 있는 거다. 수술 결과 등 모든 책임이 결국 교수에게 있기 때문이다. 다만 수련병원이더라도 본인이 책임질 수 없는 상황 (해외 학회 참석) 이었던 것은 도가 지나쳤다고 본다. 환자와 보호자가 생각하는 '대리수술'의 개념과 의사가 생각하는 대리수술의 정의에 시각 차가 있으므로 '대리수술'의 정의에 대한 합의와 가이드라인이 마련되어야 하겠다.

다) 주의소홀

사람은 하루에 20,000번의 동작을 하며 2번 실수를 하는데 2번 실수 중 20%는 알아 차리지 못하고 그냥 지나쳐버리며 그냥 지나친 20% 중 25%는 심각한 결과를 초래한다고 한다 (Snook 미국 인간공학박사 통계자료). '원숭이도 나무에서 떨어질 때가 있다', '아는 길도 조심'이라는 격언도 있다. 의사들은 자신이 처음 집도해 보는 수술은 수련과정에서 조수를 들면서 여러 번 보았지만 수술 전에 책을 여러 번 읽고 준비하며 수술 도중 긴장감을 놓지 않는다. 특히 어렵거나 위험한 수술일 경우에는 더욱 그러하다. 그러나 고도의 기술을 요하는 수술이라도 수 없이 되풀이하면서 익숙해지면 긴장감이 풀리면서 주의력이 떨어지고 해오던 대로 건성으로 하기 쉽다. 똑같은 수술을 하더라도 환자마다 상태에 미묘한 차이가 있을 수 있으므로 건성으로 수술 하다가 예기치 못한 어려움을 당할 때가 있다. 아무리 경험 많은 수술이라도 칼잡이는 항상 초심을 잃지 말고 수술책을 읽고 수술에 들어가는 자세를 지켜야 한다.

　대학병원은 중증환자가 상대적으로 많이 찾아온다. 뇌졸중으로 거동이 불가능하며 의식도 약간 혼미한 상태로 요양병원에서 자가인공호흡기 (home ventilator)를 달고 오랜 병상생활을 해오던 환자가 욕창이 심하여 욕창치료를 위해 대학병원 중환자실로 입원하였다. 입원 1주일 째 되던 날 환자가 갑자기 뇌사상태가 되었다. 마침 환자보호자가 병문안을 왔을 때 자가인공호흡기의 산소 연결부위가 단절 되었을 때 나는 경고음을 들었으며 빠른 조치를 하지 않아 뇌사가 발생했다고 소송을 하였다. 중환자실 간호사나 전공의들 중 누구도 경고음을 듣지 못했다고 한다. 아무튼 뇌사가 온 것은 확실하고 며칠 후 환자는 사망하였다. 완치는 물론 호전도 기대하기 어렵고 언제 사망할지 모르는 중증환자를 욕창치료를 위해 전원 받았다가 손해배상 소송에 휘말려 들게 된 것이다. 의료분쟁조정법을 악용하여 소생할 희망이 없고 불원간 사망할 환자를 고의적으로 급성기 병원으로 전원시켜 사망하면 분쟁으로 연결시켜 보상금을 노리는 비양심적 보호자가 없으리란 보장이 없다. 급성기 병원은 억울하게 분쟁에 말려들지 않으려면 전원된 말기환자에 대한 진료지침을 마련해야 한다.

80병 수혈한 신장 수술

1980년대 말, 체외충격파쇄석기가 도입되자 요로결석환자 수가 폭발적으로 늘어나면서 수술을 해야 할 결석환자 수도 많아졌다. 30대 초반의 부산 아주머니가 찾아왔다. 콩팥이 선천적으로 하나 밖에 없는데 큰 돌 (녹각석)로 꽉 차 있었다. 다른 병원을 돌고 돌아 찾아왔다. 콩팥이 하나 밖에 없어 마음이 내키지 않았지만 그동안의 경험이 있었기에 수술해보기로 마음먹고 수술의 위험성을 알리려고 보호자 (남편)과 다시 방문토록 하였다. 며칠 후 남편은 오지 않고 서울 사는 사촌 언니와 함께 왔다. 남편은 사정상 올 수 없고 사촌 언니가 보호자와 다름 없으니 상관 말고 수술해달라고 하였다. 수술에 대한 설명과 함께 당시 전 국민 의료보험제가 도입되기 전이라 치료비가 약 250만원 들 것이라고 했다. 수술은 계획대로 잘 진행되었고 별 탈 없이 수술 후 10일에 퇴원하였다. 환자는 서울 사촌언니 집에서 3일간 쉬다가 내일 아침이면 부산으로 내려갈 계획이었는데 그날 밤 심한 혈뇨가 발생하여 응급실을 내원하였다. 신절석술 당시 절개한 신실질을 외과용 결찰사 (chromic catgut)로 봉합하는데 결찰사는 시일이 경과하면서 녹아버리므로 봉합부위가 느슨해지면서 수술 중 절단되었던 동맥에 대한 압박효과가 풀려 뒤늦게 출혈한 것으로 판단되었다.

바로 입원 후 경피적 신루설치술을 시행하고 신루 카테터의 풍선

(balloon)을 증류수로 채워 확장시켜 신우를 압박 지혈하면서 한편으로 생리식염수로 지속 관류를 하였다. 3일 정도 지나자 혈뇨가 어느 정도 진정되는 듯하여 조심스럽게 풍선의 증류수를 약간 뽑아 신우 압박을 풀면 다시 심한 출혈이 일어나기를 반복하면서 1주일 동안 수혈을 10병 정도 하였고 환자는 풍선 때문에 소변 배출이 잘 되지 않으면 심한 옆구리 통증과 구토 증상이 발생하므로 오죽 힘들면 죽여 달라고 하였다. 더 이상 동일한 치료를 하는 것은 무의미하며 환자에게 고통만 주고 끝날 것 같았다. 주치의의 중대한 결심이 필요했다. 당시에는 선택적 신혈관 색전술이 불가능하였으므로 콩팥을 열고 출혈부위를 찾아보는 수밖에 없었다.

8월 15일 광복절 공휴일, 금요일이었다고 기억한다. 오전에 보호자를 불렀더니 친 언니란 분이 왔다. 수술의 어려움, 수술 중 생명이 위험하다고 판단되면 하나 밖에 없는 콩팥을 절세할 수 있고 평생 혈액투석을 하면서 살아야 한다는 것, 수술대에서 급사할 수도 있다고 설명하였다. 오후에 마취과 당직의사에게도 수술이 어렵고 수혈이 많이 필요하며 수술시간이 많이 길어질 것이라고 설명하였다. 수술에는 집도의인 필자 이외에 1, 2, 3 조수 모두 비뇨기과 교수가 참여하였다. 저녁을 단단히 먹고 긴장 속에 8시경 수술이 시작되었다.

3주 전에 수술을 하였기 때문에 신장 주위에 유착이 심하였고 신 혈관에 접근하는데 많은 어려움이 있었다. 새벽 1시경이 되어서야 신 혈관을 완전 노출시킬 수 있었다. 노출된 신동맥의 혈류를 차단하고 콩팥 주위를 얼음으로 채워 콩팥을 냉각시킨 상태에서 신 실질을 외측면에서 상하 종으로 충분히 절개하여 실질 속을 완전히 볼 수 있도록 벌린 다음, 신집합계 변연부를 따라 촘촘히 봉합하였다. 수술 도중 수술 부위에서 출혈은 계속 있었고 수혈은 펌프질을 하면서 계속되었지만 혈압은

80 mmHg 내외를 유지하였다. 절개한 신 실질 부위를 봉합한 다음, 차단된 신동맥을 풀고 출혈 유무를 확인하기 위하여 신우에 절개를 가하여 창을 내었을 때, 수술 전과 다름 없이 맹렬한 출혈이 있었다. 도루묵이었다. 바로 집도의의 손이 수술 창으로 들어가 콩팥을 한줌으로 움켜잡았다. 시계는 새벽 3시를 가리키고 있었다. 모두 허탈하였고 기진맥진하였다.

한 손으로 콩팥을 움켜 잡은 채, 수술에 참여하고 있는 세 교수에게 차례대로 어떻게 하면 좋겠느냐고 물었지만 모두 묵묵부답이었다. 움켜 쥔 콩팥을 놓으면 환자는 곧 실혈로 사망한다. 집도의의 판단만 남았다. 순간적으로 고심하였다. 도대체 어느 부위에서 출혈이 일어나고 있을까? 콩팥 상, 중, 하 부위 중에서 하부에서 출혈할 것으로 판단하고 바로 메스를 이용하여 하나 밖에 없는 콩팥의 하 1/3을 길로틴 절제하였다. 순간, 절단면 바로 안쪽 1mm 부위의 동맥으로부터 피가 힘차게 솟아나고 있었다. 바로 봉합 결찰 하였더니 출혈이 멎었으며 절단면을 봉합하고 신우의 창을 들여다 보았더니 더 이상의 출혈은 없었으며 응급상황은 종료되었다. 이때가 아침 8시경이었으니 12시간 동안 한 순간도 쉬지 않고 계속 초 긴장 속에 사투를 한 셈이다. 수술 창을 층층이 모두 봉합하고 수술이 종료된 시간은 오후 1시경이었다. 그동안 마취과의사는 몇 번이나 교체되었다. 수술을 끝내고 나가려고 발을 내딛는 순간 발바닥이 계속 압박을 받았던 터라 심한 통증이 와 걷기가 힘들었다. 수술실 바닥은 온통 피 바다였다. 총 80병의 전혈이 수혈되었다. 초강력 스트레스를 장시간 지속적으로 받았기에 필자는 당시 생명이 1년은 단축될 것으로 생각했다.

환자는 중환자실로 옮겨졌으며 다음 날 아침까지 소변이 나오지 않아 초조하게 기다리고 있었는데 오전 10시가 지나서 한 방울씩 나오기 시작했고 오후가 되어 쏟아져 나오면서 안심할 수준으로 회복되어 일반 병동으로 옮겨졌다. 그러나 생각지도 않던 곳에서 문제가 일어났다. 재입원 후 3주가 지나 퇴원을 고려하고 있을 무렵, 그때까지 한 번도 나타나지 않았던 환자의 남편이 찾아왔다. 입원할 당시에는 치료비가 250만원 정도 들 것이라고 하였는데 2,500만원 나왔으니 '사기'라는 것이었다. 그동안 치료경과를 소상히 설명하면서 수혈한 혈액비만 약 400만원 소요되었다고 하였다. 수고 했다는 감사의 인사는 하지 않더라도 사기꾼이라니 정말 섭섭하였다. 부인이 이 사실을 알고 남편의 무례함에 미안하다고 하였다. 집 나가 소식도 없던 사람이라고 하였다. 그러나 며칠 후 보건소에서 청와대, 보건복지부를 거쳐 민원이 접수되었다며 환자의 의무기록지를 모두 보내달라는 전화를 받았다. 그동안 기록한 의무기록이 백과사전 두 권 두께가 될 정도로 많았다. 환자의 경과 요약서와 의무기록 일체를 보냈더니 며칠 후 되돌아왔다. 보건소로부디 아무런 질문도 받지 않았다.

며칠이 지나자 이번에는 이름도 모르는 법률신문사 편집인이라며 50대 중반으로 보이는 남자가 연구실로 찾아와 명함을 내놓으며 "민원 접수된 것 알고 있으시죠"라고 말하면서 면담을 요청하였다. 무슨 큰 과오를 저지른 것으로 생각하고 취재차 온 것이었다. 자초지종 설명하는 것도 이제 지쳐있었다. 이 환자로부터 많은 것을 체험하였기에 겪었던 어려움과 생각을 틈틈이 수필형식으로 적어 놓았다. 군복무 후 바로 강북삼성병원 (구 고려병원)에 근무할 때 양측 콩팥에 생긴 녹각석에 대해 배운 적도, 본 바도 없는 신절석술을 시행하여 결석을 모두 성공적으로 제거하고 신기능도 잘 살렸던 경험, 이후 쇄석기를 도입한 다음 얻은 많은 신절석술의 경험 때문에 자만하고 초심을 잃어 이 같은 결과가 발생한 것으로 생각하였다. 절개한 신집합계 변연부를 좀 더 면밀히 봉합하였더라면 이 같은 지연 출혈을 방지할 수도 있었지 않았을까 생각했다. 벼가 익을수록 고개가 숙여지는 것처럼 수술을 할 때는 항상 초심을 잃지 않고 겸손해야 한다는 내용이었다. 기자에게 수필을 건네며 먼저 읽어 본 후에 얘기를 나누자고 하였다. 수필을 다 읽은 후 기자는 고생하셨다며 온 김에 병실로 가서 환자나 한번 만나보고 가겠다며 떠났다. 그 이후 기자로부터 아무런 연락도 없었다. 환자는 거금의 치료비를 낼 도리가 없어 후불처리하고 퇴원하였으며 이 후 경비처리는 어떻게 해결되었는지 모른다. 환자는 독실한 천주교인으로 10여 년 동안 해마다 잊지 않고 연말이면 크리스마스 카드에 부산에서 조그만 식당을 운영하며 잘 지낸다는 소식과 함께 감사의 인사말을 보냈는데 그 이후 소식이 끊겨 궁금하다.

(3) 안전사고의 예방; 체크리스트와 소통

환자안전이 중요한 것은 민형사 소송에 의한 피해는 물론이고 병을 치료하러 온 환자에게 위해를 가한 셈이니 윤리적 측면에서 책임이 따르지 않을 수 없으며 병원 이미지에도 큰 손상을 끼치고 합병증 치료를 위한 치료비나 장기입원에 의한 손실액이 많으면 병원 전체수입의 5%를 차지할 정도로 경제적 손실이 크기 때문이다. 병원감염이 발생하면 1건당 추가 입원일이 평균 12일이 되며 추가 의료비용이 65만원에서 636만원이 소요되는 것으로 추산된다 (송영구, 의료질향상학회 신년포럼, 2013년). 병원 직원 중 병원감염의 원인과 중요성을 가장 잘 알고 있는 사람은 의사일 것이다. 그러나 필자가 근무하는 병원에서 2015년 손위생 수행률을 직종별로 조사한 결과, 교수직은 52.1%, 전공의 52.1%, 인턴 56.5%, 간호직 82.2%, 보건직 88.9%로 의료지식 수준과 일치하지 않았다. 이것이 우리의 현실이다. 의사들이 몰라서 못하는 깃이 아니고 하지 않는 것이다. 병원 차원에서 지속적으로 주지시키는 반복 교육이 필요하다.

하바드 의료연구 (Havard Medical Practice Study, 1984)는 위해사건의 의무기록 1,133건을 검토한 결과 70%는 예방 가능하였다고 한다. 미국의 Institute for Healthcare Improvement 보고에 의하면 예기치 않은 심각한 위해사건의 37%는 예방 가능한 것으로 평가했다. 심폐기능이 정지된 환자의 60~84%는 정지 6~8시간 전에 생리적 경고 증세가 나타난다고 한다. 최근에는 간과해온 경고증세를 빅데이트로 분석하여 찾아내 예방할 수 있는 프로그램이 개발 중이다. 의료관련감염도 효과적인 감염관리로 30~70%까지 예방할 수 있다고 한다.

안전사고의 발생원인은 업무에 익숙하지 않거나 경험이 없는 경우, 시간이 부족한 경우, 점검이 부적절한 경우, 절차를 무시한 경우

등 수행 개개인에게 책임이 있을 수 있으나 사람은 불완전하여 실수를 할 수밖에 없기 때문에 가변적 요소를 가능한 배제하고 프로세스를 단순화하고 표준화하며 사람의 개입 조치에 의존하는 경우를 가능한 줄여야 한다. 저녁 늦은 시간까지 회식하여 컨디션이 좋지 않은 상태에서 오전 외래진료를 하는데 그날따라 환자가 많아 지치고 짜증이 나는 상황에서 3년 전 요로감염으로 치료받았던 환자가 요로감염이 재발하여 찾아왔다. 의사는 환자가 세팔로스포린계 항생제에 알레르기가 있는 사실을 깜박 잊어버리고 같은 계열의 주사약을 처방하였다. 이 환자를 아는 외래간호사가 하필이면 당일 휴가 중이어서 알레르기 확인 기회를 놓치고 환자는 그대로 주사실로 갔는데 주사실 경력간호사가 잠깐 자리를 비운 사이 신참 간호사가 피부 반응 검사를 하지 않고 주사하여 쇼크가 일어났다. 공교롭게도 개개인의 실수가 연결고리처럼 이어져 사고가 발생한 것이다 ('스위스 치즈 이론').

이 같은 사고를 예방할 수 있는 무엇보다 중요한 것은 과정을 재삼 재사 확인할 수 있도록 하는 시스템을 구비하여야 한다. 사람은 근본적으로 실수를 할 수 밖에 없으므로 기억에 의존하여 업무를 수행하는 일이 없도록 해야 한다. 시스템적 접근에 가장 효과적인 것이 오류가 없도록 항상 점검하는 체크리스트 작성이다. 미시간 대학병원 중환자실에서 카테터 관련 혈액감염에 대한 연구에 의하면 교육을 하거나 라인 카트를 도입했을 때 확실한 감염감소 효과를 볼 수 있으나 시간이 경과하면 다시 감염 발생이 증가하였지만 체크리스트는 가장 확실하게 감염을 오랜 기간 줄일 수 있었다 (그림 8). 또 체크 리스트를 이용한 후부터 수술 결과에서도 사망률은 1.5% → 0.8%, 합병증은 11.0% → 7.0%, 수술부위

감염은 6.2% → 3.4%, 예기치 못한 재수술율은 2.4% → 1.8%로 감소되었다 (NEJM, 2009).

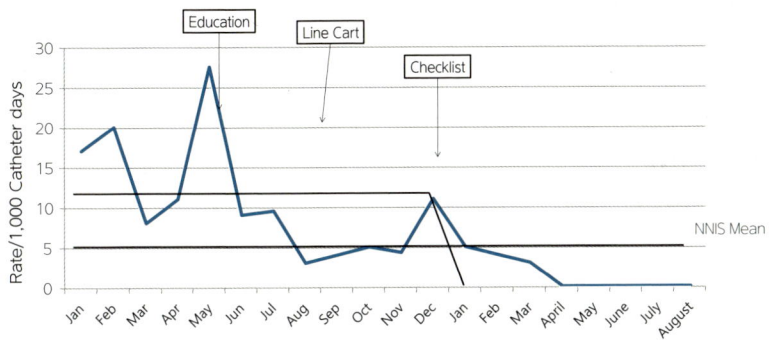

그림 8. 교육, 라인 카트, 체크리스트가 카테터 관련 감염률에 미치는 효과

의료진간 원활한 소통도 의료사고 예방에 중요한 핵심이다. 피터 프로노보스트와 에릭 보어는 그들의 저서 '존스 홉킨스병원도 위험한 병원이었다'에서 세계 최고로 자타가 인정하는 존스 홉킨스병원에서도 소통부재, 팀워크의 실패, 권위적 위계질서 때문에 생후 1년 6개월 된 조시가 억울하게 죽게 되는 과정을 생생하게 설명하고 있다. 조시는 뜨거운 욕조에 빠져 60% 2도 화상을 입고 존스 홉킨스병원 중환자실로 옮겨졌다. 다행히 치료를 받으면서 순조롭게 회복되어 준 중환자실로 옮겨졌고 "빠르면 10일 이내 퇴원 가능하다"는 의료진의 얘기도 들어 집에서는 퇴원 준비를 하고 있던 무렵이다. 조시가 갑자기 구토, 발열이 발생하여 중심정맥관 감염에 의한 패혈증 진단을 받고 중심정맥관을 제거한 후, 전신 화상으로 정맥주사가 어려워 경구용 항생제를 투여하였

다. 조시는 계속 구토와 설사를 반복하였고 아이의 엄마 소렐은 조시가 울면서 마실 것을 가진 사람이 곁에 올 때마다 손을 내민다는 사실을 알아 차리고 간호사에게 탈수된 것 같다고 얘기했으나 간호사는 의사의 지시에 따라 마실 것은 허용하지 않았다. 엄마가 조시가 계속 목 말라 하여 정맥주사를 부탁하였지만 담당의사는 활력징후와 수분섭취량/배설량 측정결과 정상이라며 "병원에 오래 있다 보면 그럴 수도 있다"며 거절하였다. 그날 저녁 소렐이 조시를 목욕시키는데 목욕수건을 연신 빨아댔으며 침대에 눕히니 눈이 뒤집히는 것을 보고 간호사를 호출하였고 간호사는 의사에게 보고하였으나 의사는 심각하게 받아들이지 않았다. 다음 날 아침, 조시는 축 늘어져 반응이 없고 창백하였으며 의식도 거의 없었다. 엄마는 바로 간호사실로 뛰어 가 의사를 불러달라고 소리쳐 간호사가 의사에게 연락하였지만 회진 중이라며 곧 가겠다고 하였다. 잠시 후 의사가 와서 그 동안 사용해 온 마약성 진통제 (메타돈)의 부작용으로 보고 해독제 (나르칸)을 주사하여 의식은 즉각 회복되었다. 엄마가 강력히 요청하여 조시에게 물을 먹였더니 거의 1,000 cc를 단숨에 마셨다. 소아과의사가 협진 후 다시 중환자실로 옮길 것을 권유하였으나 담당 외과교수가 좋아졌다며 거절하였다. 소아과 의사가 메타돈을 갑자기 중단하면 금단현상이 온다며 다시 메타돈 1/2량 투여를 권유하여 주사하였더니 조시는 눈이 뒤집히면서 심장박동이 중지되었고 심폐소생술을 시행하였으나 뇌사상태가 되었으며 결국 사망하였다.

　시시각각 변할 수 있는 환자상태를 가장 잘 아는 사람은 보호자나 간병인이고 그다음은 환자나 보호자와 가장 많이 접하는 병동 간호사일 것이다. 의사는 기껏 해야 아침 저녁 회진 시간뿐이다. 그러므로 간호사는 환자나 보호자의 말을 귀담아 들어야 하고 의사는 간호사 얘기를 귀담아 들어야 한다. 환자가 "항상 약을 두 개 먹는데 오늘은 한 개 나왔다", "오늘 약은 모양이 다르다", "전에는 이런 약 이름을 들어 본 적이 없다", "의사가 오늘은 다른 약이 나올 것이라고 했다"라고 하면서 처방한 약이 맞는지 물어보면 환자가 무식해서 그럴 것이라고 간과하지 말고 맞는 말인지 반드시 확인하여야 한다. 그리고 환자가 하는 얘기가 중요하지 않다고 생각하더라도 일체의 진행을 중단시킨 후 환자의 질문에 대해 조사하고 확인하여야 한다.

(4) 의료사고에 대한 대처방안

2012년 도입된 의료사고 분쟁조정제도는 환자나 의료진이 오랜 기간의 의료소송으로 시간과 비용을 허비하지 않도록 만든 제도이다. 의료분쟁이 생기면 의료사고 감정단이 의료분쟁 내용을 조사하여 이를 의료분쟁조정위원회에 제출하면, 이 내용에 기초하여 조정위원회가 조정하게 된다. 그러나 의료분쟁으로 인해 조정절차를 밟게 될 경우, 분쟁조정을 시작하려면 병원측의 동의가 있어야 해 중재 개시율이 43% (2015년 기준)에 불과했다. 하지만 2016년 11월30일부터 일명 '신해철법'이라 불리는 '의료사고 피해구제 및 의료분쟁 조정 등에 관한 법률 일부 개정안'이 시행되면서 의료사고로 인해 사망이나 1개월 이상 의식불명 혹은 장애등급 1등급 판정을 받게 된 피해자나 가족이 의료분쟁조정중재원에 조정신청을 하면 피신청인인 의사나 병원의 동의가 없어도 분쟁조정이 자동으로 진행된다. 자연히 의료계, 특히 중증환자를 많이 다루는 의사는 방어진료는 물론 중환자진료 기피현상까지 발생할 수 있다고 우려하고 있다. 의료분쟁조정법이 강화됨에 따라 관련 전문가들은 "각 학회는 의료사고를 전문적으로 조사하고 감정할 수 있으며, 고도의 전문지식과 함께 의료현실에 대한 풍부한 경험은 물론 의료분쟁이나 법학에 대한 기본적인 지식을 갖춘 회원을 양성하기 위한 구체적인 준비가 필요하다"고 역설한다.

이제 환자나 보호자가 대학병원 교수들을 무조건 신뢰하는 시대는 지났다. 본인이 기대하던 결과와 다르면 언제든 문제를 제기하고 분쟁을 일으키므로 자구책을 마련하여야 한다. 문제 가능성이 있는 환자를 사전에 인지할 수 있는 시스템이 개발되어야 하겠고 의료진의 신속한 보고를 통해 선제적으로 의료분쟁에 대처할 수 있는 시스템을 마련해야 한다.

안전과 관련하여 '쥬란의 법칙'이 있다. 불량제품이 생길 경우 즉각 고치는 데는 1의 원가가 들지만, 책임소재나 문책이 두려워 이를 숨기거나 그대로 내 보낸 경우에는 10의 원가가 들며, 이것이 고객의 손에 들어가 클레임으로 되돌아오면 100의 원가가 든다는 것이다. 의료사고도 마찬가지이다. 의료사고가 일어날 개연성이 있거나 일어나면 즉각 보고하고 조기에 대처하면 호미로 막을 수 있는 것을 숨기거나 서로 책임을 미루거나 변명으로 일관하여 분쟁으로 이어지면 가래로도 막기 힘들어진다. 의료사고가 신고되면 병원당국은 가능한 빠른 시간 내에 회의를 개최하여 문제의 핵심을 파악하고 그 핵심을 종합적으로 가장 잘 설명할 수 있는 담당교수를 선정하여 당 사건에 대해 논리적이며 일관성 있게 설명하도록 설명창구를 일원화하여야 한다.

그러나 무엇보다 중요한 것은 환자나 보호자와의 우호적인 관계형성이며 의사가 아닌 환자의 입장에서 불만을 이해하고 설명해주려는 자세가 필요하다. 환자나 보호자의 항의를 염려하여 자꾸 피하고 차일피일 미루거나 설명을 모호하게 하거나 설명할 때마다 앞뒤가 다르면 진실을 은폐하고 책임회피를 한다는 의혹만 증폭되고 호미로 막을 수 있는 것을 가래로 막도록 문제를 키우게 된다. 객관적으로 판단하면 잘못이 분명히 나타나는데도 영악스러울 정도로 끝까지 이유를 들어 변명하거나 잘못을 인정하지 않으려 드는 의사들도 있다. 이런 경우 환자나 보호자는 더욱 분개하고 문제해결을 어렵게 한다. 관련위원회에서 잘못이 명백하다고 판단하면 자문변호사와 상의하여 신속히 환자나 보호자에게 솔직하게 인정할 부분은 인정하고 사죄하면 의외로 쉽게 인간이기에 오류를 범했거나 불가항력적인 것이었다고 이해하는 환자나 보호자도 있다.

의료소송에 이기기 위한 관건은 담당 의사의 몫이며 변호사는 대리인일 뿐

의사들은 의료소송이 발생하면 사건을 위임 받은 변호사가 알아서 최선을 다 하고 잘 해결해줄 것으로 믿는다. 그러나 필자의 경험에 의하면 소송에 이기기 위한 관건은 대부분이 해당 의사의 몫이고 변호사는 의사가 준비한 자료를 토대로 법적 논리에 따라 변론하는 대리인일 뿐이다. 의사가 제출한 자료가 미흡하면 아무리 훌륭한 변호사라도 전문지식이 부족하므로 그 자료를 갖고 재판에 대응했을 때 이길 승산이 떨어진다. 지금은 대학병원이면 모두 자문변호사를 두고 있다. 병원에 의료사고가 발생하면 환자나 보호자와 합의를 보기 위한 상담을 하기 전에 자문 변호사의 의견을 듣는다. 이런 경우에도 객관적이고 확실한 대응자료를 준비하여야 최고의 자문을 얻을 수 있다.

지금은 의사출신의 의료소송 전문 변호사들이 있어 형편이 나아진 편이지만 20년 전까지만 해도 전무한 실정이었다. 의사가 아니더라도 의료전문 변호사라고 자처하는 변호사도 드문 시절이었다. 약 30년 전의 의료사고이다. 30대 초반의 남자 환자로 우측 신장이 결핵으로 기능을 완전 상실하여 신절제술을 시도하였다. 신결핵이 있으면 신장이 주변 조직과 유착이 심하여 신장을 주변조직과 박리 분리하는데 상당한 어려움이 있다. 항상 겪는 일이지만 그 날도 어려움 끝에 박리를 끝내고 신 혈관을 노출시킨 후 신절제술을 위해 신 혈관을 신장 감자 (kidney clamp)로 잡고 절단한 후 신장을 끄집어 내는 순간 신장을 절제한 부위에서 맹렬한 출혈이 일어났다. 압력 흡입기로 수술 시야를 가리는 출혈 혈액을 제거하니 대정맥이 찢어진 것을 확인하였다. 신혈관을 절단하는 과정에서 대정맥 일부가 신장 감자에 물려 함께 절제된 것이다. 지혈을 시켜보려고 하였으나 여의치 않고 실혈만 더 하는 것 같아 거즈로 패킹하여 손으로 압박 지혈시키고 흉부외과 교수를 호출하여 찢어진 대정맥을 봉합하였고 바로 출혈은 멎었다. 출혈하여 흉부외과 교수가 올 때까지 수혈은 하였지만 혈압이 50-80 mmHg의 쇼크 상태가 약 30분 지속되었으나 하대정맥 봉합 후 환자의 혈압은 바로 회복되었다.

　이튿날 아침 회진 시 환자가 시야가 흐리게 보인다고 하였다. 실혈을 많이 하였기 때문에 환자가 허약해져 그런 것으로 짐작하고 기다려 보았다. 수술 후 2일이 경과하니 환자의 의식은 분명히 돌아 왔는데 앞은 잘 보이나 주위가 보이지 않는다고 하였다. 1주일이 경과하여 안과 협진을 하였더니 시신경이 허혈에 의해 손상을 받아 시야가 좁아졌다고 하였다. 환자는 세무공무원으로 집안에서 자랑하는 '호프'였다. 결혼한 누나와 매형에게 자초지종을 설명하였지만 거세게 항의하였고 외래에서 난동을 부리며 진료를 방해하고 "미국병원으로 보내 달라"고 막무가내로 요구하였다. 신결핵으로 신절제술을 위해 신장 주위조직의 유착을 박리하는 과정에서 하대정맥이 찢어지는 일은 드물지만 몇 차례나 경험해 본 일이며 혈압이 80 mmHg 이하로 몇 시간 지속되더라도 급성 신부전이 발생하는 것은 드물지 않게 볼 수 있으나 시신경이 손상되는 일은 본 적도 들은 적도 없었다. 문헌을 찾아 보았더니 2차 세계대전 중 총상으로 요도파열을 받은 환자에서 출혈로 시신경 손상이 일어난 예를 찾을 수 있었다. 아마도 선천적으로 망막 부위에 혈액순환이 좋지 않은 상태에서 허혈상태가 되니 정상인이라면 일어나지 않았을 시신경손상이 발생한 것으로 추정된다. 그러나 당시로서는 선천적으로 시신경 부위에 혈관 이상이 있다는 것을 증명할 방법이 없었기에 고스란히 당할 수 밖에 없었다. 1개월이 넘도록 환자를 미국병원에 보내달라는 주장을 되풀이 하면서 난동을 계속했으며 매형은 필자의 가족을 해치겠다는 협박까지 하였다. 그러나 필자는 막무가내 식으로 일방적으로 주장하는 보호자와 합의는 어렵다고 판단하고 병원장에게 법적 소송으로 갈 것을 주장하였다.

결국 환자측은 소송을 제기하였고 소동은 일단 멎었다. 병원장께서 지인인 고등법원 부장판사 출신 변호사에게 사건을 의뢰하였다. 소송이 시작되었다는 얘기를 들은 지 몇 달이 지나도록 소식이 없어 잊어 버리고 있던 차에 변호사로부터 전화가 와서 '1주일 후에 선고공판이 있을 예정인데 아무래도 패소할 것 같다'고 하였다. '어떻게 사건을 위임받은 변호사가 주치의에게 질문이나 상의 한번 없이 공판날짜가 가까이 되어 연락할 수 있느냐'고 항의하였더니 그 동안 수술에 조수로 참여했던 전공의를 증인으로 채택하여 재판을 진행하였다는 것이다. "어떻게 수술을 집도한 교수(필자)를 증인으로 부르지 않고 논리가 부족한 조수(전공의)를 증인으로 채택하였느냐?"고 물었더니 "교수님이 바쁘신데 법정에까지 증인으로 불러낼 수 없었다"고 하였다. 배려 차원에서 그랬다니 정말 이해할 수 없고 어처구니 없었다. "집도의가 증인으로 법정에 설 수 있도록" 해달라고 하였더니 "정말이냐?"며 거꾸로 놀래는 반응이었다. 변론이 다 끝난 상태이므로 상대방 변호사가 증인 채택을 거부할 지 모른다고 하였다. 다행히 며칠 후 담당 판사가 직권으로 증인을 허락한다는 연락이 왔다.

오후 3시경 재판이 시작되었다. 환자측 변호사가 증인에게 질문하였다. "오른쪽 신장절제술을 하다가 하대정맥이 찢겨져 대량 출혈이 있었죠?"라고 질문하였다. "예"라고 답하니 이어서 "오른쪽 신장과 하대정맥 사이에는 약 4 cm의 간격이 있죠?"라고 물었다. 충분한 공간이 있는데 부주의로 하대정맥을 찢었다는 뜻이다. 필자가 어느 해부학 책에 근거하여 그 같은 얘기를 하는지 물었더니 의과대학생들이 해부학 교과서로 가장 많이 읽는 '그레이 해부학'이라고 하였다. "서양인의 평균 신장은 한국인보다 더 크듯이 '그레이 해부학'은 서양인의 신체 해부학이므로 한국인의 기준으로 보아서는 안되며, 4cm의 간격도 정상 상태에서의 거리이며 신결핵과 같이 섬유조직에 의해 유착이 심하면 거리가 좁혀진다"고 하였다. 변호사의 말문이 막혔다. 답답하였든지 증인 앞에까지 다가 와서 목소리를 한층 높여서 "혈압이 80 mmHg 이하로 30분간이나 지속될 정도로 신속한 대처를 하지 못하여 이 같은 합병증이 발생한 것 아니냐?"고 다그쳤다. "30분간이 아니라 1시간이 지나도록 쇼크 상태가 되어도 급성 신부전을 염려하지 먼저 시신경 손상을 걱정하는 의사는 없으며 이 환자에서 급성 신부전이 일어나지도 않았나"고 하사 이세는 변호사가 증인 코 앞까지 얼굴을 들이대고 자기 주장을 일방적으로 떠들어대자 판사가 '증인은 죄인이 아니니 예의를 갖추고 대하고 일정 거리를 두고 물러서서 변론하라'고 하였다. 그리고 채 몇 분도 지나지 않아 변호사가 또 필자 코 앞에까지 다가와 소리를 높이자 판사가 물러서도록 재주의 시키면서 계속 그렇게 하면 직권으로 경고 조치하겠다고 하였다. 그렇게 약 3시간 공방이 계속된 후 마지막으로 판사가 증인이 얘기한 것을 모두 참고문헌으로 증명하라고 하며 그날 재판을 종료하고 선고일을 알려주었다.

　필자의 변호사는 재판이 진행되는 3시간 동안 한마디도 없었다. 모두 필자가 상대 변호사를 상대하였다. 상대 변호사가 '수술 잘못'이라고 제기하는 모든 항목에 대해 조목조목 응답하였더니 상대 변호사가 더 이상 질문을 하지 못했다. 재판을 마치고 법정을 나서면서 막연하게 승소하겠다는 생각이 들었다. 필자의 변호사가 법정을 나오면서 "아! 그렇게 이야기할 수도 있군요"라고 얘기하는 것을 듣고 필자는 많은 것을 깨달았다. '변호사는 법적 대리인에 불과하고 모든 것은 해당의사가 주도 면밀하게 준비해야 한다'는 것을. 병원에서 수임료를 지불했다고 믿고 있으면 절대 안된다는 것을. 재판은 예견한대로 승소하였다. 환자측은 의료전문 변호사로 바꾸어 고등법원에 항소하였다. 우리 병원은 같은 변호사에게 그대로 위임하였다. 수개월 지나 고등법원으로부터 선고가 있을 때까지 변호사가 필자와 상의하는 일이 한 번도 없었다. 결과는 패소하였다. 상대방은 전문 변호사로 전열을 재정비하여 대처하는데 우리 병원은 무 대책이었던 것이다. 대리인이지만 변호사의 능력과 성의가 얼마나 중요한지 실감하였다.

필자는 1996년부터 지금까지 서울고등법원 조정위원으로 있으면서 의료사건에 대해 판사의 조정요청이 있으면 조정업무에 참여해왔는데 병원의 준비부족으로 패소 당하는 경우를 보았다. 명색이 대학병원인데 어떻게 해당교수는 물론이고 병원당국에서 그렇게 소홀하게 재판에 임하는지 놀랄 때가 있다. 조정은 민사재판에서 판사가 선고를 하면 원고나 피고가 결과에 불복하거나 억울하게 생각할 수 있기 때문에 판사가 선고를 하기 전에 쌍방간에 합의를 하도록 유도하여 재판으로 가는 것을 피하려는데 목적이 있다. 조정회의는 판사가 주재하고 환자(원고)와 환자측 변호사, 병원(피고)측 변호사가 마주보고 진행되는데 조정위원은 판사가 최종적으로 조정을 이끌어낼 수 있도록 전문가적 입장에서 조력한다.

50대 후반의 중국동포가 척추디스크가 있어 모 대학병원에서 두 번째 수술 후 발기장애와 배뇨장애가 나타났다고 소송을 제기하였고 1심에서 승소하였는데 병원에서 항소하였다. 중국동포는 당뇨병과 고

혈압을 지병으로 갖고 있었으며 하루 한 갑씩 흡연하고 있었다. 발기장애의 가장 중요한 위험인자가 당뇨병인데 환자는 당뇨병을 10여 년 지병으로 갖고 있었고 혈당이 잘 조절되지 않는 상태였으며 고혈압과 흡연도 발기장애의 위험인자이므로 발기장애를 기왕증으로 갖고 있었을 가능성이 매우 높았다. 필자가 이 같은 사실을 얘기하면서 "발기장애는 원래 갖고 있었던 것 아니냐?"고 다그치니 변호사와 상의하더니 발기장애에 대한 보상은 포기하고 배뇨장애에 대해서만 배상하는 것으로 배상액을 합의 조정하였다.

교통사고나 산업재해로 상해를 입은 환자가 회사를 상대로 손해배상청구소송을 낼 때, 치료한 의사가 법정에 증인으로 불려나가는 경우가 있다. 환자로서는 피해를 보상받아야 하기 때문에 중요한 일이지만 담당의사는 환자진료로 시간적 여유가 없는데 증인으로 법정에 불려나가면 시간적 손실이 이만 저만이 아니며 진료일정에 막대한 차질이 생긴다. 그것도 지방의 법정으로 호출당하면 죽을 맛이다. 20여 년 전 필자는 지방 지원으로 출석하라는 판사의 명령을 받았다. 그것도 상의 한마디 없이 일방적으로 몇 월, 몇 일, 몇 시까지 출석하라는 것이었다. 교통사고에 의한 요도파열로 수술을 해준 환자였다. 도무지 시간이 나지 않아 뭉개버렸다. 잊고 있었는데 수개월 후 또 출석명령서가 날라왔다. 또 뭉개버렸다. 그리고 몇 달 있으니 이번에는 출석하지 않으면 강제 구인할 수 있다고 겁을 주었다. 중앙지검에 있는 친구에게 전화를 하여 사정이 여의치 않으므로 출석하지 않을 수 없는지 문의하였더니 '가지 않으면 결국 강제 구인될 수 있다'고 하였다. 어쩔 수 없이 하루 휴가를 내어 재판시간인 오후 2시보다 5분 일찍 법정에 출석하여 제일 앞자리에 앉았다. 2시가 되자 재판장이 입장하였고 재판이 시작되었다. 재판장이 "증인은 출석하지 않았죠?"라고 변호사에게 물었다. 필자가 "여기 참석하였습니다"라고 답하자 재판장이 "바쁘실 터인데 멀리까지 오셨습니다. 굳이 안 오셔도 되는데…."라고 하지 않는가! 재판은 20분 만에 싱겁게 종료되었다. 세 번이나 출석명령서를 보내놓고는 증인에게 한마디 질문도 없었다. 화가 치밀었다. 더욱 약을 올린 것은 변호사가 교통비를 꼭 챙겨가라고 당부하여 경리과에 들렸더니 기름값 밖에 되지 않는 돈이었다. 증인이 죄인인가! 판사나 변호사가 자신들의 재판 편의에 따라 증인을 일방적으로 불러내는 갑질은 없어지도록 의료계의 대응이 필요하다.

5) 의료기관평가인증원

　정부는 의료서비스의 질을 개선하고 향상시키기 위해 2004년부터 3년 주기로 종합병원 및 300병상 이상의 의료기관을 대상으로 의료기관평가제도를 도입하였으나, 정부 주도의 평가방식의 문제점과 조사결과에 대한 불신으로 평가제도의 근본적인 개선이 필요하게 됨에 따라 2011년 1월부터 '의료기관 인증제도'가 실시되었다. 과거 평가제도에 비하여 '안전관리'와 '의료의 질 향상'을 위주로 기준을 개발하여 평가하며 조사위원이 3일간 현장 조사를 나가 평가한 결과를 심의위원회에서 심의하여 최종적으로 인정, 조건부 인정, 불인정으로 판정한다. 처음에는 상급종합병원만 의무적으로 인증평가를 받아야 했으나 1년 후 요양병원과 정신병원이 의무평가 대상이 되었고 2016년부터는 수련병원도 의무적으로 평가를 받아야 하지만, 기타 병원은 자율에 맡기고 있다. 인정 유효기간은 4년이며, 2015년 1월부터 2주기 인증평가가 진행 중이다.

　2주기 인증평가는 기본가치체계, 환자진료체계, 지원체계, 성과관리체계의 4개 영역 (Domain)에 13개 장 (Chapter), 48개 범주 (Category), 94개 기준(Standard), 549개 조사항목 (Measurable Element)으로 구성되어 있다 (표 6). 94개 기준 중 필수기준은 정확한 환자확인 (5항목), 의료진간 정확한 의사소통 (5항목), 수술/시술의 정확한 수행 (5항목), 낙상 예방활동 (8항목), 손 위생 수행 (6항목), 직원안전 (8항목), 화재안전 (7항목), 질향상 운영체계 (5항목), 환자안전 보고체계 운영 (7항목)으로 9개가 있으며 이 중 1개라도 "무" 또는 "하"를 받으면 불인정된다. 최우선 관리기준으로는 환자담당 의료진 변경시 정보 공유 (4항목), 외래환자 초기평가 (4항목), 입원환자 초기평가/재평가 (8항목), 응급환자 초기평가 (5항목), 방사선 안전관리 절차 (6항목), 통증관리 (5항목), 심폐소생술관리 (5항목), 수혈환자관리 (4항목), 항암화학요법 (9항목), 신체억제대 및 격리/강박 (4항목), 진정치료 (4항목), 마취진료 (5항목), 환자상태 모니터링 (3항목), 의약품 보관 (7항목), 처방 및 조제 (8항목), 투약 및 모니터링 (6항목), 의약품 부작용 모니터링 (5항목), 환자권리존중 및 사생활보호 (7항목), 취약환자 권리보호 (5항목), 동의서 (6항목), 감염관리체계 (7항목), 감염발생 감시프로그램 (5항목), 소독/멸균 및 세탁물 관리 (7항목), 수술장 감염관리 (6항목), 설비시스템 관리 (5항목), 위험물질 관리 (4항목), 보안관리 (3항목), 의료기기 관리 (8항목), 퇴원환자의무기록 완결도 관리 (11항목), 개인정보 보호 및 보안 (6항목)의 30개 기준을 설정하여 다른 기준보다 우선적으로 중요시 하고 있다.

표 6. 의료기관평가인증원의 2주기평가 기본 틀

I 기본가치체계	II. 환자진료체계	III. 지원체계	IV. 성과관리체계
안전보장활동	진료전달체계와 평가	경영 및 조직운영	성과관리
지속적 질 향상	환자진료	인적자원관리	
	수술 및 마취진정관리	감염관리	
	의약품 관리	안전한 시설 및 환경관리	
	환자권리존중 및 보호	의료정보/의무기록관리	

인증평가를 처음 시행할 때에는 병원의 규모가 작을수록 인적 재정적 어려움으로 불만이 많았지만 환자/직원 안전과 의료의 질 향상 측면에

서 의료기관을 일정 수준 이상으로 업그레이드하는데 기여하고 있다고 생각한다. 필자는 인증원 설립 때부터 급성기병원 인증심의위원회 위원장으로 매달 1회 심의를 진행하면서 의료기관이 많은 어려운 여건에서도 인증을 득하기 위해 환자/직원/화재 안전과 질향상 운영체계를 개선시키는 것을 확인할 수 있었다. 소비자가 똑똑하면 불량제품을 가려내 고발하고 불매운동을 하듯이 환자들이 인증평가를 받지 않았거나 인정받지 못한 병원을 외면하는 날이 올 것으로 기대한다.

의료기관평가인증원은 2012년 4월 국제의료질향상학회 (ISQua, International Society for Quality in Healthcare)로부터 의료기관 인증제의 '인증기준'에 대해 국제인증을 획득한 데 이어 2015년 7월에는 의료기관 인증 '조사위원 교육 프로그램'의 인증을 획득했다. ISQua는 세계 각국에서 의료의 질 수준을 인증하는 제도를 평가하고 인증하는 국제인증프로그램 (IAP, International Accreditation Programme)을 운영하고 있으며, 이는 보건의료에서 '인증을 인증'하는 유일한 국제적 외부평가 프로그램이다. 의료기관을 조사하고 인증하는 과정에서 가장 중요한 것이 조사위원의 자질이다. 조사위원 교육 프로그램에 대한 ISQua 인증 획득은 의료기관평가인증원이 의료기관 인증제 시행기관으로서 조사위원 교육 체계에 대한 국제적 신뢰도를 득한 것으로 평가된다.

국제적으로 가장 신뢰도가 높은 의료기관평가인증 기구 중 하나인 Joint Commission (JC)는 미국 보건부 산하 의료평가 공공 인증기관인 Agency for Healthcare Research and Quality (AHRQ)와는 별개의 독립된 민간 비영리기구로 국제 의료기관 평가를 위한 산하기관인 Joint Commission International (JCI)을 두어 세계 90개 국가 의료기관을 1,200여개 세부 항목의 국제표준지표로 심사하고 있다. 의료기관

평가인증원은 2015년 8월에 JCI와 업무협약을 체결하여 안전과 의료질 평가에 대한 국내외 정보 및 모범 사례 등을 교류하게 됨으로써 50여 년간 인증제를 운영해온 JCI의 다양한 경험과 노하우 등을 공유하게 되었다. 최근 국내 유수 병원들이 외국환자를 유치하기 위해 병원에 대한 국제적 신뢰도를 입증하려는 목적으로 많은 시간과 거금을 들여가면서까지 JCI 의 평가를 받고 있는데 앞으로 우리나라 의료기관평가인증원이 보다 많은 국제적 신뢰를 얻어 외국의 평가를 별도로 받는 이중적 노력과 경비 지출이 없어졌으면 좋겠다.

6) 신의료 풍속도

(1) 외래 진료

전자의무기록 시스템이 도입됨에 따라 진료의사들은 앞에 놓여 있는 컴퓨터를 보면서 환자에게 물어보고 정보를 입력하고 있으므로 환자들은 의사가 사람을 쳐다도 보지 않는다고 불평한다. 더욱이 환자가 묻는데 대꾸도 하지 않거나 퉁명스러운 말씨가 나오면 병 치료하러 왔다가 심기가 불편해져 민원으로까지 이어진다. 끊임없이 들어오는 외래환자를 처리해야 하니 속전속결로 하려다 이 같은 오해를 받기 쉽다. 컴퓨터에 입력은 해야 하겠지만 환자를 한 번씩 바라보면서 소통하는 여유가 필요하다.

문진에 이어지는 신체검사는 진단을 위한 중요한 과정이다. 그러나 최근에는 간단하고 편리한 초음파기구들이 개발 이용됨에 따라 신체검사의 중요성이 점점 퇴색하여 환자의 신체를 촉진, 타진해보거나 청진기로 흉부나 배의 소리를 들어보지 않고 바로 초음파검사로 대치해버리는 경우가 많으며 특히 젊은 의사들이 그렇다. 필자가 학생시절 진단학 강의를 들을 때는 신체검사의 중요성을 너무 많이 들었다. 그러므로 지금도 신체검사는 꼭 시행한다. 중년 이후 남성의 배뇨장애 원인으로 가장 많은 것이 전립선비대증이다. 그러므로 이 연령층에서 배뇨장애를 호소하면 검지 손가락을 직장 내로 넣어 전립선을 촉진해보는 직장수지검사는 반드시 해보아야 한다. 그러나 직장수지검사를 생략하고 경직장 초음파검사로 대치해버리는 경향이 있다. 여러 가지 이유가 있겠지만 초음파검사로 전립선의 상태를 더 정확히 알아볼 수 있고 직장수지검사는 수가가 발생하지 않는데 초음파검사는 보험급여 대상이 아니므로 수가가 좋은 점과 어르신의 바지를 내리고 수지검사를 하는 것이 마음 내키지 않거나 성가시고 외래환자가 많이 대기하고 있으므로 시간적 여유가 없는 것 등이다.

직장수지검사로 암을 예측할 수 있는 확률은 21~53%이며, 경직장 초음파검사에서 전립선암이 의심되는 소견 (저에코)을 보이는 병변의 약 20%만이 전립선암이며, 수지검사에서 결절이 촉지는 안 되나 전립선암으로 확인된 1cm 이상의 종양들 중 50%만을 경직장 초음파검사로 발견할 수 있기 때문에 전립선암의 발견을 위한 경직장초음파검사의 효용성에는 한계가 있다. 그러므로 혈중 PSA 치 (전립선암 선별검사로 이용되는)가 정상이더라도 직장수지검사에서 결절이 만져지면 전립선 조직검사를 권유한다. 직장수지검사는 초음파검사와는 별도로 전립선암의 진단에 중요한 의미를 갖고 있기에 반드시 해보아야 하며 이 같은 신체검사의 중요성은 다른 분야도 마찬가지일 것이다.

(2) 환자가 똑똑해졌다

50대 남성이 관상동맥 스텐트 삽입수술을 받고 가슴이 답답하고 호흡곤란, 어지럼, 무기력, 현기증을 비롯하여 죽을 것 같은 느낌이 들어 신경안정제를 복용하였으나 효과가 없어 다른 항우울제 (졸로프트, 부스파)를 추가로 처방 받았다. 당일 저녁 약을 먹자마자 까무러치는 느낌이 들면서 평소 105-120mmHg이었던 혈압이 160mmHg까지 올라갔다. 다음 날 다시 내원하여 문의하자 담당 교수는 그런 증상이 처방약으로 발생할 수 없으니 믿고 먹으라고 하여 바로 중국으로 출장을 갔다. 중국에서 약을 복용하니 같은 증상과 함께 계속 혈압이 올라 "하마터면 죽을 뻔 했으며 약을 끊자 혈압이 정상으로 돌아왔다"고 한다. 귀국하여 약을 제조한 회사에 물어보니 추가한 두 가지 약 모두 혈압을 올릴 수 있다는 얘기를 듣고 인터넷으로 조사해 보았더니 역시 혈압상승의 부작용이 발생할 수 있는 것을 확인할 수 있었다. 장기간 중국에 나가야 해서 신중하게 약을 처방 받으려고 했는데 다시 돌아오게 되었으니 진료비와 스트레스, 비행기표 경비에 대해 손해배상을 청구하겠다고 하였다.

이 같은 민원에 대해 담당교수는 "두 가지 약에 의한 혈압상승은 예상할 수 없는 부작용으로 극히 드문 부작용까지 일일이 설명하며 약 처방하는 경우는 없으며 기존 호소하던 증상의 악화일 수도 있고, 1주 간격으로 상태 확인 후 약을 조정하는 것이 원칙이나 환자가 2일 후 출국하여 장기 체류한다고 하여 편의를 위해 약을 장기 처방하였다"고 설명하였다. 심평원에서는 모든 약에 대한 부작용 정보를 제공하고 있으며 일반인도 탐색해볼 수 있다. 이 정보에 의하면 졸로프트는 시판 후 보고에서 드물게 고혈압이 발생하였고, 부스파는 부작용으로 고혈압을 유발할 수 있다고 명시되어 있다. 졸로프트, 부스파는 정신건강의학과에서 가장 흔히 처방되는 항우울제 중 하나로 담당교수도 수없이 이 약을 처방해보았겠지만 이 같은 부작용을 경험해보지 못했을 것이다. 그러나 약

안내문에는 드물지만 분명히 부작용으로 나와있다. 의사가 자기 경험에만 의존하여 판단하고 환자의 이야기를 무시해버리면 낭패를 당할 수 있다. 부작용을 경험한 환자는 인터넷을 통해 쉽게 확인할 수 있기 때문이다. 이 환자도 처방 다음 날 혈압이 상승하여 찾아왔을 때 담당교수가 약 정보를 통해 이 같은 부작용이 발생할 수 있는지 확인해보아야 했던 것이다. 필자도 수없이 같은 약을 처방해보았지만 약 복용 후 듣지도 보지도 못한 증상을 호소하는 환자들을 만나면 혹시나 하여 인터넷 약정보에 들어가 확인해보는데 정말 그 같은 부작용이 발생할 수 있다는 정보를 확인한 경우가 여러 번 있다. 전립선비대증에 의한 빈뇨를 주소로 내원한 환자에게 흔히 처방하는 알파-차단제를 처방하였더니 환자가 약 복용 후 소변이 더 자주 마려워졌다고 호소하여 "빈뇨 치료약을 복용하고 빈뇨가 더 심해졌다"니 말도 안되는 얘기라고 무시해 버렸는데 다른 환자에서 똑같은 얘기를 듣고 혹시나 하여 찾아보았더니 부작용에 '빈뇨'가 있었다. 이 환자들이 약정보를 찾아보았다면 필자를 어떻게 생각하였을까! 이제 환자는 약은 물론 수술이나 시술에 대한 정보도 인터넷을 통해 쉽게 얻을 수 있다. 교수라도 환자의 호소를 무시해버리거나 설명을 잘못 하면 바로 민원을 제기할 정도로 환자가 똑똑해졌으므로 진료가 한층 힘들어졌다.

(3) 신 정보전달시스템

전산 정보전달시스템이 도입되기 전인 10여년 전까지만 해도 인턴의 주된 업무 중 하나가 각종 검사결과지와 영상물 (주로 x선 필름)을 진단검사의학과나 영상의학과에서 찾아오는 것이었으며 인턴의 가장 큰 불만사항이었다. 사실 수련의사를 단순 노동에 참여시키는 것은 교육적인 취지에도 맞지 않지만 당시에는 어느 병원이든 그렇게 하였다. 그 많은 검사결과지와 x선 필름을 찾아오고 반납하는 과정에서 분실물이 생기지 않을 수 없었고 분실물을 찾느라 시간 낭비도 많았으며 끝내 찾지 못하여 환자 진료에 지장을 초래하는 경우도 있었다. 법적으로 의무기록지는 10년, x선 필름은 5년 보관하고 있어야 하므로 보관창고가 커야 했고 이 때문에 공간적 문제가 야기되기도 하였다.

그러나 지금은 처방전달시스템 (OCS; Order Communication System), 전자의무기록 (EMR; Electronic Medical Record), 의료영상 저장전송시스템 (PACS; Picture Archiving Communication System)과 같은 전산 정보전달시스템이 도입되어 X선 필름과 모든 종이 기록지가 사라졌다. 과거에는 의사가 진료를 하고 환자에게 처방전을 적어주면 검사나 약 처방을 간호사가 다시 안내를 하였다. 치료비도 수납창구에서 처방전을 보고 계산하였다. 지금은 OCS로 처방이 해당부서로 전달된다. 과거에는 환자가 등록 접수를 마치고 진료실 앞에서 의무기록지가 올 때까지 한참을 기다렸는데 지금은 등록과 함께 의무기록이 EMR을 통해 진료실로 바로 전달되며 모든 진료기록도 전산으로 입력되어 의무기록실 보관창고가 아니라 전산실 메인 컴퓨터에 저장된다. 컴퓨터단층촬영장치 (CT), 자기공명영상촬영장치 (MRI), 투시촬영장치, 혈관조영장치, 유방암검진기, 핵의학 영상 장비, 초음파, 내시경, 현미경 등 모든 의료 영상 장비들의 영상이 PACS로 전송된다. OCS와 PACS가 먼저 개발 도입되었고 수년 후 EMR이 도입되었다. OCS와 EMR을 이용하려면 키보드를 이용하여 자료를 입력하여야 한다. OCS만 운영할 때에는 키보드를 이용하는 시간이 상대적으로 적었으므로 타이핑에 익숙하지 않은 교수들은 전공의를 옆에 앉히고 대신하게 했다. 그러나 EMR이 도입되면서 전산시스템을 가동할 줄 알아야 하고 모든 기록을 키보드를 이용해 입력해야 하므로 전공의에게 대신 입력하게 하던 원로교수들이 시스템에 적응하는데 초창기 많은 고충을 겪었다.

전산정보전달시스템의 도입으로 대형병원은 진료, 환자서비스, 경영적 측면에서 획기적인 개선이 이루어졌다. 진료기록의 통계처리가 신속하게 이루어지고 풍부한 임상연구자료를 제공하여 임상연구에 크게 이바지하고 있으며, 진료절차를 간소화하고 동선을 단축하여 환자들의 불편을 덜게 되었고, 행정업무들이 상호 연관성을 갖고 신속하고 정확하게 처리될 수 있으며 진료지원 업무의 신속한 처리로 환자수 및 수익 증가에 기여하고 있다. 또 자동화에 의해 인건비를 감소하고 전체적인 관리수준을 향상시키며, 정책결정자료의 지원으로 과학적인 관리기법의 도입과 통계적 자료에 의한 합리적 의사결정을 할 수 있게 되었다. 그러나 헬스 IT의 도입 및 복잡성이 증가하면서 업무상 효율 대비 관리상 경비 지출에 따른 손익계산을 해야 할 정도로 기술과 인력에 대한 투자가 꾸준히 증가하고 있다.

2016년 8월부터 의료기관 외부장소에서도 전자의무기록 관리 및 보존이 가능해졌다. 건강보험심사평가원이 지난 2014년 발표한 '의료기관의 정보화 현황' 조사결과에 따르면 전자의무기록시스템 보급률은 92.1%이고, 시스템 관리 전담부서 및 인력보유는 3.8%로 평균 2.7명 수준이다. 정보관리 및 보안이 취약한 중소병원과 의원은 전문적인 보관 관리기관을 활용하여 향상된 서비스를 받을 수 있다. 무엇보다 중요한 것은 의료기관 밖에 전자의무기록을 저장할 수 있는 법적 근거가 마련됨에 따라 의료 빅데이터 구축이 용이해지고, 의료정보 관련 데이터(백업)센터 클라우드 EMR서비스 등 네트워크 기반의 다양한 정보통신 서비스 시장이 출현할 것으로 예상된다. 개인정보 유출에 대한 기술적인 문제, 의료정보 데이터를 관리하는 기업에 대한 검증 부족 등이 우려되지만, 전자의무기록의 보안과 유출 사고에 대한 책임 등에 관한 문제는 차후 대안을 마련한다는 게 정부의 입장이다.

(4) 신 진료정보교류시스템

정보전달기술의 획기적인 발달에 따라 앞으로는 환자와 의사, 간호사와 의사, 의사와 의사 간의 환자정보 교환이 빠르고 효율적으로 이루어져 진료정보교류에 혁신이 일어날 것으로 예상된다. 환자가 직접 생체신호를 측정해 의사에게 원격으로 전송시킬 수 있는 소형장치나 화상회의 등의 기술 진전이 새로운 치료 전달의 길을 제공할 수 있을 것이다. 의료기관은 24시간 환자의 생체정보를 측정·수집·저장할 수 있게 되어 환자의 상태를 실시간으로 파악하는 것이 가능해지면서 원격의료시스템의 활용도가 높아지고 있다. 현재 미국 전체 병원 중 81%는 1개 이상의 원격건강관리시스템을 사용하고 있으며, 3개 이상 사용하는 병원은 절반이 넘는다. 시스템 사용 용도도 환자모니터링(34%), 기초관리(28%), 심장관련(11%), 소아과(9%) 등 다양하다 (김다정, 헬스코리아뉴스, 2016.6). 독일의 제4차 산업혁명 '인더스트리 4.0' 정책은 제조업의 혁신으로 출발하여 일상생활 전반을 디지털화함으로써 패러다임의 변화를 추구하고 있는데 'E-헬스' 분야가 가장 먼저 입법화되었다. 2016년 1월 발효한 "E-헬스법"을 통해 약품복용계획서 및 전자건강카드 제도를 도입하고 의료서비스정보를 네트워크화하며 원격의료인프라를 구축하는 절차를 규정하고 있다.

의사가 환자나 보호자의 동의를 받아 다른 의사에게 진료를 의뢰하거나 환자나 보호자가 다른 의사의 진료를 원하는 경우에 진료기록 요약지와 MRI, CT 등의 영상의학정보를 문서나 CD로 복사해서 제출하는데 때로는 필요한 자료가 누락되었는지 실시하지 않았는지 알 수 없고 영상자료나 병리검사 판독결과에 대한 정보를 알 수가 없어 진료에 어려움을 겪기도 한다. 다행히 의료기관들이 진료정보를 전송할 수 있도록 한 의료법 개정안이 2016년 12월 1일 국회를 통과해 복지부는 '진료정보 전송지원시스템'을 개발해 이르면 2017년 9월부터 검사영상 등 진료정보를 전자 전송을 통해 주고받을 수 있도록 할 계획이어서 환자가 병원을 옮길 때 CT나 MRI 같은 영상정보를 CD로 복사본을 발급받아야 하는 불편이 사라지게 될 것 같다. 심평원에 따르면 우리나라 의료기관 EMR 보급율이 92.1%로 높지만, 진료기록부 등을 전자식으로 송부하는 진료정보교류는 1.3%에 불과할 정도로 미미한데 주된 이유가 의료기관마다 정보화 수준이 다르고 사용하는 EMR 프로그램이 다르기 때문이다. 이에 정부는 2008년부터 의료기관 간 진료정보교류 시범사업을 준비 추진해오고 있으며 상이한 EMR을 쓰더라도 상호 호환성을 높일 수 있도록 '진료정보교류 표준 고시안'을 마련하여 의료용어, 서식 등을 표준화하고 교류시스템을 개발하였으며 2016년부터 지역 내 교류에서 시작하여 앞으로 지역 간 교류로 시범사업을 확장할 계획이다.

최근 미국에서는 병원 밖 중앙센터에 중환자 전문의와 전문 간호사들이 24시간 근무하면서 모니터 등을 통해 연결된 병원 중환자실 환자의 상태 (생체활력징후, 산소 포화도, 호흡량, 약물 투여 상황 등)을 지속적으로 관찰하면서 일선 중환자실 진료를 지원하는 전자 중환자실 (eICU)이 50여개가 있어 500여 병원 (전체 성인 중환자실의 15%)의 중환자실을 지원하고 있는데 입원기간과 재입원율이 현저히 줄었고, 합병증 및 의료과실도 감소했다고 한다 (이왕준, 조선일보, 2016.11).

IT 기술을 통해 환자정보전달이 쉽게 이루어지고 원격진료가 활성화 될수록 정보보호와 환자의 안녕을 가장 우선으로 생각하여야 할 것이다. 우리나라 의료법은 의사가 먼 곳에 있는 의료인에 대해 의료지식이나 기술을 지원하는 방식으로 의사-의료인 간의 원격의료만 허용하고 있다. 이에 정부는 의사-환자 간 원격의료를 허용하기 위해 '의료법 개정안'을 통과시키고 원격의료 시범사업을 추진하고 있지만, 의료계와 시민단체의 반발이 만만치 않아 어려움을 겪고 있다. 의료는 환자 중심적이고 환자 제일주의가 최우선적으로 고려되어야 한다. 이제 의사들은 원격의료가 환자에게 편의성을 제공할 수 있다면 "혁신을 외부의 위협으로 생각하고 방어적이 되기보다 포용하고 결국은 이용하게 될 도구로서 어떻게 가장 잘 이용할 수 있을지에 대해 고민해야 한다"고 전문가들은 조언한다.

(5) 개복수술에서 내시경수술로 전환

비뇨기과는 외과의 한 분야이다. 미국에서 비뇨기과를 전공하려면 외과를 1-2년 예비수련 후 지망 가능하다. 내시경수술이 모든 외과분야에서 보편화되기 전에는 비뇨기과의사가 다른 외과분야 의사와 차이점은 내시경수술을 할 수 있는 것이었다. 비뇨기과의사는 일찍이 1904년 Nitze가 역사상 최초로 절제경을 만들어 방광종양의 절제를 시도한 이래, 방광종양과 전립선비대증에 대한 경요도적 절제가 표준치료법이 될 정도로 널리 이용하였다.

이후 1970년대에 복강경을 이용한 난관절제술과 같은 비교적 간단한 수술이 가능해지면서 복강경수술의 시대가 열렸고 20년간 고해상도 소형 비디오 카메라 및 레이저 등의 첨단 과학기술이 복강경 장비에 도입되면서 1987년 최초로 복강경 담낭적출술이 시행되었으며 이후 여러 종류의 고난도 개복수술들도 복강경수술로 대치되었다. 현재는 내시경수술이 위장, 대장, 척추, 관절, 부비동, 갑상선, 뇌, 부신, 자궁, 전립선, 신장, 방광, 폐, 유방, 등의 질환 치료에 널리 이용되고 있으며 비뇨기과에서는 대부분의 수술이 내시경수술로 대치되었다. 이 때문에 수술실 모습도 많이 바뀌었다. 수술실마다 모니터가 몇 대씩 설치되어 있고 복강경수술에 필요한 기구와 기계들이 들어차 있으며 이들 장비를 연결하는 선들이 복잡하게 얽혀 있고, 수술 집도의나 조수, 간호사는 모두 환자의 배는 보지 않고 모니터 화면을 쳐다보고 있다.

1999년에 출시된 복강경수술 로봇 (다빈치)은 의사들에게 더 안전하며, 더 빠른 수술 시간과 장시간의 수술에서도 좀 더 편안한 자세를 취할 수 있도록 하였다. 로봇 팔의 손목은 몸 안에서 540도(한 바퀴 반)를 자유자재로 움직이기 때문에 기존 복강경으로 접근하기 어려운 전립선이나 직장, 산부인과 영역 등 배 아래쪽 수술에 유리하고 몸 안으로 들어선 카메라는 수술 시야를 10~15배 확대하여 보여주므로 수술이 보다 용이하다.

(6) 진료보조인력 (Physician Assistant), 중환자실전담 선문의, 입원전담 전문의

수련병원에서 일반외과, 산부인과, 비뇨기과, 흉부외과 등 외과계열이 전공의 정원을 채우지 못하여 진료공백을 채우기 위해 궁여지책으로 시작한 진료보조인력 (PA)이 내과 전공의의 감소로 내과계열까지 확대되고 있으며 전공의특별법이 시행되면 진료인력 부족으로 이 같은 현상은 더욱 심화될 것으로 예상된다. PA는 업무의 성격상 대부분이 간호사인데 서울대병원은 2012년 136명이던 PA를 2014년 150명으로 늘렸고, 2016년에는 152명까지 고용했다. PA제도는 교수들의 지시사항을 받아 처방을 입력하는 회진보조를 하거나 환자 상처부위 소독, 내시경 등 시술 시행 시 보조 등의 목적으로 교수의 엄격한 관리하에 한정적이고 명확한 업무범위 내에서 운영하고 있지만, 업무범위를 벗어난 의료행위를 하거나 업무상 전공의들과 마찰이 일어나기도 하므로 전문가들은 의료법 관련 법령에 PA 자격, 업무범위와 권한 및 책임을 정하는 등 명확한 제도화가 필요하다고 지적한다.

2017년부터 '전공의특별법' 제정으로 생기는 의료인력 공백은 PA가 아니라 의사 고용을 통해 해결해야 할 문제이므로 경영수지가 좋지 않은 현실에서 병원이 고인건비를 지불하며 의사를 추가로 채용할 여력이 없기에 당혹스럽다. 복지부는 의료공백 문제의 해결책으로 2016년 9월 1일부터 입원전담 전문의제도를 시범사업으로 실시하고 있으며 평가결과에 따라 사업모형을 결정해 제도화한다는 방침이다. 입원료에 입원전담 전문의 진료를 받을 경우 수가를 가산하는 방식인데 수가가 낮게 책정되어 (전담 시간과 담당 환자수에 따라 환자당 1일 수가가 1만480원 ~ 2만9940원) 전담의를 고용하면 인건비가 부족하므로 병원은 적자를 보게 되어 있다.

입원전담 전문의는 지정 병동 입원환자 관리를 전담하며 독립적인 진료를 맡되, 사안에 따라 교수와 협의 하에 업무 분담도 가능하게 되어 있다. 그러나 우리나라는 외래에서 환자를 진료한 교수가 그 환자를 입원시키면 입원 후에도 계속해서 진료하는 형태이며 입원전담 의사는 특정과의 전문의이지 과가 다른 질환으로 입원한 환자들을 모두 진료할 수 있는 전문의가 아니므로 환자들이 입원전담 전문의를 얼마나 신뢰할 지 의문이며 외래진료 교수나 집도한 교수와 진료역할에서도 갈등이 생길 수 있을 것이다. 입원전담 전문의가 되려면 질환의 종류에 관계없이 기본 진료를 할 수 있는 가정의학과 전문의나 중환자의학 세부전문의와 같이 별도의 교육과정이 필요할 것으로 생각된다.

2016년 대한중환자의학회 백서에 의하면 우리나라 중환자 의료의 수준은 선진국에 비해 크게 뒤떨어진 것으로 나타났는데 중환자 급여체제가 원가의 50-60% 수준이므로 중환자실을 운영할수록 적자폭이 더 커지는 것이 문제이지만, 중환자의료 전문인력의 부족도 중요한 원인이다. 중환자실 단위 당 하루 8시간, 주 5일 이상 전문의가 근무하는 곳은 97개 단위 (51곳 병원 중)의 51.1%로 조사됐다. 그나마 2009년 38개 단위 (Unit)의 17.3%에 비하면 크게 증가한 것인데 이것은 2015년에 시작된 상급종합병원 성인 중환자실에는 전문의 전담의가 필요하다는 복지부의 규정 때문이다. 복지부는 2015년 9월 1일부터 중환자실 전담전문의가 배치된 중환자실은 30병상당 1인 이상의 전담 전문의를 확보한 경우 해당 단위에 환자 1인당 1일 29,940원으로 일반 전담의가 있는 경우 (19,320원)와 차별화하면서 증액하였다. 중환자실은 중증환자를 취급하므로 전담 전문의가 필요하다는 사실을 알면서도 실행에 옮기지 못한 것은 그동안 낮은 의료수가 때문에 적자를 보면서까지 고용할 수 없었던 것이다. 2017년 1월부터 전공의 특별법이 개시되면 중환자실 진료공백이 크게 우려되는 상황에서 중환자실 전담 전문의의 고용이 해결책으로 부상하고 있다.

(7) 사립병원의 공공보건의료사업 증가

의료의 공공성은 응급의료와 같이 필수 의료에 해당하지만 수익성이 상대적으로 낮기 때문에 민간의료기관에서 책임질 수 없는 부분을 공공적 재원과 인력으로 공급하는 것으로 규정할 수 있으며 (김요은, 2013), 공공의료기관의 업무 대상이다. 메르스나 사스와 같이 국가 방역망이 뚫려 집단 감염자가 발생하거나 국가의 관리소홀로 세월호와 같은 대형 재난사고, 지진이나 쓰나미와 같은 천재지변으로 대형 인명피해가 발생할 경우, 결핵환자 조기발견 및 관리 등은 의료의 공공성에 해당할 것이며 공공의료기관이 해야 할 몫이다. 그러나 우리나라의 의료공급체계는 민간의료기관 위주(전체의 94.6%)로 이루어져 있으므로 최근 집단 감염병, 대형 재난사고, 천재지변이 잇달아 발생하면서 공공의료기관이 공공의료를 도맡아 할 수 없는 형편이 되었다.

우리나라 공공병상의 36%는 국립대병원이 차지하고 있으므로, 병상 규모나 예산 지원 액수를 고려하면 국립대병원은 공공병원으로서 의료상업화에 대항하고, 의료의 질 향상을 선도하는 역할을 해야 한다. 그러나 2016년 9월 12일 '국립대병원의 올바른 역할 정립을 위한 토론회'에서 국립대학병원은 법인체로 전환되고부터 경영 자립도를 높이기 위해 의료수익성 증가에 신경을 써야 하며 교육부의 경영평가도 수익성 위주로 평가하고 있으므로 국립대병원 환자 1인당 진료비는 사립대병원과 큰 차이가 없어졌고, 외래환자 진료비 증가율과 비급여 진료비는 오히려 더 높아져 공공병원으로서의 사회적 책임을 제대로 이행하지 못하는 것으로 지적되었다.

다행히 최근 의료 공공성의 본질적 기준이 의료서비스 공급의 주체가 아니고 기능과 역할이 공공적인가 아닌가에 대한 가치적 판단에 달려 있다는 주장 (이왕준, 의료공공성강화 정책토론회, 2009년 12월)과 함께 세계보건기구는 의료기관의 역할을 기존의 환자진료, 교육 및 훈련, 연구에 지역보건의료체계 지원을 추가하여 공공성을 부여하였으며, 우리 정부도 2013년 2월 2일 민간의료기관도 공공적 사업에 참여할 수 있도록 하는 「공공보건의료에 관한 개정법률안」을 공포하였다. 필자가 근무하는 명지병원은 2013년 2월 26일 민간의료기관으로서는 국내 최초로 '공공보건의료사업단'을 발족하여 경기도 정신건강증진센터, 강서구 정신건강센터, 경기도 치매관리센터 위탁운영을 비롯하여 백세총명 치매관리지원사업, 독거노인지원사업, 자살예방사업, 다문화가족 정신건강사업, 실신예방교육, 등 공공의료사업을 지속적으로 전개하고 있으며 세월호 유가족을 위한 팽목항 의료지원사업, 세월호 실종자 및 희생자 가족의 심리치료지원을 위해 개설한 안산 정신건강트라우마센터 위탁운영, 성폭력, 가정폭력, 학교폭력, 성매매 등의 피해여성과 아동을 위해 상담, 의료, 수사, 법률지원을 원스톱으로 통합지원하는 경기 북서부 해바라기센터 위탁운영, 초중등학생 스트레스 관리를 위한 음악치료, 치매 전단계 노인을 위한 백세총명학교를 운영하고 있다. 2009년 신종플루 유행 시에는 대응센터를 개설해 25,000건 이상을 진료하였으며, 2014년 5월에는 신종 감염병에 대응하는 감염병 신속대응팀(Contagious Disease Response Team, CDRT)을 만들었다.

명지병원은 2013년 6월에 사스, 조류독감 및 신종 인플루엔자 등 신종전염병 환자의 안전한 치료를 위한 국가지정 입원치료 격리병상 설치, 운영 기관으로 선정돼 하드웨어 준비에 들어간 바 있다. 이 병상은 고위험성 전염병 환자를 관리하기 위한 음압시설을 갖춘 음압격리병상과 전염성 질환 치료를 위한 일반격리병상 및 시설, 장비 등을 국가가 정한 기준에 맞춰 확보하고 있는 병동을 뜻한다. 그러나 명지병원이 운영기관으로 선정된 2013년부터 문을 열기까지 갈등도 적지 않았다. 가장 큰 걸림돌은 내부 구성원들의 반발이었다. 감염성 질환에 대한 거부감과 위기의식 때문이었다. 지역 내 다른 대학병원들은 모두 수용을 거부한 상태였다. 그러나 '공공의료'라는 대의 아래 2014년 7월 문을 열게 된 것이다.

개설 1년 후, 실전이 일어났다. 2015년 5월 29일, 국내 메르스환자 발생 9일째에 평택에서 발생한 메르스환자가 음압격리병상 치료를 위해 명지병원으로 이송되었다. 며칠도 지나지 않아 고양시 지역인터넷 까페를 통해 "명지병원 메르스환자 사망했다"는 유언비어와 함께 유치원에서 SNS로 학부모에게 "명지병원 메르스 의심" 이란 문자가 발송되자 고양시민의 불안감이 증폭되었다. 택시기사가 병원 안으로 들어오지 않고 입구에서 손님을 하차시키고, 아파트 주민들이 평상시 주민의 편의를 위해 설치한 병원과 아파트 사이의 쪽문을 폐쇄시키는가 하면, 엄마가 명지병원에 근무하는 이유로 아이 등교를 거부하거나 조퇴시키는 등, 명지병원은 괴물로 인식되었다. 교직원들이 명지병원에 메르스 환자 있느냐는 질문을 받으면 부정도 긍정도 할 수 없이 벙어리 냉가슴만 앓았다. 환자는 격감하고 아이들로 북적댔던 소아과 외래에는 1-2명 정도만 덩그러니 있었다. 당연히 병원경영에 비상이 걸렸다. "우리나라 사람의 의식수준이 이 정도밖에 되지 않는가?", "공공의료에 긍정적으로 참여한 대가가 이것인가?" 참담한 회의가 들었다. 다행히 명지병원으로 전원 되었던 메르스 양성환자는 메르스 발생 1년 전부터 신속 대응팀을 만들어 훈련 대비하였던 덕분에 치료율 100%, 원내 감염률 0%를 달성하였다.

고령인구가 급속도로 증가하면서 만성 노인성질환의 합병증으로 입원했다가 퇴원하고 다시 재발 또는 악화되어 입퇴원을 되풀이 하는 환자들이 빠르게 증가하고 있다. 이들 환자가 퇴원하여 어떻게 관리하느냐에 따라 재입원율에 영향을 미칠 수 있으므로 싱가폴에서는 통합요양청(Agency for Integrated Care)을 설치하여 이들을 관리하고 있는데 우리나라는 환자가 퇴원 후 집, 요양원, 요양병원으로 찾아가지만 체계적이고 통합적인 관리가 되지 않으므로 재입원율이 높지 않을 수 없다. 퇴원하지만 집이나 요양병원으로 가기에는 아직 치유수준이 미흡하여 잠정적으로 급성기병원에 준하는 지속적인 치료를 요하는 환자들은 마땅히 갈 곳이 없으므로 급성기병원과 요양병원의 중간급인 아급성기병원(Step-down Hospital)을 만들어야 한다는 주장도 있다. 급성기병원에서 퇴원하여 장기요양관리가 필요한 환자들을 대상으로 국가가 이들을 체계적으로 통합 관리하여 재입원률을 낮추면 경제적 손실도 그만큼 줄일 수 있을 것이다. 앞으로 사립대병원도 공공보건사업을 통해 얼마나 사회적 책임을 다하고 있는가에 따라 지역주민의 병원에 대한 평가가 달라질 것으로 생각된다.

7) 미래의학

손정의 소프트뱅크 회장은 "인공지능을 탑재한 기계가 인류의 지능을 따라잡는 '싱귤래리티' (Singularity)가 곧 나타날 것"이라며 "이미 음성 인식과 사진 인식에서는 인공지능이 인류를 앞섰다"고 말했다. 조만간 모든 영역에서 인류와 맞설 만한 로봇·기계가 등장한다는 것이다. 앞으로의 의료도 빅데이터 (Big Data)에 근거하여 인공지능 (Artificial Intelligence)이 자료를 분석하고 판단하여 진단하고 사물인터넷 (Internet of Things)과 로봇을 이용하여 치료하는 시대가 도래할 것이다. UCLA 의대 그레고리 스톡 교수(생명공학)는 "지금부터 20년간은 생물체에 대한 '정의(定義)'가 바뀌는, 지구 역사에서 가장 중대한 생물학적 전환기로 평가될 것"이라며, "몸에 착용하는 모바일 장비들이 개인의 모든 신체·건강 정보를 일상적으로 수집하고, 이를 분석해 각자에게 필요한 의료 서비스를 시의 적절하게 제공하는 헬스케어는 2년 안에 보편화될 수 있다"고 예상했다.

인공지능에서 최고의 합리성은 주어진 목적을 가장 효율적으로 달성하는 방법을 빠른 시간에 찾는 것이다. 이 과정에서 빅데이터의 실시간 수집과 신경망 분석이 이루어지고 확률에 기초한 의사결정을 하게 된다. 앞으로 인공지능은 각종 진료에 이용되겠지만 특히 치료방법을 선택하는데 의사에 따라 이론이 있을 수 있는 중증환자 치료나 암 치료에 우선적으로 이용될 것이다. 인공지능이 심장질환을 앓는 환자들이 1년 후 살아 있을지를 예측하는 정확도가 80% 가량으로 의사들의 예측도 60% 보다 정확한 것으로 나타났다. 그러므로 인공지능을 이용하면 보다 적극적인 치료를 해야 하는 환자를 찾아낼 수 있어 많은 생명을 구할 수 있는 것으로 나타났다.

현재 IBM '왓슨' (Watson)은 암의 진단 및 환자별로 가장 적합한 치료법을 시험적으로 제공하고 있는데 정확도가 96%에 이르는 것으로 알려졌다. 암 진료에 특화된 인공지능 '왓슨'은 290여 종의 의학저널과 전문 문헌, 200종의 교과서, 1,200만쪽에 달하는 전문 자료를 습득한 수퍼컴퓨터로 해마다 세계 최고의 전문가들이 새로운 정보를 입력하여 정보를 최첨단화시키고 있다. 2017년이면 전체 암의 약 85%를 '왓슨'이 진단하고 처방할 것으로 예상하고 있다. 현재 '왓슨'은 미국 최고의 암병원인 뉴욕 메모리얼 슬론케터링 암센터와 텍사스대 MD 앤더슨 암센터, 도쿄대, 싱가폴대, 대만 병원에서 가동되고 있다.

국내에서도 가천대 길병원이 2016년 12월 국내 처음으로 '왓슨'을 이용하여 암 환자 진료에 들어갔다. 환자는 2016년 11월 대장암 3기 진단을 받고 복강경 수술로 오른쪽 대장 절반과 주변 림프절을 제거한 상태였다. 혹시 남아 있을지 모를 암세포를 제거하고, 재발 방지를 위해 항암 치료가 필요했기에 인공지능 '왓슨'에 처방을 물어보았다. 의료진은 환자의 나이, 몸무게, 전신 생체지표, 시행한 치료법, 조직검사 결과, 암 관련 혈액검사 지수, 유전자검사 결과 등을 '왓슨' 인터넷 시스템에 입력했더니 7초 만에 적합한 진단과 치료법을 제시했다. 왜 그렇게 판단했는지에 대한 근거와 신뢰 점수도 제시했다. '왓슨'이 적극 추천한 처방은 항암제 병합요법으로 외과, 종양내과, 병리학 교수 등이 협동 진료해 내린 처방과 같았다고 한다 (김철중, 조선일보 2016.12.6).

주부 최모씨는 4.2 cm 크기의 유방암으로 가천대 길병원에서 유방

절제술을 받고 재발 방지 치료를 위해 환자정보를 인공지능 '왓슨'에 입력했더니 의료진의 처방과 다르게 나왔다. 의료진은 암 크기가 5cm 이하여서 학계 관례대로 "전반적인 재발방지를 위한 항암제 투여가 필요하다"고 판단했지만 '왓슨'은 겨드랑이 림프절에 눈에 안 보이는 암세포가 있을 가능성이 있다고 보고 "림프절에 방사선치료를 하라"는 처방을 냈다. 이 같은 상황을 설명하자 환자는 왓슨의 처방을 선택했다. 서울의 유명 병원 암환자들도 '왓슨' 진료받으러 간다고 한다. 원로교수의 전통 권위가 '왓슨' 앞에서 무력화되고 있다. 한가지 문제점이 있다면 '왓슨'은 환자의 경제력이나 체력은 고려하지 않고 의학적 근거에 입각해서 원칙적으로 선택하는 것이다 (김철중. 조선일보 2017.1.12).

가천대 길병원이 국내 최초로 IBM '왓슨'을 도입한 이후, 4개월 사이에 부산대병원, 건양대병원, 계명대 동산병원, 대구가톨릭대병원 등이 잇날아 도입을 결정했다. 의료계는 지역거점병원들이 왓슨 도입을 통해 환자들에게 지역 의료에 대한 신뢰도를 높이고 경쟁력을 갖춰, 암 등과 같은 중증환자의 수도권 유입 현상을 막기 위해 더욱 적극적으로 움직이는 것으로 보고 있으며 이 같은 움직임은 더욱 확산될 것으로 전망된다. 앞으로는 인공지능이 있는 어느 병원에 가도 같은 진단을 받을 가능성이 높아지기 때문에 중증이 아니면서도 대형병원을 선호하여 1년씩 기다려 3분 진료를 받아야 하던 쏠림현상도 줄어들 것이며, 중증 환자들은 이 병원 저 병원 용하다는 명의를 찾아 돌아다니는 의료쇼핑도 줄어들 것이므로 진료체계에 변혁이 올 것으로 예상되며 건보재정에도 긍정적인 영향을 미칠 것이다. 그러나 식약처는 'AI-빅데이터를 적용한 의료기기'에 대한 허가-심사 가이드라인을 마련하면서 왓슨은 의료기기가 아니라고 판단했다. 왓슨과 같은 의료용 인공지능으로 환자를 진단 및 처방하는 건 불법이라는 것이다. 관련 전문가들은 하루속히 "의료용 인공지능 개발과 적용을 법과 제도 하에서 어떻게 육성하고 규제할 지에 대한 고민이 필요하다"고 지적한다.

스마트폰이 상용화되면서 전화번호도 단축버튼만 누르면 자동으로 연결된다. 때문에 가족 전화번호나 심지어 자기 사무실번호도 생각나지 않을 때가 있다. 마찬가지로 IBM 왓슨이나 알파고를 이용하면 최고의 처방을 자동으로 얻을 수 있으므로 그 많은 의학지식을 굳이 모두 외우고 있어야 할 필요가 없게 될 것이다. 인공지능에 자신의 경험에서 얻어낸 최신지견을 입력할 수 있을 정도로 최고수준의 의사가 아닌 이상 최신 의학지식을 모두 습득하려고 애쓸 필요가 없게 될 것이다. 지금까지 과학기술은 인간의 편의를 위한 도구로 이용되었고 인간이 과학기술에 대한 의사결정의 주체이었지만 미래는 과학기술 (인공지능)이 의사결정의 주체가 될 것으로 전망되기 때문이다. 앞으로 의사가 자기판단에 따라 인공지능의 추천에 따르지 않고 치료하여 의료사고가 발생하였을 경우와 인공지능이 지시한대로 치료하여 의료사고가 발생했을 때, 어느 경우에 더 책임이 클까?

IBM 왓슨은 주로 미국인의 데이터에 근거한 것이므로 한국인 특유의 체질과 생활습관, 식습관 등이 고려되지 않았다. 더욱이 왓슨에 한국 환자의 자료를 입력하여 보내는 데이터는 한국이 아닌 미국 서버에서 관리되므로 우리의 빅데이터를 남의 손에 넘기게 되는 꼴이 된다. 그러므로 한국형 인공지능의 개발이 필요하며 이를 위해서는 개발 단계에서 질환 한 개당 수만~수십만 명의 환자 정보를 학습해야 제 성능을 낼 수 있기 때문에 많은 기록을 확보하고 우수한 의료진이 많이 있는 상급종합병원의 역할이 중요하다. 인공지능으로 실질적 효과를 얻기 위해 해결되어야 할 가장 중요한 문제점은 빅데이터의 활용성이다. 활용성 있는 빅데이터를 확보하려면 우선 여러 의료기관에 산재해 있는 의료 데이터 간에 상호 호환성을 확보해야 하며 그 데이터가 갖는 의미도 동일 의료현상에 대해서 동일해야 할 것이다.

현재 국내에서도 OBS코리아와 서울대치과병원이 공동 개발 중인 치과 X선 판독용 AI '자비스'를 이용하여 치근낭종 진단을 받은 환자 20명과 정상인 5명의 사진을 '자비스'에 입력하니 6초 만에 진단이 내려졌는데 환자 사진 20장 중 18장에서 낭종의 위치를 정확히 맞혔고 (1장은 촬영 시 사진에 남은 얼룩이 병변과 겹쳐 X선만으로는 낭종을 판독하기 어려웠음) 정상인 환자 5명의 사진은 전부 "이상이 없다"고 정확히 결론 내렸다고 한다. 서울아산병원은 의료용 AI 연구를 위한 헬스이노베이션 빅데이터센터를 출범하고 마이크로소프트와 함께 '빅데이터 분석 대회'를 열어 제한된 시간 내에 △흉부 컴퓨터단층(CT) 영상으로 폐암을 정확히 진단하기 △뇌파를 이용해 뇌전증이 발생할 지점을 예측하기 △두뇌 자기공명영상(MRI)으로 치매 예측하기 △유방 MRI로 암 재발 가능성 판단하기 △갑상선 초음파 영상으로 암의 악성 여부를 검증하기 등 5개 과제에 대해 가장 정확한 답을 내놓는 팀이 우승하는 방식으로 진행하고 있다. 현재 뷰노, 루닛 등 이 분야의 유명 업체뿐 아니라 KAIST, 한국전자통신연구원 등의 연구진 등 115개 팀이 참여 중이라고 한다. (조건희. 동아일보. 2017.2.12). 또 소아와 청소년의 손 엑스레이를 기존 딥러닝으로 학습한 3만여 건의 자료와 대조해 뼈의 발달 정도를 추정하는 인공지능과 두뇌 자기공명영상(MRI) 사진을 3차원으로 변환한 뒤 대뇌 피질 두께와 해마의 변형도 등 치매와 관련이 있는 요인을 측정하고 기존 치매 환자의 자료와 대조해 치매 위험지수를 예측해주는 인공지능 등이 임상시험 또는 개발 중이다. 그러나 아직 영상자료를 판독하는 수준의 연구가 주를 이루고 있으며 앞으로 중증질병이나 암과 같이 치료방법의 선택에 이론이 있을 수 있는 질병을 중심으로 우리의 빅데이터에 근거하여 치료방법을 판단하는 인공지능이 개발되어야 하겠다.

앞으로의 의료는 유전체 정보, 진료·임상정보, 생활습관정보 등을 통합 분석해 환자 특성에 맞는 맞춤형 의료서비스를 제공하는 '정밀의료'(Precision Medicine) 시대가 될 것이다. 정밀의료는 정보분석 기술, 빅데이터 사용기술, 모바일 헬스케어가 모두 어우러진 개인 맞춤형 의료서비스이다 (그림 9). 정밀의료의 핵심은 기존의 개인 맞춤형 의료(Personalized Medicine)에 진일보하여 모든 유전자 정보의 염기서열을 해독해내 질병에 대한 유전적 위험을 알려주는 것이다. 환자마다 일률적인 처방이 이뤄지고 있는 현재의 치료법을 뛰어넘어 환자 개개인의 유전적 요인을 분석한 뒤 맞춤형으로 치료하는 방법이다. 환자는 자신에게 맞는 치료법과 의약품을 처방 받게 돼 치료효과는 높이고 부작용은 줄일 수 있다. 제약기업은 유전체 정보 등 다양한 정보를 신약개발에 활용할 수 있어 신약개발 성공확률을 높이고 유전질환 등 난치병 치료약 개발 가능성도 한층 높아지게 된다.

인공신체기술의 발달은 질병치료에 무한한 가능성을 예고하고 있다. 기능장애로 인체에 이물질 삽입으로 기능을 회복시키는 인공수정체, 인공와우, 인공관절, 인공 요도괄약근, 인공발기보형물 등의 수술은 처음 개발되었을 때의 의구심과 우려가 사라지고 이제는 자연스럽게 받아들여지고 있다. 로봇 팔·다리, 기계식 장기를 신체에 이식한 사이보그의 등장으로 장애와 불치병이 극복될 수 있을 것이다. 앞으로 의료기술은 고장난 장기를 치료하는 것에서 인공장기를 이용한 대체로 바뀔 가능성이 높아지고 있다. 빠르면 15~20년 안에 인간의 뇌 지도를 완성할 수 있을 것으로 전망하고 있으며 뇌 지도가 완성되면 각종 정신 질환을 고치는 데 획기적인 전기가 마련된다. 대다수 암 환자를 치료할 수 있는 면역항암제가 5~10년 안에 보편화될 것이라는 분석도 제시됐다.

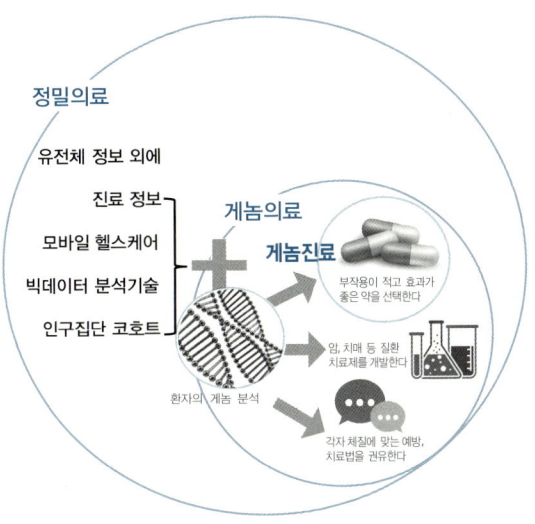

그림 9. 정밀의료와 게놈의료, 게놈진료의 개념과 범위 (자료출처: 생명공학정책연구센터)

    3D 프린팅으로 환자의 실제 심혈관 구조와 똑같은 시뮬레이션 모형을 만들어 실제 대동맥 혈류를 재현, 이를 자기공명영상으로 촬영한 뒤 유체역학에 입각해 분석하는 방식으로 혈류의 진행 방향, 속도 등의 자세한 데이터를 얻는데 성공함에 따라 다양한 혈관 질환의 새로운 진단 및 치료 기법이 개발되어 보다 정확한 환자 맞춤형 치료가 이루어질 수 있을 것으로 기대한다. 한 연구팀은 3D 프린터를 이용하여 인체 귀를 성공적으로 만들어 냈으며 다른 연구팀은 뼈 조직을 만들어 냈고, 스페인 연구팀은 혈장 기반 두 개 층의 피부조직을 만들어내는데 성공하여 앞으로 화상 및 기타 피부 상처 치료에 사용할 수 있을 것으로 기대된다. 서울성모병원 순환기내과와 포스텍 기계공학과 연구팀은 3D 세포 프린팅 기법을 도입해 허혈성 심장질환 환자의 심기능 회복을 위한 혈관화된 심근패치를 개발했다. 개발한 심근패치는 심장에서 유래한 세포외기질 바이오잉크를 이용해 심장줄기세포와 중간엽 줄기세포를 3D 세

포프린팅으로 이중 배열하고 내부에 혈관내피성장인자를 봉입해 세포 간 상호작용을 극대화시킨 융합 플랫폼이다. 앞으로 3D 프린터를 이용한 다양한 인체 구조물이 만들어질 것으로 예상된다.

로봇기술이 미래의료에도 더욱 이용되고 활성화될 것으로 기대된다. 이미 수술로봇이 성공적으로 이용되고 있고 회진용 로봇이 소개되고 있다. 2020년이 지나면 나노로봇이 암세포를 찾아내 박멸하는, 수술 없이 암을 완치하는 기술이 개발될 것이므로 현존하는 수술기구, 수술의사, 등이 사라질 것으로 예상된다.

노인 인구가 증가함에 따라 병원 가기 힘들거나 오랜 기간 병원 다니기를 지겨워하는 이들이 많아짐에 따라 의료에 좀 더 쉽게 접근할 수 있는 방법이 요구된다. 또 요양시설에 들어가기 보다는 독립적인 생활을 택하는 노인들이 늘어나면서 노인과 가족 및 의료진을 연결시켜 주는 가정건강 모니터 기기들이 속속 개발되고 있다. 또 인간지능까지 갖춘 고령자 도우미로서 로봇이 개발되어 재활치료를 담당할 수 있게 될 것이다. 이 때문에 디지털 기술과 헬스케어가 융합된 디지털 헬스케어 산업이 미래 신 성장동력으로 부상하고 있다. 디지털 헬스케어 산업은 스마트폰 보급 확대와 의료비 절감의 필요성, 의료접근의 편리성에 대한 요구, 예방중심의 헬스케어 경향 등이 맞물려 높은 성장이 예상된다. 앞으로 사물인터넷 기술 등 첨단 정보통신기술을 활용하면 환자들이 보다 쉽고 편하게 병원을 이용할 수 있고, 진료 후 집으로 돌아가서도 모바일 헬스케어 서비스라는 '연결고리'를 통해 지속적으로 건강관리를 해 나가도록 도와줄 수 있을 것이므로 이 같은 일이 현실화하면 의료전달체계에도 엄청난 변화가 일어날 것이다.

요약하면, 인공지능은 질병에 대해 개인 맞춤형 진단과 치료뿐 아니라 예측이 가능한 의료, 즉 정밀의료를 실현하기 위한 최적의 수단이 될 것이다. 고장 난 장기를 인공장기로 갈아 치우치면서 인체가 산산조각 해체되므로 인간 본성에 소홀하기 쉽고 윤리적 종교적 충돌이 예상되므로 이에 대한 신속한 정립이 필요하다. 인공지능/로봇이 의사의 역할을 최소화하고 의사를 관리자로 만드는 과정이 무서울 정도로 가속화 하고 있으므로 인공지능/로봇으로 대체할 수 없는 의사의 본질은 무엇인지를 재정립해야 할 필요가 있다. 의료기술의 혁신이 의사 아닌 사람들에 의해 쓰나미처럼 밀려오고 있는데 피해 당사자인 의사들의 인식은 너무 한가한 듯하다.

2. 연구의 책무

1) 임상교수에게 '연구는 꽃'이다

  일요일 아침 연구실에서 열심히 논문을 작성하고 있는데 전화가 왔다. 전화를 받는 순간 통성명도 없이 "너 미쳤나? 일요일 아침 그 기서 뭐 하고 있나?"는 투박한 경상도 사투리의 목소리가 귀청을 울렸다. 사업을 하는 동기생이 집으로 전화했더니 "연구실로 전화해보라"고 했던 것이다. 일반인들은 의사가 일요일에 출근하여 연구실에 박혀 있는 것을 이해하지 못할 것이다. 구차하게 설명해봤자 이해하지 못하니 힘 만 빠진다. 필자는 "그래 미쳤다"고 답했다. 가장 편한 답이다. 그 후 이 친구를 만났더니 "골프 치냐?"고 해서 "시간을 너무 많이 빼앗기므로 특별한 모임이 아니면 삼가 한다"고 했더니 "고스톱이나 포커는 하느냐?"고 다시 물어 "하지 않는다"고 하였더니 "도대체 무슨 재미로 사느냐?"고 하였다. 할 말이 없었다. 그래서 구차하게 변명도 하기 싫어 "재미 없이 산다"고 하였다. 의사가 하루 종일 연구실에 들어박혀 책보고 글 쓴다고 하면 전혀 이해하지 못할 것이기 때문이다. 사실 필자도 친구들과 어울려 큰 돈은 아니지만 고스톱이나 포커게임을 즐긴 적도 있다. 토요일 오후 만나 시작하면 밤을 꼬박 새우기 일쑤였는데 필자는 밤 12시를 넘길 수가 없었다. 12시가 지나면 돈을 따는 일은 거의 없지만 땄더라도 재미가 없어지고 잤으면 좋겠다는 생각 밖에 들지 않아 슬그머니 빠지곤 하였다. 그러나 논문을 쓸 때는 밤 12시가 넘도록 시간 가는 줄 몰랐다. 일요일 하루 종일 연구실에서 논문을 쓰고 저녁 무렵 귀가할 때면 성취감으로 행복했고 엔도르핀이 솟아 나는 것 같았다.

고등학교 동기생이 독일에서 10년 가까이 유학하고 외국어대 독문학과교수로 왔다. 같이 여의도에서 살고 반갑기도 하며 얘기도 하고 싶어 저녁 일과 후 자주 만났다. 친구는 문학을 전공하므로 얘기를 재미있게 하였고 필자는 듣기만 하면 되었다. 술 자리도 좋아하였다. 주말 연구실에 있으면 불러내 만나기도 하였다. 그렇게 몇 달을 보내면서 자주 만나니 연구에 지장이 생기기 시작했다. 처음에는 독일에서 장기간 체류하다 왔으니 고국의 정서에 푹 빠져 그런 줄 알았는데 계속 같은 생활을 하고 있기에 하루는 작정하고 충고를 하기로 마음 먹었다. "친구야, 교수라는 사람이 너무 노는 것 같다. 연구에 신경 쓰라"고 했더니 돌아오는 답변에 크게 놀랐다. "나는 문학이 전공이므로 술 마시며 다른 사람의 얘기를 듣는 것이 공부다"라고 하였다. 필자는 놀고 있는데 친구는 공부를 하고 있었던 셈이다.

다 같이 의학을 전공하고 학생을 가르치는 의대 교수이지만 기초의학 교수는 연구가 본업이고 임상교수는 진료가 본업이다. 환자가 없으면 임상교수는 존재 이유가 없다. 그러나 환자 치료만을 위해 의사가 되었다면 임상교수가 될 이유도 없다. 대학병원은 진단과 치료를 위한 새로운 지식을 창출해내고 신약이나 신기술을 임상시험 하는 연구의 장이기도 하기 때문이다. 임상교수도 연구 지향적이어야 한다. 임상교수에겐 환자가 연구 대상이고 재료이다. 외과 교수가 한 달에 수백 건 수술했다고 자랑 한다. 그러나 수백 건의 수술을 하더라도 수술환자를 통해 새로운 지식을 창출해내지 못하는 수술은 아무리 많이 하여도 연구성과를 얻을 수 없다.

의료 (Medical Practice)는 의학적 지식 (Medical Science)을 바탕으

로 의술 (Medical Skill)을 실천 (Medical Practice)하는 것으로 히포크라테스는 예술 ("The practice of medicine is an art")이라고 했다. 예술가는 작품을 통해 평가 받고 자신의 업적을 남긴다. 의료가 예술이라면 임상교수는 연구논문으로 평가 받아야 한다. 좋은 예술작품은 독창적 예술성을 갖고 있어 많은 사람들이 읽고 보고 듣는다. 좋은 연구논문도 새로운 유익한 정보가 있으므로 많은 사람들이 인용한다. 그러므로 임상교수에게 '연구는 꽃'인 것이다. 지금은 전문 웹 사이트 (Web of Science, Journal Citation Report, SCOPU, 한국학술지인용색인)에 들어가면 자신의 연구논문이 얼마나 피인용 되었는지 쉽게 알아볼 수 있다. 또 자신이 논문을 발표한 학술지 홈페이지에서도 본인의 논문이 몇 번 인용되었는지 확인할 수 있다.

2) 연구생활

필자가 중앙대에 입사하여 햇병아리 교수시절, 연구에 대한 기본을 가르쳐 주신 분이 김기수 교수님이다. 당시 김기수 교수님은 우리나라에서는 미개척 분야인 면역불임증을 동물실험으로 연구하고 계셨는데 필자는 교수님의 연구에 조수로 참여하게 되었다. 실험실은 별도로 없었기 때문에 진단검사의학과의 한 공간을 이용하였다. 진단검사의학과장이 교수님의 제자이었기에 가능한 일이었다. 평일 실험은 일과 후 저녁 먹고 시작하였고 밤 11시경 교수님께 전화로 결과를 보고하였다. 매일 아침 교수실로 찾아 뵙고 전날 실험결과와 실험동물 (주로 흰 쥐)의 상태를 보고하면 당일 저녁의 실험은 어떻게 진행하라고 지시를 주셨다. 교수님께서 "아침 출근 길에는 오늘 실험은 어떻게 할 것인지 구상을 하고, 저녁 퇴근 길에는 그날 실험이 아침 구상처럼 잘 되었는지 생각 해보라"고 하셨던 말씀은 평생 필자의 연구생활에 좌우명이 되었다.

첫 여름방학이 되었는데 교수님은 아침에 출근하였다가 점심시간에 퇴근하셨다. 다음 해 여름방학도 마찬가지였다. 휴가 가라는 말씀이 없었다. 입사 3년째 되던 6월, 총무과에서 하계 휴가 계획서를 제출하라는 공문이 왔다. 이번에는 휴가를 한번 가보겠다고 작심하고 교수님 연구실로 찾아가 공문을 얼굴 앞으로 내밀어 보지 않을 수 없도록 하고, "7월 말 1주일은 교수님, 8월 초 1주일은 제가 휴가 가도록 작성하겠다"고 하였더니 관심 없다는 듯이 "알아서 제출하라"고 하셨다. 다시 한번 교수님께 일정을 확인시켜 드린 다음, 제출하였다. 7월 말이 되었다. 그런데도 교수님은 여느 해와 다름없이 오전에 출근하였다가 점심시간이면 퇴근하셨다. 그리고 필자가 신청한 휴가 시작일 하루 전날이 되었다. 교수님께서는 잊어버리고 계시는지 아시면서도 모른 척 하는지 다음 실험을 어떻게 하라는 지시를 주셨다. 그렇게 가고 싶던 휴가는 또 물거품이 되었다. 교수님은 2년 후에 정년이었는데 휴가가 무산되자 정년 때까지 휴가를 포기하기로 작심하였다. 그런데 8월 중순이 되었을 때 교수님께서 느닷없이 "닥터 김, 집에서 쫓겨날지 모르니 이번 주말 3일 휴가 가라"고 하셨다. 너무 의외여서 달력을 쳐다보니 금요일이 8월 15일 광복절 공휴일이었다. 단호히 거절하였다. 흥미로운 것은 그렇게 타의에 의해 '일중독자'가 되었는데 교수님께서 정년퇴임 하신 후에도 필자는 '일에 중독'되어 정년 할 때까지 주중에 며칠씩 휴가를 내어 쉬어 본 적이 없다.

필자의 대학동기생들은 전국민 의료보험제가 실시 되기 전, 의료수가가 비교적 좋은 시절 개원하여 대부분 동네부자 정도의 부는 축적하였다. 며칠 전 20년 가까이 치료해온 환자가 입원하였다. 일요일인데 수술부위를 치료하기 위해 방문하였더니 "휴일이라 집에서 쉬는 줄 알았다"

고 하였다. "특별한 일이 없는 한 휴일에도 출근한다"며 "의사는 일반인들이 생각하기보다 힘들고 고된 직업"이라고 하였더니 "그래도 돈은 많이 벌지 않았느냐"는 것이었다. "개업한 의사도 아니고 교수신분으로 봉급쟁이가 어떻게 돈을 많이 벌 수 있느냐"고 했더니 "그래도 적어도 100억원은 모았을 것"이라고 했다. 더 이상 설명해도 믿어주지 않을 것 같아 포기했다. 이것은 이 환자만의 오해가 아니고 일반인들의 보편적인 생각일 것으로 생각한다. 수도 없이 들어온 얘기이니까. 지금은 개원의의 수입이 예전 같지 않아 임상교수보다 적을 수도 있지만 과거 호시절에는 큰 차이가 있었으며 돈을 벌기 위해 교직을 그만 둔 임상교수들도 많았다. 1983년 12월 발기부전환자에 대한 음경보형물삽입수술을 국내 처음 시작하고 수술환자가 많아지자 병원을 차려 줄 테이니 개업하라는 유혹을 많이 받았다. 당시 개원하면 세금 많이 내는 의사가 될 자신감도 있었다. 그러나 부자가 되는 것보다 연구논문을 만들어내는 것이 훨씬 행복하였기에 제의가 와도 전혀 관심을 갖지 않았다. 물론 필자도 사람인 이상 개업해서 성공한 의사를 만나면 상대적 박탈감을 느낀다.

3) 연구비와 연구업적

연구를 하려면 연구비가 필요하다. 지금은 교내연구비를 비롯하여 정부출연 각종 연구비, 제약회사지원 연구비 (임상시험 의뢰, 연구자주도 연구) 등이 있어 본인이 노력하면 얼마든지 연구비를 마련할 수 있지만 필자가 한창 연구에 열을 올리기 시작하던 조교수 때에는 연구비라 할 수 있는 연구비가 없었다. 교내연구비가 거의 유일할 정도였지만 대상자가 한정적이었고 금액도 적어 크게 도움이 되지 않았다. 제대로 된 동물실험실이나 연구실험실도 없었다. 사정이 너무 열악하던 시절이다.

실험동물은 병원 구석 창고건물에서 전공의들이 직접 사육하여야 했다. 지금은 없어진 제도이지만, 당시에는 '연구박사'가 있어서 정식으로 대학원 석박사 과정을 거치지 않더라도 3년간 등록금을 내고 논문을 만들면 박사를 받을 수 있었다. 이 때 연구생은 등록금과는 별도로 비공식적으로 과에 연구비를 내어야 하였는데 이 돈이 박사학위 논문을 만들기 위한 연구는 물론 교수들의 다른 연구에도 이용되는 유일한 재원이었다. 이 같은 관행은 연구박사 제도가 없어진 후에도 경제부흥과 함께 국가 연구비 지원이 좋아지기 시작한 1980년대 말까지 지속되었다.

국가 재정상태가 좋아지자 정부의 교수 연구비지원이 본격 시작되었는데 자연과학 분야에 우선적으로 지원되었다. 국가지원 연구비는 학교 연구비와는 비교가 되지 않을 정도로 규모가 컸다. 국가지원 연구비가 본격화 되기 전까지는 자연과학분야도 학교 연구비가 고작이었으며 연구박사제도가 있던 의대교수보다 연구비가 빈약하였다. 그러나 정부가 경제개발정책에 따라 의대는 홀대하고 자연과학분야에 연구비지원을 본격화하자 사정은 역전되었다. '의대는 돈이 많다'는 편견 때문인지 국가경제발전에 직접적인 도움이 되지 않는다는 판단에서 비롯된 것인지는 몰라도 의대교수는 찬밥 신세가 되었다. 1990년대 초반으로 기억되는데 축산학과 교수를 만났더니 "과학재단에서 3,000만원 연구비 프로젝트에 참여하라고 하는데 연구비가 적어 관심도 없는데 자꾸 독촉해 어쩔 수 없이 참여한다"고 푸념하였다. 당시 의대교수에게는 3,000만원이 흥감스러운 돈인데 관심이 없다고 하니 세상이 바뀌어도 많이 바뀌었다.

창원에서 철강사업을 하는 어린 시절 죽마고우 (최충경 회장)가 있다. 잘 나가던 삼성전자 기획과장직을 사직하고 자수성가하여 지금은 연 매출액 3,000억원이 넘는 회사 (경남스틸)로 성장시켰다. 최 회장은 필자가 개원의사가 되지 말고 연구와 임상에만 전념하는 임상교수로 남아 있기를 원하였다. 1991년 회사를 창립하여 초창기 수년 동안 많은 재정적 어려움을 겪은 후, 아직 경영에 여유가 없던 시절인데도 동물실험실 연구원 월급을 정년 때까지 기부하여 연구생활을 지원해 주었다. 아직 의대에 국가연구비지원이 활성화되어 있지 않던 무렵에 연구원을 채용할 수 있도록 해주어 연구에 많은 도움이 되었다. 15년 동안의 기부 사실을 필자는 정년 때까지 친구들에게 알린 적이 없지만 최회장도 주변에 자랑한 적이 없었다. 최회장의 진정성에 믿음을 느꼈다.

　최회장은 필자가 정년한 후에도 뜻을 기려 2012년부터 '대한비뇨기과학회 김세철학술인상'을 만들어 학회 회원 중 당해 년도 최고의 연구업적을 이룩한 회원에게 해마다 추계학술대회 때 2,000만원을 수여하고 있다. 미국에서는 학교나 병원과 같은 비영리단체의 부속 건물들 이름이 기부자의 실명으로 호칭되는 것을 흔히 볼 수 있지만 우리나라에서는 아직 낯설다. 학술상의 명칭도 미국에서는 학술발전에 지대한 공헌을 한 회원의 실명을 이용한 학술상이 많이 있지만 우리나라에서는 아직 드물다. 기부자의 뜻을 담아 '김세철-최충경 학술상'으로 명명할 것을 제안하였지만 최회장은 자신을 드러내지 않았다. 그리고 실명의 학술상을 허락해준 대한비뇨기과학회의 용단에 감사 드린다. 국내 각종 학회에서 수여하는 학술상은 거의 모두가 제약회사나 의료기기회사의 후원을 받고 있으며 유관회사의 이름이 직간접적으로 명기되어 수여되고 있다. '김세철학술인상'은 학회와는 물론 여타 의약계와도 이해관계가 전혀 없는 기업에서 지원한다는 점에서 더욱 뜻이 있다고 생각한다.

　국가 경제가 성장하면서 정부의 연구비지원도 크게 증가하고 대상 폭도 넓어져 의대교수들도 연구비를 지원받을 수 있는 기회가 많아졌다. 교과부와 한국연구재단이 2009년 전국 4년제 대학 (214개) 연구활동실태 조사분석 결과에 의하면 지원된 총 연구비규모는 7만 8천 882개 과제, 4조 1천 175억원이며, 이 중 정부(중앙 및 지자체)에서 지원한 연구비는 대학연구비 지원 총액의 81.6%를 차지하여 절대적인 지원 역할을 하고 있으며 민간, 교내, 외국에서 지원한 연구비는 대학연구비 지원 총액의 18.4%였다. 전임 교원 1인당 평균 연구비는 수도권이 7천 9백만원, 비수도권이 5천만원이었고, 과제당 평균 연구비는 수도권이 6천만원, 비수도권이 4천 6백만원으로 나타났다. 학문 분야별 연구비 지원 현황을 보면 공학 1조 8천 958억원 (46.0%), 자연과학 7천 925억원 (19.2%), 의약학 6천 605억원 (16.0%), 사회과학 3천 40억원 (7.4%), 농수해양학 2천 140억원 (5.2%), 인문학 1천 43억원 (3.5%) 순이었다. 대학연구비 증가에 따라 연구실적도 상승하여 2008년 대비 2009년에는 연구비가 16.5% 증가하였는데 연구실적도 7.7% 증가한 것으로 나타났다.

2015년 2월 대학알리미 전국의대 연구비 수혜실적에 따르면 연세의대, 울산의대, 가톨릭의대, 성균관의대, 서울의대 순으로 높은 연구비 수혜실적을 기록했다 (표 1). 연구중심병원을 보유한 의대 연구비실적을 보면 2014년과 2015년 연세의대 825억원, 829억원, 울산의대 771억원, 755억원, 성균관의대 445억원, 554억원, 서울의대 351억원, 412억원, 고대의대 325억원, 378억원, 아주대의대 199억원, 176억원, 차의학전문대학원 36억원, 38억원 가천대의학전문대학원이 7억원, 17억원을 기록했다.

필자도 보건복지부 보건의료기술진흥사업 중점공동연구 (2003.7~2006.4)로 '남성 생식기계에서 환경 및 산업체 폭로수준의 검색을 위한 임상독성학적 방법 개발'에 주관 연구책임자로 참여하여 10억6천만원의 연구비를 지원 받았으며, 이 같은 연구활동은 중앙대병원 비뇨기과가 '비뇨생식기질환 특성화 연구센터' (연구책임자; 명순철교수)로 지정되어 2008년 12월부터 약 4년간 총 55억원 (정부지원 42억원)의 연구비를 지원받는 디딤돌이 되었다고 생각한다. 대부분의 정부지원 중점과제는 그동안의 연구성과와 연계하여 제안서를 만들 수 있다. 그러므로 새내기 교수들은 교내 연구비를 종잣돈으로 하여 연구실적을 쌓아가면서 이를 근거로 각종 정부출연 연구과제에 도전해가는 수순을 밟는 것이 좋을 것이다.

표 1. 전국의대 연구비 수혜실적 (2015년 기준, 연구비 단위; 천원)

순위	의대명	과제수	연구비 실적	순위	의대명	과제수	연구비 실적
1	연세대	1,087	82,904,106	23	부산대 의전원	79	5,469,299
2	울산대	792	75,540,959	24	경상대 의전원	88	5,442,199
3	가톨릭대	929	62,449,682	25	제주대 의전원	140	4,784,031
4	성균관대	566	54,483,280	26	연세대(원주)	77	4,324,914
5	서울대	357	41,223,838	27	차의과학대 의전원	51	3,872,996
6	고려대	608	37,848,751	28	강원대 의전원	74	3,598,244
7	이화여자대 의전원	304	20,361,173	29	부산대 의전원	137	3,498,145
8	인제대	344	18,494,889	30	원광대	72	3,201,861
9	경희대 의전원	292	18,004,442	31	을지대	78	2,550,929
10	아주대	321	17,677,160	32	건양대	86	2,191,604
11	한림대	211	17,102,835	33	조선대	64	2,185,293
12	한양대	244	15,333,742	34	단국대	62	1,960,513
13	경북대 의전원	283	14,203,224	35	동국대(경주)	46	1,935,597
14	전남대	136	12,422,427	36	가천대 의전원	24	1,724,731
15	충남대 의전원	172	11,948,651	37	계명대	54	1,723,438
16	충북대	157	11,294,754	38	건국대 의전원	24	1,393,470
17	전북대 의전원	228	9,819,350	39	고신대	39	1,264,838
18	순천향	407	9,046,844	40	가톨릭관동대	17	927,174
19	인하대 의전원	174	9,025,308	41	동아대	68	793,322
20	중앙대	171	8,390,490	42	건국대(글로컬)	13	666,946
21	동국대	86	6,350,755	43	대구가톨릭대	15	479,925
22	영남대	300	5,852,000	44	서남대	8	459,161

(자료출처; 시사메디 in. 2017.2.17)

교수 연구업적은 교과부나 일간지가 실시하는 대학평가의 가장 중요한 바로미터이다. 그러므로 교수들은 인용지수 (Impact Factor)가 높은 유수한 국제 학술지에 논문을 게재하면 대학당국에서 격려금을 주기를 바라며, 대학당국은 대학평가를 의식하여 어려운 재정에도 불구하고 교수들이 우수한 논문을 쓰도록 격려금을 주겠다며 독려하고 있다. 소위 좋은 대학일수록 격려금을 더욱 많이 준다고 한다. 아이들이 부모에게 좋은 성적을 낼 터이니 무엇을 해달라고 요구하거나 부모가 성적이 오르면 포상을 하겠다고 제의하는 것과 무엇이 다른가! 앞으로는 격려금을 주지 않으면 아이들이나 교수들 모두 공부하지 않으려 할 것이다. 아이들이 열심히 공부하는 것은 자신을 위한 것이지 결코 부모를 위한 것이 아닌 것처럼 교수들이 연구활동을 열심히 하여 좋은 논문을 발표하는 것도 교수 자신을 위한 것이지 학교를 위한 것이 1차 목표가 아닐 것이다.

1990년 전까지만 해도 수작업으로 자료 분석하여 200자 원고지에 논문을 작성했기 때문에 연구가 끝나 논문을 작성하는데 시일이 많이 걸렸다. 전공의 시절 밤 새워가면서 손가락이 아프도록 200자 원고지 수십 장에 논문을 써서 교수님께 가져가면 잠시 훑어보시고 몇 군데 고치라고 지시하면 다시 밤 새워 가며 쓰기를 수차례 되풀이했던 기억이 아련하다. 그러나 지금은 전산 시스템으로 모든 작업이 신속히 이루어지므로 열심히 하면 더 많은 성과를 낼 수 있고 열심히 하는 교수와 그렇지 않은 교수의 차이는 더욱 뚜렷이 나타나게 되었다. 또 국가 경제사정이 좋아지니까 국가경쟁력 향상 차원에서 정부의 연구활동 지원이 확대되고 있으므로 연구비를 많이 따오는 교수가 학교로부터 사랑받는 교수이며, 연구비를 많이 갖고 있으니까 연구업적은 덩달아 많아질 수밖에 없고 교수업적평가에서 상위를 랭크하게 된다. 연구업적도 빈익빈 부익부 시대가 된 것이다.

4) 임상시험

임상시험이란 약물뿐만 아니라 의료기기의 효능과 안전성을 평가하는 실험적 연구를 말하며 주로 새로운 치료방법의 효과를 평가하고자 할 때 시행된다. 신약개발의 단계는 크게 세 단계로 나눌 수 있다. 첫 단계는 신 물질을 탐색하여 찾아내는 신약창출 단계이며, 둘째 단계는 최종 목표인 인간에게 약물을 투여하기 전, 동물실험을 통하여 약물의 효능과 안전성을 평가하는 전임상시험 (Preclinical Study) 단계이고, 셋째 단계는 인간을 대상으로 약물의 효능과 안전성을 평가하는 임상시험 (Clinical Study) 단계이다. 임상교수들은 신약 개발에 직접 관여하지 않는 한, 주로 임상시험에 참여한다.

임상시험에는 1상, 2상, 3상, 4상의 4가지 종류가 있다. 제1상 시험은 의약품 후보 물질의 전임상 동물실험에 의해 얻은 독성, 흡수, 대사, 배설 및 약리작용 데이터를 토대로 비교적 한정된 (통상 20~80명, 때로는 20명 이하) 인원의 건강인에게 신약을 투여하고 그 약물의 체내동태 (Pharmacokinetics), 인체에서의 약리작용, 부작용 및 안전하게 투여할 수 있는 투여량 등을 결정하는 것을 목적으로 하는 임상시험이다. 제2상 시험은 신약의 유효성과 안전성을 증명하기 위한 단계로, 약리효과의 확인, 적정용량 또는 용법을 결정하기 위한 시험으로 대상환자수는 100~200명 내외이다. 제3상 시험은 신약의 유효성이 어느 정도까지는 확립한 후에 행해지며, 식약처로부터 시판허가를 얻기 위한 마지막 단계의 임상시험으로서 비교 대조군과 시험 처치군을 동시에 설정하여 용량, 효과, 안전성을 비교 평가하기 위한 시험이다. 4상 임상시험은 신약이 시판 사용된 후 장기간의 효능과 안전성에 관한 사항을 평가하기 위한 시험이다. 신약의 부작용 빈도에 대해 추가정보를 얻기 위한 시판 후

조사 (Post-marketing Surveillance), 특수 약리작용 검색연구, 약물 사용의 이환률 또는 사망률 등에 미치는 효과 검토를 위한 대규모 추적 연구, 시판 전 임상시험에서 검토되지 못한 특수 환자군에 대한 임상시험, 새로운 적응증 탐색을 위한 시판 후 임상연구 등이 포함된다.

2015년 국내 임상시험 승인건수는 총 675건 (국내제약사 의뢰 245건, 다국적제약사 의뢰 296건, 연구자 주도 134건)이었으며 이들 중 다국적제약사 의뢰는 3상이 170건, 2상 73건, 1상 51, 기타 2건이었다. 임상시험 약제는 항암제가 38%로 가장 많았으며 이어 심혈관계, 중추신경계, 내분비계, 소화기계, 항생제, 비뇨기계, 호흡기계, 면역억제제, 혈액, 기타 (피부질환, 근골격계 등)의 순이었다.

의뢰자 주도 임상시험과 연구자 주도 임상시험

임상시험은 의뢰자 주도 임상시험 (SIT, Sponsor Initiated Trial) 과 연구자 주도 임상시험 (IIT, Investigator Initiated Trial)으로 나눌 수 있다. 의뢰자 주도 임상시험은 의뢰자 (주로 제약회사)가 임상시험을 설계하고 계획하며 연구자는 자료를 입력, 기록하고 이상반응을 보고하며 의약품 관리모니터링 점검 등을 책임지는 것이고, 연구자 주도 임상시험은 연구자가 이 일들을 모두 맡게 되는 것이다. 그러므로 두 가지 임상시험 사이에 연구방법론의 차이는 전혀 없으며 누가 처음 아이디어를 내어 임상시험을 주도적으로 진행하는지만 다른 것이다.

의뢰자 주도 임상시험은 신약이 개발되면 제약회사에서 식약처로부터 판매허가를 얻어내기 위해 연구자에게 3상 시험을 의뢰하는 것이지만 연구자 주도 임상시험은 이미 시판되고 있는 의약품을 대상으로 같은 용도의 다른 약물과 효능이나 부작용을 비교해보고자 할 때, 기 판매 허가된 용도 외에 다른 효과 유무를 알아보기 위해서 그리고 희귀질환치료제를 개발하기 위해 시행된다. 예를 들면 1차 항암제로 A, B가 있는데 모두 보험적용도 되고 효능이 입증된 아무 문제가 없는 약인데 A약과 B 약을 직접 비교한 3상 임상시험 결과가 없는데 A약과 B약 제약회사는 어느 약이 더 효과적인지를 비교해볼 임상시험을 할 계획이 없다. 왜냐하면 A약이 B약보다 더 우월한 결과가 나와버리면 B약 제약회사는 큰 타격을 받게 될 것이므로 확신이 서지 않는 한 A, B 제약회사가 이 같은 임상시험을 할 리가 없을 것이다. 이러한 문제는 학술적 관점에서 연구자 주도 임상시험으로 해결할 수밖에 없다. 경구용 발기부전치료제가 내당성과 혈당치를 감소시키고 면역력이나 인지기능을 개선시키는 효과가 있을 것으로 판단하여 이를 입증하기 위해 임상시험을 해보고 싶어도 제약회사의 입장으로는 기대효과가 확실히 있을 것이란 믿음이 서지 않는 한 섣불리 거액을 투자하지 않으려 하기 때문에 연구자 주도 임상시험으로밖에 알아볼 수 없다. 마찬가지로 희귀질환치료제도 수익성이 떨어지므로 제약회사는 신약 개발에 투자하지 않으려 한다 (김범석. www.bhumsuk.tistory.com/452, 2014.9.6).

그 동안 한국 임상시험은 양적·질적으로 성장해왔으나 (2000년 대비 20배 증가), 대부분 제약업체 주도로 실시되는 의뢰자 주도 임상시험이 주를 이루고 있다. 식품의약품안전처에 따르면, 2015년 국내 전체 임상시험 승인 675건 중 연구자 주도 임상시험은 19.9% (134건)으로 의뢰자 주도 임상시험 (80.1%)의 1/4 수준에 불과했으며 전체 임상시험 건수는 2014년(652건)보다 3.5% 증가했으나, 연구자 주도 임상시험 승인건수는 오히려 8.8% 감소했다 (그림 1). 2015년 기준 세계 각국의 전체 임상시험 중 연구자 주도 임상시험이 차지하는 비율은 미국 60.3%, 캐나다 57.1%, 프랑스 70.4% 등으로, 한국에 비해 상대적으로 매우 활발했다. 우리나라의 연구자 주도 임상시험이 지극히 저조한 주된 이유가 연구결과가 특정제품 판매촉진에 이용된다는 보장이 없으면 제약회사들이 큰 관심을 갖지 않기 때문이다. 관련 전문가들은 정부의 제도적, 재정적 지원이 필요하다고 입을 모은다. 특히 희귀질환치료제 임상시험은 공익성을 고려하여 적극적인 지원이 필요하다. 임상시험의 진료관련 수가에 대해 보험급여를 적용해 부담을 줄여주면 연구자 주도 임상시험에 도움이 될 수 있으며, 연구자 주도 임상시험 관련 규정을 개선하거나 명확히 하면 제약회사들이 '리베이트'로 오해 살 것을 걱정하지 않고 보다 자유롭게 연구비 지원을 할 수 있을 것이다. (김다정. 헬스코리아뉴스, 2017.2.14)

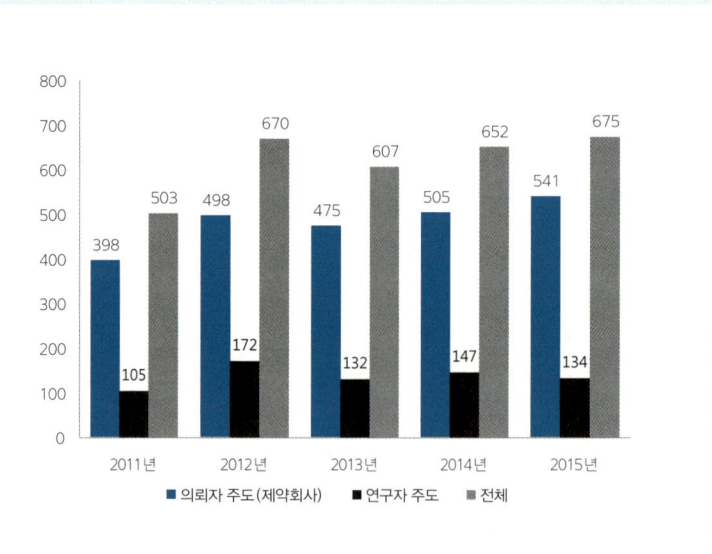

그림1. 2011~2015년 임상시험 승인 건수 (자료출처; 식품의약품안전처)

　　의뢰자 주도 임상시험은 모든 경비를 임상시험을 의뢰하는 제약회사나 기기회사에서 제공하고 연구업적에도 도움을 주기 때문에 대부분의 임상교수들이 참여를 원한다. 2012년 병원들이 수주한 임상시험 연구비 총액은 약 2,800억원으로 한국은 전세계 임상시험 산업에서 10위를 차지했고, 서울은 제약기업이 후원하는 임상시험을 가장 많이 실시했던 도시였다 (이형기. 청년의사, 2013.11.14). 2015년 연보에 의하면, 서울아산병원 신규과제 임상시험은 1,365건 (1상 42건, 2상 75건, 3상 121건), 신촌 세브란스병원 임상연구 승인건수는 1,311건 (1상 34건, 2상 71건, 3상 137건)으로 해마다 증가하고 있으나 1,2,3상 시험은 전체 임상시험의 1/5에도 미치지 못한다. 또 임상시험 총 경비의 10-20%는 연구기금으로 적립되어 교수의 연구활동비로 지원되며 임상시험에서 발생되는 모든 진료비가 비급여 처리되어 병원 수입증대에도 기여하므로 병원당국은 교수들에게 임상시험을 적극 권장하고 있다.

지금은 임상시험도 의약품 임상시험센터와 의료기기 임상시험센터로 분리해 운영하고 있으며 식약처에서 정기적으로 운영실태를 관리감독하고 있고, 임상시험 참여자는 정기적으로 교육을 받아야 한다. 2015년 12월 30일 제정된 약사법 (식품의약품안전처 고시 제2015-113호)은 임상시험 관리자와 참여자에 대한 교육을 대폭 강화하여 임상시험 시험자를 비롯하여 기관생명연구윤리위원회 (IRB, Institutional Review Board) 위원, 관리약사, 모니터위원, 코디네이터, 품질보증담당관은 임상시험 실시경험이 전혀 없는 경우에는 반드시 신규자 교육 (8시간, 모니터요원, 코디네이터, 품질보증담당관은 40시간), 신규자 교육 이수자 또는 임상시험 실시경험이 있는 종사자는 심화교육 (6시간, 모니터요원, 코디네이터, 품질보증담당관은 연간 24시간 2년간), 보수교육 (4시간, 모니터요원, 코디네이터, 품질보증담당관은 8시간)의 순서로 매년 교육을 이수하여야 한다. 필수 교육시간을 이수하지 못할 경우, 식약처의 실태조사 시 과태료 징수, 병원 IRB 심의 신청에 제한이 있을 수 있다.

임상시험에도 IT기술이 접목되고 있다. 임상시험 데이터를 디지털화시켜 시간을 절감하고, 오류발생 등의 변수를 없애 임상시험의 정확도를 높이는 것은 물론, 임상시험의 진행상황을 실시간으로 모니터할 수 있는 장점을 가지고 있기 때문이다. 실제로 미국 식품의약국, 유럽의약품청 등은 이미 국제임상데이터 교환표준컨소시엄에 따라 임상시험 데이터를 전자 문서로 관리하고 있으며, 글로벌 대형 제약사들은 대부분의 임상과정을 디지털화한 상태이고 몇몇 국내 제약회사도 도입해 사용하고 있다. 국제임상에 관련한 표준데이터가 전자문서로 관리 되고 글로벌 임상이 보편화되면서 국가마다 다른 임상결과를 하나로 모아 체계적으로 관리할 수 있게 되었다.

임상시험 경험

필자는 24건의 의뢰자 주도 3상 임상시험과 1건의 연구자 주도 임상시험 그리고 1건의 전임상 및 2상 임상시험에 참여하였다. 처음으로 임상시험에 참여한 것은 1997년 2월 한국파마치아-업존으로부터 의뢰 받은 '당뇨병성 발기부전환자에 대한 Aprostadil Sterile Powder (Caverject)의 안전성 및 유효성에 대한 임상연구'이며, 같은 해에 삼양사의 '남성호르몬농도 저하에 따른 갱년기증상에 대한 안드로덤 패취의 유효성 및 안전성 연구'도 시작하였다. 이듬해에는 한국얀센의 '발기부전환자에서 MUSE (alprostadil)의 안전성 및 효과에 대한 연구'를 하였다. 무엇보다도 뜻깊은 것은 1997년 5월 신약개발을 위해 신풍제약의 연구비 지원으로 '발기유발제 TM주 전임상시험'을 하였던 것이다. 그 후 TM주는 3상 임상시험을 거쳐 '스텐드로'라는 신약으로 발매되었고 지금도 경구용 약물에 효과가 없는 발기부전환자에게 2차 치료방법으로 이용되고 있다.

아마도 국내에서 제대로 된 국제수준의 임상시험이 처음 시작된 것은 1998년 한국화이자의 발기부전치료제 '비아그라의 효과와 안전성에 대한 다기관 위약대조 무작위 임상시험'으로 생각한다. 임상시험이 시작되기 전에 2박 3일 동안 ICH (International Council for Harmonisation) GCP (Good Clinical Practice) 교육을 받았는데 아직 우리나라에서는 임상시험에 대한 인식이 부족하여 식약청도 GCP 지침이 없던 때이라 교육을 받으면서 이렇게 어렵고 까다로워서 임상시험을 제대로 시행할 수 있을지 의구심마저 들 정도였다. 비아그라 3상 임상시험은 임상연구를 어떻게 면밀주도하게 계획을 세우고 진행해야 하는지를 깨닫게 해준 교육이었다. 또 선진국 수준의 임상연구가 되려면 얼마나 어렵고 까다로운지 새삼 놀랐다. 비아그라 3상 임상시험은 20명의 국내 연구자들이 참여하여 성공적으로 시행 완료하여 한국 비뇨기과 의사들의 역량을 국제적으로 인정받는 계기가 되었으며 이후 개발된 모든 경구용 발기부전치료제를 비롯한 3상 임상시험에 주도적 연구자로 참여하는 기회를 가질 수 있었다. 필자는 화이자제약의 비아그라와 릴리제약의 시알리스 국제자문위원으로 많은 국제 회의에 참석하였고, 화이자제약에서 후원하여 한국을 포함한 전세계 29개국의 40-80세 남녀 27,500명을 대상으로 조사한 '성태도와 성행동에 대한 범세계적 연구' (GSSAB, Global Study of Sexual Attitudes and Behaviors) 의 12명 연구원 (비뇨기과의사 6명, 역학자 2명, 심리학자 1명, 성치료사 1명, 사회학자 1명, 정신과의사 1명) 중 한 사람으로 참여하였다.

  필자가 1990년대 후반부터 갑자기 성의학 관련 임상시험에 많이 참여할 수 있었던 것은 성의학의 발달사와 궤를 함께 한다. 성의학은 1980년대 초반까지 의학의 마지막 남은 미지의 분야였다. 1982년 혈관확장제인 papaverine HCl를 음경해면체내 주사하면 인위적으로 발기를 일으킬 수 있다는 사실이 우연히 밝혀진 이래 동물모델을 통해 본격적으로 발기에 대한 병태생리학적, 분자생물학적 기초연구가 시작되어 1990년대 초 주사용 발기부전치료제인 '카버젝트' (알프로스타딜)가 발매되었고, 1998년에는 경구용 발기부전치료제인 '비아그라'가 시판되면서 각종 경구용 발기부전치료제가 속속 개발되었으며, 남성갱년기에 대한 이해와 함께 각종 남성호르몬제가 개발되었기 때문으로 생각한다.

발기부전치료에 대한 임상시험을 활발히 진행하자 국내 제약회사에서 개발한 발기부전치료제나 발기력 강화를 위한 건강식품이나 기구, 중국황제들이 사용했다는 정력강화제를 판매하는 조그만 회사들로부터 임상시험을 요청받는 경우도 있었다. 어느 영세한 업자가 독일에서 개발된 3x2 cm 크기와 2 mm 두께의 자장을 발생하는 자석을 팬티에 부착하고 있으면 발기력이 강화된다는 기구를 수입하여 은밀하게 판매하고 있었는데 불티나게 팔리자 그 효력을 과학적으로 입증하여 공개적으로 홍보 판매하기 위한 욕심이 생겨 필자에게 임상시험을 요청하였다. 우선 홍보 팜플렛에 나오는 발명자의 소속 대학을 탐색해보았지만 그런 사람을 찾을 수 없었고 관련 연구결과 자료도 공식 학술지에 게재된 것이 아니어서 신빙성이 떨어졌다. 임상시험 의뢰인에게 이 같은 사실을 설명하고 임상시험을 포기하도록 하였지만 의뢰인은 효과를 절저히 믿고 있었다. 임상시험 경비도 만만치 않다고 얘기 했지만 주장은 완고하였다. 결국 임상시험을 시작하였고 결과는 예상한 대로 의미 있는 효과를 입증할 수 없었다. 어느 국내 중견 제약회사는 음경귀두에 바르는 발기유발제를 개발하였다고 임상시험을 요청해왔다. 모 대학 약리학교수가 개발하여 제약회사 직원들에게 일차 시험해보았더니 효과가 좋아 임상시험을 의뢰한다는 것이었다. 이미 입소문이 나 회사 주가도 올랐다. 이론적으로 약의 효과를 기대하기 어려움을 설명하였으나 역시 효과를 철저히 믿고 있었기에 임상시험을 시작해줄 것을 강력히 요청하였다. 결국 만 1년 동안 위약군 대조 이중맹검법에 의한 임상시험을 시행하였지만 거금만 날리고 효과는 입증하지 못했다. 회사에서는 그렇게도 철저히 믿는 기구나 약이 왜 임상시험에서는 의미 있는 효과가 입증되지 않을까? 위약 (placebo) 효과 때문이다. 성반응은 어느 인체기능보다 심리적 영향을 많이 받는다. '비아그라'가 나오기 전까지 정력에 좋다는 보약이 불티나게 팔린 것도 위약효과를 배제할 수 없다. 비싸면 비쌀수록 위약효과는 더 클 수 있다. '비아그라' 임상시험을 할 때 위약을 복용한 환자가 3년만에 마누라를 안을 수 있었다고 좋아하던 것도 위약효과 때문이다.

적외선 메트리스의 발기력 강화효과에 열광하던 친구로부터 효력을 입증해달라고 부탁하여 임상시험에 앞서 동물실험을 해보았더니 효과가 꽝이었다. 중국 남부지방 어느 산골에 사는 노인 남성들이 80세가 넘어서도 성생활을 왕성하게 하는데 그 이유를 그곳에서만 나는 약초를 상습적으로 먹기 때문이라는 것이었다. 국내 어느 조그만 제약회사가 약초를 수입 정제하여 필자가 효력을 입증해주도록 요청받았다. 동물실험 결과 유의한 효과를 발견할 수 없었다. 동물실험은 위약효과가 나타나지 않는다. 모 대학병원 교수님 부탁으로 영세회사에서 만든 발기유발 진공물리기구의 임상시험을 의뢰 받아 효과를 입증해주었더니 판매권 때문에 형제간에 이권다툼이 벌어져 필자가 어려움을 겪은 적도 있다.

이런 저런 사연으로 성기능 관련 임상시험을 많이 하고 TV나 라디오에 자주 출연하다 보니 유명세를 탔다. 하루는 여의도에서 점심을 먹고 길을 걷는데 길가에 좌판을 깔아놓고 한 남성이 열심히 소리 내어 효능을 홍보하고 있었다. 그런데 이 남성이 "이 제품의 효능은 김세철 박사가 입증한 것이다"고 하지 않는가! 너무나 황당하였다. 보지도 듣지도 못한 것이기 때문이다. 그러나 먹고 살기 위해 하는 짓이라는 생각이 들어 모른 척하고 지나쳤다.

5) 연구중심병원

　우리나라는 1960년대 후반부터, 특히 1980년대 중반 이후 기술수명이 짧은 분야에 특화하고 지속적으로 진입하여 과학기술이 선진국 수준에 달해 있으며 스마트폰을 비롯한 몇몇 종목은 세계 최고 수준으로 발전하였다. 그러나 지금 한국은 이 같은 분야에서 추격을 당하는 상태이며 추격형에서 선진국 혁신체계로 가야 하는 전환기에 있다. 그 동안의 발전이 "fast follower"로서의 역할에 기인했으면 이제 선진국으로 진입하기 위해서는 "first mover" 로서의 역할로 전환해야 할 시기를 맞고 있다. First mover로서의 역할을 해내기 위해서 가장 필요한 것이 창의력이다 (김유신, 박태현. 제105회 한국과학기술한림원 원탁토론회).

　대학은 학자들이 오로지 학문을 연구하고 현실과 거리가 먼 정신적 행동을 하는 장소라는 개념으로 '상아탑'이라고 불렸다. 세상물정을 모르는 학자는 가난하게 사는 것이 학자로서 존경 받는 지표가 되기도 하였다. 그러나 지식정보가 부의 원천이 된 시대가 도래하면서 '상아탑' 대학은 더 이상 '별천지'로 존속할 수 없게 되었고 살아남기 위해 요동치고 있다. 기득권을 지키기 위해 대학이 변화를 거부할 게 아니라 이제 사회 속의 대학이 되어야 한다. 교육과학기술부는 국내 대학으로 하여금 '창의적 실용지식 창출역량'을 제고하여 미래 국부의 원천을 확보하며, 신성장동력을 창출할 수 있는 분야의 연구를 획기적으로 활성화하기 위해 '세계수준의 연구중심대학 육성사업'을 펼치고 있다. 정부는 2008년부터 5년 동안 8,250억 원을 투입하여 연구중심대학이 사회 각 분야에서 필요로 하는 고급 전문지식을 창출하여 제공하고 또한 전문지식을 실용적으로 활용할 능력을 보유한 고급인력을 교육시키도록 한 결과, 양적인 성과 현상은 뚜렷이 나타났고 일부 질적인 성과 향상도 나타났나 (김성진, 등. 교육재정연구, 2014년).

보건복지부는 교육과학기술부의 연구중심대학에서 창안하여 진료영역에서의 축적된 지식을 기반으로 첨단보건의료의 연구개발과 사업화를 통하여 보건의료사업을 선도하고 병원을 중심으로 산학연이 상호 연계하여 새로운 치료기술 및 부가가치를 창출하여 보건의료서비스를 첨단화하여 양질의 의료서비스를 제공하고 나아가 보건의료산업의 해외 수출 증대에 목적을 둔 연구중심병원을 육성하는 계획을 발표하고 연구중심병원을 지정하였다. 연구중심병원으로 지정되기 위해서는 병원의 의료수익 대비 총 연구비 투자비율, 연구 거버넌스 구축, 산업화 가속을 위한 플랫폼 구축, 특허 및 기술이전 수, 국내외 산학연 네트워크 구축, 연구전담의사 수 등 많은 까다로운 요소들을 충족해야 한다. 그러나 교과부의 연구중심대학 정책과는 달리 연구중심병원은 세제혜택과 간접비 비율 인상, 병원특례에 의한 인력지원 등 제도적 지원과 본 사업을 통해 개발된 신기술과 제품에 대해 3년 이내의 기간 동안 한시적으로 비급여를 적용 받을 수 있게 하였지만 주무부처인 복지부의 직접적인 재정지원은 없으므로 얼마나 동력을 받을 수 있을지 의문이다. 연구중심병원이 바이오산업과 정밀의료 기술개발의 주체가 되어 성공적으로 안착하기 위해서는 정부의 육성 의지와 실질적이고 전폭적인 지원, 그리고 중장기적인 안목을 가지고 지속 가능한 연구력을 구축해야 한다. 이를 위해서는 정부가 주도적으로 병원, 산업체, 기초연구자 간의 융합 네트워크를 구축하여 협력 시스템이 원활히 이뤄지도록 중재하고 이니시어티브를 갖고 선도하여야 할 것이다.

2014년 한국연구재단이 톰슨로이터 데이터를 분석한 결과 의학분야 연구력에서 한국 유수대학들의 위치는 화학분야와 비교하면 300위권에도 들지 못할 정도로 초라하다 (표 2). 우리나라 최고의 수재들이 의대에 진학하면 한번은 기초의학을 전공해 난치병치료법을 개발하는 학자가 되고 싶다는 꿈을 갖는다. 그러나 그 같은 꿈은 고학년으로 올라가고 졸업이 가까워질수록 상황을 파악하면서 접게 된다. 남들보다 적게는 2년, 많게는 4년 (의학전문대학원 출신) 더 비싼 등록금 내며 죽어라 공부 했는데 기초의학 연구자가 되면 연구환경도 좋지 않은 데다 기본 수입이 임상의사의 절반 수준도 되지 않기 때문이다. 이진석 서울의대 교수가 2013년 전국 의대생과 의전원생의 전공 선호도 설문조사에 따르면 기초의학 전공을 선호한다고 답한 학생은 단 2%에 불과했다. 그래서 의대에서 기초의학을 지망하면 '천연기념물'이라는 말까지 회자되고 있

표 2. 2014년 대학의학분야 연구력 세계랭킹
(한국연구재단이 톰슨로이터 데이터베이스의 피인용 상위 10% 논문을 분석한 지표)

순위	의학분야	순위	화학분야
1	하버드대	1	중국과학원
2	워싱턴대	2	UC버클리
3	샌프란시스코 캘리포니아대	3	MIT
4	토론토대	4	하버드대
5	피츠버그대	5	프랑스 국립과학연구원
-	-	-	-
-	-	-	-
346	울산대	28	서울대
358	서울대	57	KAIST
460	연세대	107	고려대
488	성균관대	108	연세대
902	경북대	150	성균관대
929	고려대	153	한양대
1038	가톨릭대	173	포스택
1304	서울대병원	184	KIST
1325	순천향대	241	이화여대
1694	전남대	299	인하대

(자료출처: 동아일보 2016년 10월 3일)

다. 한국의학은 일부 분야 (심장, 위, 뇌, 등)에서는 의술이 세계적 수준이라는 평가를 받는다. 하지만 첨단 의료기술의 개발은 기초의학의 토대 위에서 발전하기 때문에 정부차원에서 기초의학 연구에 대한 지원을 늘려 기초의학의 기본체력을 키워주고 연구중심 의학자를 지원하여야 한다.

지금 우리나라 바이오산업은 비의사들이 주도하고 있다. '바이오산업 리더 포럼'에 참석하였더니 "국내 기술로 좋은 의료기기가 개발되어 해외로 잘 팔리고 있는데 진작 우리나라 의사들은 외면하고 있다"고 애로사항을 토로하였다. 의사들은 진료에 전념하느라 밖에서 무슨 일이 일어나는지 일부러 관심을 가질 마음의 여유가 없다. 그러나 의사는 진료 일선에 있으므로 어떤 기기가 필요하고 유용한지 잘 알고 있다. 그러므로 기기개발에 의사를 처음부터 참여시키고 개발 후 임상시험을 주도하도록 하고 홍보하도록 하면 비즈니스에 도움이 될 것이다. 또 우리나라는 모든 의료수가가 행위 별로 책정되어 있으므로 급여 대상이 되지 않으면 아무리 좋은 기기가 개발되었더라도 이용하였을 때 수가를 발행할 수 없으면 구입하지 않으려 하기 때문에 이용 활성화를 위한 제도적 개선이 필요하다.

병원도 바이오산업에 관심 가져야

　미국 MIT 대학은 대학을 홍보하기 위해 2015년 졸업생 취업자 4명 가운데 1명이 스타트업(신생 벤처) 회사에 들어갔다고 자랑한다. 미국의 스텐포드나 MIT 출신 상위권은 모두 창업을 하고 그 다음부터 대기업에 들어가는데 한국은 1등부터 10등까지 대기업에 들어가고 아무 곳에도 취직하지 못한 학생들이 창업한다고 한다 (차국헌. 조선일보 2016. 10.6). 우리나라 대학은 대기업에 얼마나 많이 취업했고, 각종 면허나 자격 시험에 얼마나 많이 합격했는지가 홍보 1순위이다. 교수와 학생 특히 가르치는 입장에 있는 교수의 인식전환이 절대적으로 중요한 시점이다.

　"지금까지 대학과 기업은 상호보완적 위치가 아니고 '각개약진식' 발전을 했다. 4년제 대학을 졸업해도 기업이 필요로 하는 실용적 지식과는 괴리되어 있었으므로 취업하면 기업에 필요한 실용적 교육을 별도로 받아야 했다. 오죽하면 4년제 대학을 졸업하고 취직을 위해 2년제 전문대학에 다시 들어간다는 얘기까지 나오겠느냐! 이제 우리나라가 선진국으로 진입하기 위해서는 대학과 기업이 함께 정보와 기술을 공유하고 상호보완적으로 협업하여야 한다. 기존의 '연구 중심'을 넘어 '가치 창출' 대학이 되어야 한다. 대학은 기업의 한계를 잘 아는 교수가 필요하고, 기업은 미래 산업을 연구해줄 인재가 필요하다. 특히 이공계 대학은 기업과 훨씬 더 많이 협력해야 한다. 미국을 비롯한 선진국 유수 대학에서 박사학위를 받아오면 교수채용의 1순위가 되는 시대는 분명히 지나고 있다. 포스텍 (포항공대)는 논문실적 위주로 교수를 채용하던 과거 기준을 벗어나 산학일체 교수를 영입하기 위해 특허나 산업체 연구실적, 사업 기여도 등을 따지겠다고 한다. 논문 편수만 따지면 기업 연구소에 있던 사람을 데려올 수 없기 때문이다. 꼭 박사학위가 없어도 된다고 한다. 훌륭한 지도전문의의 자격을 갖고 있는데도 임상교수가 되려면 별도로 박사학위를 요구하는 우리나라 의과대학이 배워야 할 부분이다. 찰스 다윈은 그의 진화론에서 '현재 살아 남은 종은 힘이 세거나 머리가 좋아서가 아니라 환경변화에 빠르게 적응하였기 때문이다'는 말이 새삼 가슴에 와 닿는다.

정부는 2016년 8월 10일 대통령 주재로 과학기술 전략회의를 열고 '정밀의료 기술개발'을 국가전략 프로젝트로 선정했다. 이에 보건복지부는 최소 10만명의 유전정보, 진료정보, 생활환경·습관 정보 등을 실시간으로 수집·축적하는 정밀의료 코호트를 구축하는 등 정밀의료 기반을 마련하겠다는 계획이다. 또한 연구자원을 연계·분석해 제약기업이나 병원 등에서 활용할 수 있도록 플랫폼을 구축하고, 병원에서 정밀의료 서비스를 지원할 수 있도록 차세대 병원 의료정보 시스템을 개발한다는 방침도 세웠다.

그러나 박리다매의 의료수가 체제에서 진료수입을 극대화해야 하는 임상교수들의 과중한 진료업무 환경을 고려하면 정밀의료 기술개발에 참여할 수 있는 임상교수는 극히 제한적일 것이다. 임상교수가 새로운 진단이나 치료법에 대한 아이디어가 있어도 빡빡한 진료일정과 논문작성 때문에 시간적 여유가 없어 전국의 수많은 이공계 학자들 중에서 누가 자신의 아이디어를 실용화 개발해줄 수 있는 기술과 장비를 갖춘 적임자인지를 스스로 찾아내는 것은 불가능한 일이다. 또 자신의 아이디어를 도둑맞을지 모른다는 우려 때문에 주변 사람과 섣불리 상의할 수도 없는 일이다. 이런 저런 이유 때문에 아이디어가 있어도 시도도 해보지 못하고 사장되어버리는 경우가 거의 모두이다. 때 늦은 감이 많지만 정부는 의사가 임상경험을 통해 발굴한 창업 아이템을 이공계 박사들과 매칭해 창업을 유도하고 자신만의 아이디어로 창업할 수 있게 돕는 사업도 진행할 계획이라고 한다. 또 실험장비와 실험공간이 있어도 창업초기에 자금 마련이 문제이다. 정부는 바이오 창업지원 펀드를 조성해 창업초기의 자금부담을 어느 정도 덜어준다는 방침이다. 바이오 전문 금융인력을 양성하는 교육 프로그램과 자격인증제도 마련한다고 한다. 스텐포드대 출신의 창업기업만 연매출이 한국 GDP의 2배라고 한다. 교육부에 따르면 2014년 한국의 425개 대학이 개발한 기술을 기업에 팔아 벌어들인 기술이전 수입은 576억원이며 대학이 쓴 과학기술 분야 연구비가 5조4015억원에 이르러 전체투자비용의 고작 1%만 건진 초라하기 그지 없는 실적이다. 미국 교수는 기술이전으로 평가하는데 한국은 논문 수로 평가하며 한국 교수는 창업하면 연봉을 삭감하며 기업활동 시간도 20%로 제한하고 있는 것이 우리의 현실이다.

2016년 8월 16일 미래창조과학부는 의료 현장의 연구 실용화 인프라 및 모바일 헬스케어 사업화 생태계 구축을 위해 '바이오·의료기술개발사업 차세대의료기술개발' 분야 신규과제를 공모한다고 보다 구체적인 지원계획을 발표했다. 신규 과제는 ▲임상 의과학자 연구역량 강화(4년 100억) ▲의료기관 창업 캠퍼스 연계 신개념 의료기기 개발(5년 200억) ▲모바일 헬스케어 기술 개발 및 지원 플랫폼 구축(5년 82억)에 5년간 국비 약 382억을 투입한다. 아이디어와 연구 역량을 가진 의사과학자를 지원함으로써 창업을 활성화하고, 병원·IT 기업과 바이오벤처 간 공동연구 및 사업 연계를 통해 초기 벤처의 성장을 돕는 것이 이번 사업의 목적이다. '임상 의과학자 연구역량강화 사업'은 연구 인프라를 갖춘 병원을 선정하고 병원 내 아이디어와 연구 역량을 가진 의사의 실용화 연구를 지원하는 내용이다. 임상진료에 치우친 의사에게 공학박사(Ph.D)와의 협력연구 기회를 제공해 의사 과학자 및 창업 등 새로운 진로를 선택할 수 있도록 유도하며, 융·복합 R&D 연구 실용화 모델을 제시할 것으로 예상된다.

'의료기관 창업 캠퍼스 연계 신개념 의료기기 원천기술 개발 사업'은 병원이 벤처를 위한 공간과 장비를 구축하고 입주 벤처와 병원이 융·복합/생체대체 의료기기 개발 공동연구를 수행하는 사업이다. 벤처가 의료기관 내에 입주해 의료현장의 수요를 반영한 의료기기를 개발할 수 있고, 이를 통해 신속한 사업화까지 연결되는 기회가 될 것으로 보인다. 바이오산업이 국가 미래전략산업으로 선정되고 정부차원에서 적극적인 행정적 경제적 지원이 이루어지는 시점에서 임상교수들의 연구가 의학발전만을 위한 연구가 아니라 국가산업발전이란 더 높은 차원의 책임감을 갖고 노력해야 하겠다. 시민단체들은 "의료를 돈벌이로 보지 말라"며 의료 상업화 절대 반대를 외치고 있지만, '의료 산업화'를 '의료 상업화'와 혼동해서는 안되겠다.

6) 연구논문

교수의 연구업적은 논문으로 평가된다. 어떤 교수는 학술대회에서 초록은 많이 발표하는데 진작 발표 논문 수는 초록 수에 크게 미치지 못하고 있다. 학술 토론장에서는 어김없이 의견을 내놓으면서 연구논문 수는 따라가지 못하는 교수들도 있다. 아무리 많이 알고 있어도 말로 하는 것은 문헌으로 인용할 수 없으며 듣지 않은 사람이나 후학들은 알아주지도 못한다. 그러므로 연구성과는 반드시 논문으로 남겨야 한다. 더욱이 최근에는 각종 대학평가에서 교수 1인당 발표 논문수, 특히 SCI급 논문업적을 주요 평가근거로 하므로 모든 교수들은 논문업적을 높이는데 총력을 경주하고 있다.

우리나라에서 지난 10년간 총 3,600건의 피인용 상위 1% 논문이 발표됐는데 이는 세계 15위 수순이다. 2017년 4월 한국과학기술기획평가원(KISTEP)이 K-브리프 톰슨 로이터사가 제작하는 ESI(Essential Science Indicators) DB에서 제공하는 지표로 최근 10년 내외에 발표된 SCI논문 중 피인용 상위 1% 논문실적을 비교분석하여 발표한 자료에 의하면 분야별로는 재료 과학(5위, 475편)이 가장 높은 순위였으며 이어 화학(7위, 681편), 공학(11위, 381편), 컴퓨터과학(11위, 109편), 약학·독성학(16위, 93편), 생물·생화학(16위, 125편), 분자생물·유전학(19위, 95편), 임상의학(21위, 490편), 신경·행동과학(23위, 42편), 정신의학·심리학(23위, 23편), 미생물학(25위, 17편), 면역학(27위, 22편) 순이었는데 의학관련 분야는 비교적 후순위이었다.

최근 시사메디in이 대학알리미를 통해 2015년도 전국 의과대학 전임교원 총 논문실적을 조사한 결과, 가톨릭의대가 787.3378편으로 가장 많았고 이어 서울의대 787.7498편, 연세의대 682.136편, 성균관의

표 3. 전국 의과대학별 전임교원 1인당 연구실적(2015년 기준, 자료제공: 대학알리미)

학교	전임교원	국제논문 SCI급/SCOPUS	전임교원 1인당 논문 실적 연구재단 등재지	SCI급/SCOPU
서울대학교	468	717.784	.1111	1.5337
연세대학교	464	591.5242	.1168	1.2748
성균관대학교	478	520.8981	.203	1.0897
영남대학교	133	122.8614	.2189	0.9238
중앙대학교	102	89.6885	.1709	0.8793
고려대학교	362	316.8425	.1086	0.8753
전남대학교	239	199.6633	.2478	0.8354
가톨릭대학교	786	604.0191	.1776	0.7685
전북대학교 의학전문대학원	161	119.4793	.1492	0.7421
한양대학교	207	148.6132	.1878	0.7179
경북대학교 의학전문대학원	246	174.7032	.2366	0.7102
울산대학교	624	443.05	.1347	0.71
경희대학교 의학전문대학원	227	158.1525	.1474	0.6967
건국대학교 의학전문대학원	107	74.227	.1591	0.6937
아주대학교	182	122.9264	.178	0.6754
전남대학교 의학전문대학원	2	1.2966		0.6483
이화여자대학교 의학전문대학원	204	123.2947	.1119	0.6044
강원대학교 의학전문대학원	117	67.514	.1614	0.577
제주대학교 의학전문대학원	138	77.9793	.3204	0.5651
부산대학교 의학전문대학원	255	136.8697	.1864	0.5367
건국대학교(글로컬)	92	48.2435	.2037	0.5244
계명대학교	171	88.9993	.1858	0.5205
경상대학교 의학전문대학원	160	78.3189	.1944	0.4895
충남대학교 의학전문대학원	172	82.8307	.2466	0.4816
충북대학교	128	60.423	.1489	0.4721
한림대학교	497	234.451	.1052	0.4717
연세대학교(원주)	124	57.717	.1183	0.4655
동국대학교 대학원	98	41.9285	.1328	0.4278
고려대학교 대학원	1	.3921		0.3921
동아대학교	142	55.3831	.2485	0.39
순천향대학교	463	166.4416	.1568	0.3595
인하대학교 의학전문대학원	156	54.5848	.17	0.3499
가천대학교 의학전문대학원	201	66.9197	.1296	0.3329
고신대학교	157	44.287	.2234	0.2821
인제대학교	606	164.0084	.2241	0.2706
동국대학교(경주)	80	21.0953	.0747	0.2637
조선대학교	117	29.4641	.3149	0.2518

대 631.8389편, 울산의대 547.6064편의 순이었으나 교수 1인당 SCI급/SCOPUS논문실적은 서울의대가 1.5337로 가장 많았고 이어 연세의대 (1.2748), 성균관의대 (1.0897), 영남의대 (0.9238), 중앙의대 (0.8793)의 순이었다 (표 3). 총 논문실적은 교수 수가 많을수록 많이 나올 수 있겠지만 교수 1인당 SCI급 논문 수는 대학의 실질적 연구 경쟁력을 가늠하는 지표가 될 수 있을 것이다. 교수 논문실적은 대학과 병원의 연구 인프라 구축 정도와 밀접한 관계가 있겠지만 무엇보다 중요한 것은 연구를 주도하는 중견 교수들이 많이 있고 신임 교수들이 이러한 연구 분위기에 자연스럽게 합류하여 선순환적인 성과를 도출해내는 것으로 생각한다. 연구의 주체인 교수의 이직이 잦은 대학에서는 논문실적을 기대하기는 어렵다. 임상교수가 임상자료를 근거로 논문을 만들려면 연구를 기획하고 진료경험이 축적되어 논문이 나오기까지 수년이 걸린다. 논문실적조사에서 하위를 랭크한 의대의 주된 원인도 여기에 있다고 생각한다.

임상교수의 연구논문에는 인체 반응을 직접 관찰하거나 인체로부터 얻은 채취물을 대상으로 하는 임상연구와 동물실험을 통해 생리/병리기전이나 약물의 효과기전을 규명하여 인체반응이나 효과를 간접적으로 증명하는 기초의학적 연구가 있다. 기초의학적 연구는 고가의 실험기자재나 동물사육비 등 많은 경비가 필요하며 의사가 아니라도 할 수 있지만 궁극적 목적은 사람의 건강을 위한 것이다. 실제로 지금 국내 대부분의 의과대학 기초의학교실에는 기초과학을 전공한 PhD가 다수를 차지하고 있다. 그러나 임상연구는 의사가 직접 사람을 대상으로 연구하는 것이므로 연구의 의미는 기초의학보다 더 크다고 할 수 있다. 미국비뇨기과학회의 공식 학술지인 Journal of Urology는 임상논문을 제일 앞에 소개하고 있으며 이어 증례보고가 있고 기초의학적 연구논문은 제일 마지막에 'Investigative Urology'로 소개하고 있다.

과거 경제사정이 어려운 시절에는 대부분의 연구가 손쉬운 환자통계에 대한 것이었기에 기초의학적 연구가 연구다운 연구로 취급받았다. 1960년대~1980년대에 대한비뇨기과학회지에 개제된 논문을 보면 거의 절반에 가까운 수가 증례보고이었고 임상논문이 1/3~1/2을 차지하였으며 기초의학적 논문은 2010년 학회지가 영문판으로 바뀌기 전까지 약 10%에 불과하였다 (표 4).

표 4. 대한비뇨기과학회지 게재 총 논문 수와 임상논문, 기초논문, 증례보고 수의 변화 추이

연도	연 발간 횟수	임상논문 수 (%)	기초논문 수 (%)	기초논문 수 / 기초+임상논문 수 (%)	증례보고 수 (%)	총 논문 수
1960	2	8 (34.8)	11 (47.8)	57.9	4 (17.4)	23
1965	2	7 (43.8)	2 (12.5)	22.2	7 (43.8)	16
1970	4	18 (39.1)	3 (6.5)	14.3	25 (54.3)	46
1975	4	17 (47.2)	4 (11.1)	19.0	15 (41.7)	36
1980	6	61 (62.9)	3 (3.1)	4.7	33 (34.0)	97
1985	6	60 (48.4)	3 (2.4)	4.8	61 (49.2)	124
1990	6	108 (63.9)	18 (10.7)	14.3	43 (25.4)	169
1995	12	152 (67.3)	21 (9.3)	12.1	53 (23.4)	226
2000	12	182 (67.2)	31 (11.4)	14.6	58 (21.4)	271
2005	12	157 (64.3)	27 (11.1)	14.7	60 (24.6)	244
2010[#]	12	125 (78.6)	8 (5.0)	6.0	26 (16.4)	159
2015	12	117 (91.4)	2 (1.6)	1.7	9 (7)	128

2010[#]; 영문판으로 전환

1970년대 대한비뇨기과학회지에 보고된 임상연구논문의 50%는 단일 의료기관에서 경험한 특정 질병에 대한 '통계적 관찰', '임상적 관찰'로 단순 통계적 열거에 불과한 수준이었기에 기초의학적 연구가 우수한

논문으로 여겨져 학회지 게재논문 배열의 제일 앞 부분에 소개되었고 이 같은 배려는 2001년까지 계속되었다. 임상연구논문은 수는 많으나 질이 기초의학적 논문보다 떨어지므로 학회 학술상 논문도 1970년대와 1980년대는 기초의학적 연구가 총 13편 중 8편, 1990년대는 총 19편 중 16편을 차지했다. 그러나 임상연구논문의 질도 경제성장과 함께 향상되어 '통계적 관찰', '임상적 관찰'과 같은 논문은 1980년대 초반부터 급격히 감소하기 시작하였으며 진단적 가치, 치료결과를 분석하거나 인체 가검물을 채취하여 분석하는 기초의학적 연구가 추가된 양질의 임상연구논문이 발표되었다. 1990년대 후반부터는 포경, 전립선비대증, 여성 요실금의 유병율, 연령별 전립선 크기변화, PSA 정상 참고치, 등 역학조사연구가 보고되면서 임상연구논문에 대한 인식에 커다란 변화를 갖게 되었고 이에 맞추어 2002년부터 학회지에도 임상논문이 기초논문 앞으로 선신 배지되었으며, 2004년부터는 다기관 연구, cohort 연구, 메타 분석 연구논문들이 나타나기 시작하였다.

필자는 전공의 시절부터 지금까지 303편의 논문 (영어논문 79편 포함)을 국내외 학회지와 보고서 (Proceedings)에 발표했으며, 연구업적을 평가하여 선정하는 과학자와 의학자의 석학단체인 한국과학기술한림원과 대한민국의학한림원의 정회원이 되었다. 연구과제를 구상하기 위해서는 창의력이 기본적으로 필요하다. 그러나 완전히 새로운 과제를 구상해 내기는 여간 어려운 일이 아니다. 그러므로 다른 연구자의 발표를 보고 교류하여 이를 기반으로 융합하고 진일보한 새로운 과제를 창출해내는 것이 가장 쉬운 방법이다. 주위 사람과 도토리 키 재기 식으로 경쟁할 것이 아니라 눈을 세계로 뻗쳐 분야의 선두주자가 무엇을 하고 있는지 항상 눈 여겨 보아야 한다.

왕성한 연구활동을 위해서는 열정과 체력 그리고 무엇보다 연구할 시간이 있어야 한다. 임상교수는 경륜이 쌓이면서 40대부터 병원, 학교, 학회에서 다양한 보직을 맡게 되며 이 때문에 연구활동에 시간적 제약을 받지 않을 수 없게 된다. 그러므로 임상교수는 보직을 맡고 있지 않을 때 열심히 연구업적을 남겨야 한다. 필자도 교수생활을 시작하여 5년 후부터 10년 동안 가장 왕성하게 연구논문을 발표하였으나 1995년 병원장의 보직을 맡으면서 연구업적이 급격히 감소하였다가 보직을 끝내고 잠시 회복하였지만 다시 보직 (병원장, 의료원장, 의무부총장)을 맡으면서 지속적으로 감소하였다 (그림 2).

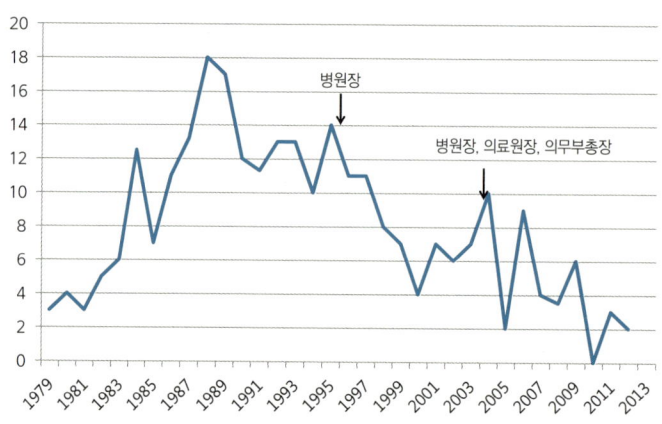

그림 2. 1980년 임상교수를 시작하여 2014년까지 발표한 논문 수의 변화

연구논문은 어느 학술지에 게재되느냐에 따라 그 가치가 달라진다. 소위 Impact factor (IF)가 높은 학술지일수록 가치가 높고 인용회수도 많다. 각종 학회는 공식학술지를 정기적으로 발간하고 있는데 일반적으로 IF가 높다. 전문의시험을 준비하려면 미국 학회지를 반드시 읽어야 한다. 그러므로 비뇨기과 의사는 미국비뇨기과학회지 (Journal of Urology)에 게재되는 논문의 수준을 잘 알고 있다. 우리나라 비뇨기과

의사들은 1980년대 중반까지 미국비뇨기과학회지에 논문을 게재하는 것은 생각도 하지 못할 무렵이었다. 필자는 1987년 2월 체외충격파쇄석기를 국내 처음 도입하여 1988년 2월까지 12개월 동안, 642명의 요로결석 신 환자에게 시술한 경험을 정리한 논문을 1989년 미국비뇨기과학회지 9월호에 발표하였다 (Extracorporeal Shock Wave Lithotripsy Monotherapy: Experience with Piezoelectric Second Generation Lithotriptor in 642 Patients. J. Urol 1989;142:674-678). 한국에서 비뇨기과를 수련 받은 비뇨기과의사가 한국인을 대상으로 연구하여 미국비뇨기과학회지에 게재한 1호 논문이다. 당시 우리나라에 개인용 컴퓨터가 도입된 지 몇 년 되지 않았고 돗트 프린터로 출력하던 시절이다. 돗트 프린터로 출력을 하면 소음이 많이 나고 시간도 많이 걸렸기 때문에 바로 옆 연구실 교수님으로부터 시끄럽다는 항의도 받았었다. 연구논문을 선박편으로 보내면 2-3개월 후에야 심사 회신이 왔다. 국외 학술지에 기고해본 경험이 한번도 없었던 터라 회신 내용을 보니 숨이 탁탁 막힐 정도로 예리한 질문들이 줄줄이 이어졌다. 가장 섭섭하게 했던 질문은 우리나라 의료수준을 얼마나 우습게 보았던지 통계자료를 믿을 수 없다는 것이었다. 사실 당시 미국에서는 쇄석기가 1세대의 HM3 Dornier 전기수압식 밖에 없던 시절인데 후진국으로 생각하는 조그만 나라에서 2세대의 EDAP압전기 쇄석기로 1년간 642명이란 많은 신환을 치료한 경험을 보냈으니 의구심이 생기지 않을 수 없었을 것이다. 답변을 꼼꼼히 작성하고 한 박스 분량의 통계자료 원본을 함께 보냈더니 더 이상의 질문 없이 이듬해 3월 통과되었다는 회신을 받았다. 9월호 학회지를 받아보니 논문이 첫 페이지에 임상논문 서열 1순위로 소개되어 무척 놀랐고 가슴 뿌듯하였다. 이후 용기 백배하여 3년 연속으로 4년의 논문이 미국비뇨기과학회지에 게재되었으며 국내 비뇨기과의사들이 국외 학술지에 도전하도록 하는 자극과 용기를 갖게 하는 기회가 되었을 것으로 생각한다. 대한비뇨기과학회도 회원들에게 국외 학술지 발표를 독려하는 차원에서 1991년부터 국외발표 우수논문상을 제정하였으며 필자가 1990년 미국비뇨기과학회지에 발표한 'Prostacyline to Thromboxane A2 Ratio in Arteriogenic Impotence' (J Urol 1990;144:1373-1375) 논문으로 첫 국외발표 우수논문상을 수상하였다.

미국에서는 HM3 Dornier 쇄석기를 이용하여 신결석을 파쇄한 후, 파쇄된 신결석 조각들이 요관으로 내려가다가 요관을 막고 더 이상 내려가지 못하고 돌길 (Steinstrasse)을 형성하면 요관경을 이용하여 결석조각을 제거하던 시절, 필자는 요관에 박혀 있는 돌길을 그 자리에 두고 충격파를 가하여 자연배출 시켰으며 그 결과가 미국비뇨기과학회지 (Treatment of Steinstrasse with Repeat ESWL: Experience with Piezoelectric Lithotriptor. J Urol 1991;145: 489-491)와 미국비뇨기과학회에서 발간하는 소식지 'AUA Today'의 'What's new' 란에 소개되었다.

2000년전까지는 해외연수를 마치고 돌아오면 자신의 열악한 연구환경에 실망하고 한계를 느껴 병원을 떠나는 교수들이 있었다. 해외연수를 가면 진료와 교육시스템이 어떻게 운영되며 연구기획은 어떻게 설계하고 실행되는지 '노하우'를 배우고 오는 것이 주 목적이지 배운 것을 돌아와서 그대로 접목하려고 하니 낙담하는 것이다. 자신이 처한 병원환경에서 어떻게 경쟁력 있는 진료와 연구를 할 것인지 연수에서 배운 '노하우'를 접목하여 자신 나름의 전략과 실행방법을 창출하여야 한다. 1990년대 초, 발기생리에 대한 기전이 속속 밝혀짐에 따라 혈관성 발기부전의 진단을 위해 신장 동위원소검사에서 착안하여 음경 동위원소검사를 개발해보기로 하였다. 동위원소검사장비는 철도병원 시절부터 있던, 도입된 지 수십 년이 지난, 자동 스캐닝도 되지 않는 고철물이었고 가동도 거의 하지 않고 있었다. 그러나 이 고철물을 이용한 연구결과는 정말 흥미로웠고 1990년 미국비뇨기과학회지에 게재되었다 (Diagnostic Value of the Radioisotope Erection Penogram for Vasculogenic Impotence. J. Urol 1990;144:888-893). 김기수 교수님께서 정년 후, 하시던 면역불임증 연구를 이어받아 남성 부속성선의 항원성을 조사하기 위해 고전적 방법인 정자응집검사와 정자부동화검사를 이용하여 항정자항체를 검사해왔었는데 이들 검사법을 독일 뮨헨대학 Schill 교수로부터 배운 효소면역분석법과 비교 관찰한 연구 (대한비뇨기과학회지, 1985;26(5):445-452)로 1986년 유한의학저작상을 수상하였다.

조루증은 성기능장애 중 가장 원인이 밝혀지지 않은 장애 중 하나이다. 필자는 조루증에 대한 기초연구를 시작하기 전에 먼저 도쿄 치의과대학 비뇨기과 키하라 교수를 방문하여 토끼와 쥐를 이용하여 사정에 관여하는 자율신경의 해부를 배웠다. 이어 항우울제인 각종 세로토닌 재흡수억제제 (SSRI)와 클로미프라민 (삼환계 항우울제)가 대조군과 비교하여 얼마나 사정지연 효과가 있는지 임상시험 하여 그 결과를 미국 비뇨기과학회지에 발표하였고 (Efficacy and Safety of Fluoxetine, Sertraline and Clomipramine in Patients with Premature Ejaculation: a Double-Blind, Placebo Controlled Study. J Urol 1998;159:425-427) 그 내용이 미국 비뇨기과학 교과서에도 인용되었다 (Smith's General Urology 15판 2000년 805쪽). 이어 이들 약제의 임상적 효과를 입증하기 위하여 동물실험 한 연구결과를 미국 비뇨기과학회지에 연이어 발표하였다. (Inhibitory Effect of Serotonergic

Drugs on Contractile Response of Rat Vas Deferens to Electrical Nerve Stimulation: In vivo study. J Urol 2000;163:1988-1991), (Comparison of Peripheral Inhibitory Effects of Clomipramine with Selective Serotonin Re-uptake Inhibitors on Contraction of Vas Deferens: in Vitro and in Vivo Studies. J Urol 2001;165:2110-2114). 아쉬운 것은 이들 연구결과를 바탕으로 조루증치료제 신약개발에 노력하였지만 여건이 되지 않아 포기하였는데 몇 년 후 국외에서 최초의 조루증치료제가 개발된 것이다.

2003년 7월부터 2006년 4월까지 복지부 연구과제인 '남성 생식기계에서 환경 및 산업체 폭로수준의 검색을 위한 임상독성학적 방법 개발'을 수행하기 위해서 석유화학단지 근로자와 대조군으로 청정지역 공무원의 정액을 채취하기로 하였다. 적어도 양 군에서 각각 100명 이상의 정액을 채취해야 하는데 신선한 정액을 얻기 위해서는 근무시간을 이용하여 자위행위로 받아야 하는데 어떻게 수행할지 난감하였다. 그것도 많은 연구진과 장비가 지방까지 여러 번 내려갈 수 없으므로 시간과 경비를 절약하고 정액채취의 효율성을 고려하여 하루 만에 모두 채취하고자 하였다. 근로자의 정액소견이 불량하다는 연구결과가 나오면 공장폐쇄로 연결될 것이므로 사장은 절대 반대하고 협조하지 않을 것이다. 때문에 지방으로 내려가 석유화학단지 노조위원장을 직접 만나 환경호르몬이 남성건강에 미치는 영향과 본 연구와 정액검사의 중요성을 설명하여 긍정적인 답변을 얻어 낼 수 있었다. 다시 내려가 강당에 집합시켜 놓은 근로자들을 대상으로 노조위원장에게 설명한 내용을 1시간 특강하고 협조를 요청하였다. 그리고 다시 날짜를 잡아 10여명의 연구자와 연구보조원이 장비를 갖추고 새벽에 내려가 단지 내 사무실에서 정액채취를 위한 준비를 마치고 근로자를 기다렸다. 사정이 쉽게 일어나도록 청계천에서 구입한 포르노를 재편집하여 자극강도를 최고로 높게 만들었다. 9시 반 경 첫 번째 근로자가 찾아왔다. 그런데 찾아올 때와 생각이 달라졌는지 거부 반응을 보였다. 위기였다. 첫 번째 근로자에서 정액채취에 실패하면 도미노 현상이 일어날 것이기 때문이다. 실제로 다음 근로자는 앞사람이 하지 않으면 자기도 하지 않겠다고 하였다. 검사의 중요성은 이해하지만 훤한 대낮에 공공장소에서 자위행위를 하여 정액을 받는 일이 쪽 팔려 선뜻 마음 내키지 않았을 것이다. 첫 번째 사람이 시작하면 그다음부터는 따라 하는 것이 사람의 심리이다. 회유작전으로 정액채취에 성공했으며 100여명의 정액을 받을 수 있었다. 정말 한 방울 한 방울이 황금보다 귀하게 여겨졌다. 다음 대조군으로 청정지역의 도청 공무원을 상대로 정액을 받아야 하는데 정액검사의 필요성을 설명하기가 더욱 어려워 난감하였다. 이번에는 지역 보건소장에게 부탁하여 도정 강당에서 남성 건강에 대한 특별강연을 하고 30, 40대 남성에서 정액소견의 중요성을 강조하며 협조를 요청하였다. 다행히 반응이 좋았다. 며칠 후 다시 연구진이 내려가 호텔에 진을 치고 근무 중인 공무원을 불러내 정액을 채취하는데 성공하였다. 검사결과는 당사자에게 개별 통지하고 연구결과는 사회적 파장을 우려하여 극비리에 국외학술지에 보고하였다.

 필자가 연구를 기획하고 논문을 작성하는데 큰 가르침을 준 것은 의료질향상활동과 화이자제약에서 제공한 GCP교육이었다고 생각한다. 1990년 영상의학과 김건상 교수님이 '의료QA연구회'라고 있는데 관심 있으면 함께 가자고 제의하여 QA (Quality Assurance)가 무엇인지 설명을 들어도 선뜻 이해가 가지 않았지만 흥미가 있어 참석하였다. 연구회에서 한만청 서울대병원장 (회장), 강진경 세브란스병원장 (학술이사), 신영수 서울의대 의료관리학과교수 (총무이사)를 비롯하여 10여명이 의료QA에 대해 얘기를 나누시는 것을 들으면서 QA가 진료는 물론 연구를 설계, 진행하고 논문을 작성하는 과정에서 원칙을 배울 수 있는 좋은 기회였고 많은 도움이 되었다고 생각한다. 1998년 화이자제약이 비아그라 임상시험을 위해 마련한 국제수준의 GCP 교육은 다기관 임상연구는 물론이고 임상연구를 어떻게 기획하고 진행해야 하는지를 가르쳐준 좋은 기회였다. 또 국외 학술지에 기고했을 때 심사위원으로부터 미처 생각지도 못한 예리한 질문에 답하면서 논문준비를 어떻게 해야 하는지를 많이 배울 수 있었다. 당시 국내 학회 학술지는 논문의 내용에 대한 전문적인 심사 없이 규격만 맞추면 게재 가능한 수준이었다.

7) 연구업적 평가

30여년 대학병원에 봉직하면서 사회와 대학이 요구하는 임상교수의 업무가 어떻게 변화하는지 보아왔다. 사회에서 '가장 변하지 않는 집단이 교수이고 그다음이 의사'란 말이 있다. 변하지 않아도 먹고 사는데 지장이 없기 때문에 변화나 혁신을 체질적으로 거부하는 집단이다. 교수는 학생에게, 의사는 환자에게 확실한 갑의 입장이었다. '어떤 교수는 평생 헤어진 노트 한 권으로 똑같은 강의를 한다'는 얘기도 있었다. 교수법은 치외법권처럼 교수 개인의 자율에 맡겨졌다. 교수가 연구실적이 없어도 전혀 문제 삼지 않았다. 한국대학교육협의회에서 대학평가를 처음 시작하던 무렵, 대학을 방문하였을 때 이야기이다. 평가단에서 교수 면담을 위해 대상 교수 몇 명을 무작위로 선택하여 호출하였는데 어느 교수가 "연구 때문에 너무 바쁜데 방해하지 말라"며 출석을 거부하였다. 하는 수 없이 평가단은 해당교수가 얼마나 연구를 많이 하는지 연구실적을 찾아 보았더니 최하위 수준이었다고 한다.

　병원장이나 학장, 총장도 교수 개개인이 무슨 연구를 얼마나 많이 하고 어떤 업적을 내고 있는지 크게 관심을 갖고 있지 않았다. 왜냐하면 대학의 존립에 전혀 영향하지 않았기 때문이다. 중앙일보에서 대학평가를 처음 시작할 무렵, 교수 수나 전공의 수가 유수한 대학과 비교가 되지 않을 정도로 적었던 중앙대 비뇨기과가 연구업적 전국 3위로 보도되었을 때, 대학당국이나 병원당국에서 격려 한마디 없었다. 필자는 언젠가는 교수와 대학이 연구논문으로 평가 받아야 할 날이 올 것이라고 예견하고 당시로써는 매우 어려운 환경이었지만 국외 학술지에 기고할 수 있는 연구논문을 만들려고 노력하였다.

　신임교수 채용 때는 일정기간 계약하고 그동안의 업적을 평가하여 재임용하는 것은 이제 더 이상 새로운 일이 아니며, 한번 교수가 되면 평생 교수라는 말도 옛날 얘기가 되었다. 이제는 교수들도 대학의 생존을 위해 변화와 혁신을 강요 받는 세상이 되었다. 대학당국은 대학의 사활이 걸린 차원에서 교수들에게 연구활동을 독려하고 교수들의 연구업적을 자체 평가하고 있으며 등급을 매겨 차별 대우한다. 과학계열은 인문계열보다 연구과제가 많아 논문을 만들기가 한결 쉬운 편이다. 의학계열 논문도 상대적으로 많이 발표되고 있다. '박사 중에 의학박사 되는 것이 가장 쉽다'는 이야기까지 있다. 때문에 대학당국은 교수 수가 상대적으로 많은 의과대학 교수들의 연구업적을 증가시키는 것이 대학전체 연구실적 증가에 크게 영향하므로 의대교수들에게 연구를 독려하고 있다. 기초의학 교수들은 원래 연구활동을 꾸준히 해 왔기 때문에 화살은 임상교수에게 돌아왔다. 진료하느라 시간적 여유가 별로 없는 임상교수에게 연구업적을 강요하고 있으니 스트레스가 아닐 수 없다.

　교수 업적평가의 기본 목적은 교수로서의 책임을 제대로 수행하고 있는지를 파악하여 현재 상태를 확인케 하고 발전을 유도하는 것이다. 그러나 현실적으로 와 닿는 평가 목적은 교수 개인의 재임용, 승진, 포상 등을 위한 근거 자료로 쓰거나, 소속 대학, 학과, 연구소의 인력 및 예산 배정에 반영하는 것이다. 이러한 중요한 의사결정의 근거 자료로 쓰이기 때문에 업적평가는 공정성, 객관성, 합리성을 가져야 하고 평가방법은 상황변화에 맞추어 지속적으로 개선하여야 한다.

표 5. 주요 대학 학술논문 인정 환산율 (2015년)

기준	서울대	성균관대	고려대	기준	연세대	기준	가톨릭	기준	울산대
단독연구	100점	100%	100%	주 저자 (제1, 교신/책임저자)	100%	주 저자 (제1, 교신/책임저자)	100%	제1, 책임저자	100%
2인 공동연구	70점	70% (주저자 80%)	70%	제2저자	50%	2인 공동연구	50%	제2, 마지막 저자	50%
3인 공동연구	50점	50% (주저자 70%)	50%	제3저자	30%	3인 공동연구	40%	기타 저자	3인이상 20%
4인 공동연구	30점	30% (주저자 60%)	30%			4인 공동연구	30%		
5인 이상 공동연구	–	20% (주저자 50%)				5인 공동연구	20%		
						6–8인 공동연구	15%		
						9인 이상 공동연구	10%		

의과대학 교수의 연구성과로 평가되는 항목은 학술지 게재논문, 학술저서(단행본), 연구비 수혜, 특허 및 기술이전, 학술회의 발표, 학술상 등이다. 이 가운데 학술지 게재논문을 가장 비중 있게 평가한다. 협력연구나 다기관 연구의 경우 연구책임자 (교신/책임 저자), 제1저

자, 공동연구자의 성과를 어떻게 배분할 것인지는 대학마다 약간의 차이가 있다 (표 5). 과거에는 전공의나 하위 서열의 교수가 논문을 쓰면 과장이나 주임교수의 이름을 자동으로 올렸다. 또 동료교수의 이름을 배려 차원에서 올리는 경우도 있었다. 과장이나 주임교수, 동료교수가 연구에 관여하였다면 당연하겠지만 그렇지 않고 내용조차 모르는 때도 있었다. 그러므로 지금은 공동연구자의 기여도를 줄이려고 하는 추세이며 연세대는 3저자까지만 업적으로 인정해주고 있다. 최근에는 정부나 산업체에서 연구비 지원이 활성화됨에 따라 연구비 수주 실적을 연구업적 평가항목에 반드시 포함시키고 있는데 AWMF (Arbeitsgemeinschaft der Wissenschaftlichen Medizinischen Fachgesellschaften) 는 정부 또는 공공재단의 연구비를 이해집단이나 산업체의 연구비보다 높게 평가할 것을 권고하고 있으며 경쟁이 없는 계약 연구과제(contract research)는 연구성과로 평가하기에는 적절하지 않다고 하였다.

연구논문 평가에 흔히 쓰이는 방법은 Journal Ranking, 학술지 영향력지수 (Impact Factor; IF)가 대표적이다. 의학분야에서 가장 대표적인 학술지 색인매체는 미국국립도서관(NLM)에서 발간하는 Medline (PubMed)로서 검색에서 원문제공에 이르기까지 실시간으로 공급되는 세계 최대의 검색망이다. 따라서 학술지가 PubMed에 올라간다는 것은 수준을 인정받아 국제적으로 알려지는 관문이라고 할 수 있다. 과학인용색인 (Science Citation Index; SCI)는 의학을 포함한 과학분야 전반에 걸쳐 논문의 색인과 인용에 대한 데이터베이스를 구축하고 있다. SCI는 연구자들에 의해 비교적 많이 인용되는 논문을 게재하는 학술지를 선택하여 이들 학술지에 게재된 논문이 얼마나 많이 인용되는지, IF를 알려주고 있다.

Journal Ranking은 IF가 널리 이용되기 전에 주로 이용되었는데 개인의 연구분야에 따라 많은 영향을 받는다. 예를 들면 잠재 독자가 많은 내과는 서열이 높을 수밖에 없고 안과나 비뇨기과와 같은 소위 'Minor' 과는 불리할 수밖에 없다. IF는 해당 논문이 얼마나 많이 인용되었는지를 세는 것이다. 인용횟수 계산에 과거에는 Thomson Reuters의 Web of Science 데이터베이스를 많이 활용하였으나 최근에는 SCOPUS나 Google Scholar 등 다른 데이터베이스도 많이 이용되고 있다. 인용횟수 계산의 가장 큰 단점은 논문이 동료 과학자들에게 읽히고 인용되기까지 시간이 걸리기 때문에, 오래 전에 발표된 논문과 최근에 발표된 논문을 직접 비교하기가 어렵다는 점이다. 또한 메타분석이나 가이드라인처럼 연구의 질적 수준에 비하여 인용빈도가 높은 경향이 있는 종류의 논문이 유리하기 때문에 피인용 횟수가 높은 것과 학문적 가치가 반드시 일치하는 것도 아니다. 독자가 많은 종합의학학술지의 지수가 높을 수밖에 없으며 세부 전문가들이 주로 보는 학술지의 논문은 높은 수준임에도 불구하고 보는 사람이 한정적이기 때문에 지수가 낮을 수밖에 없다. 그러므로 IF도 개인의 연구분야와 발표된 논문의 시기, 논문 종류에 따라 영향을 많이 받는다는 점을 반드시 고려하여야 한다.

2006년 아시아남성과학회지에 게재된 필자의 논문 "Regaining of Morning Erection and Sexual Confidence in Patients with Erectile Dysfunction" (Asian J Androl 2006;8(6):703-708)이 2012년 5월 미국국립보건원(NIH) 산하 국립의학도서관의 생의학 데이터베이스 검색엔진 (BioMedLib)에서 2006년부터 당시까지 같은 연구영역 (domain)의 전 세계 논문 중 가장 많이 인용된 논문 20편 중 최상위에 선정되었다. 아시아남성과학회지는 IF가 2.664로 비뇨기과관련 SCI 국제학술지 중 중급으로 분류될 정도의 학술지이다. 이 학술지에 게재된 논문이

인용회수 1위가 된 것은 논문의 학술적 가치가 그만큼 높아서가 아니라 내용에 흥미가 많은 사람들이 읽고 인용한 것으로 생각한다. 일반적으로 남자들은 새벽발기를 성 건강의 지표로 믿고 있으므로 자신의 발기력에 자신감이 없는 남자들은 아침에 일어나면 새벽발기가 잘 일어나 있는지 확인하려 한다. 즉, 새벽발기가 불량한 남성들은 자신의 성 건강에 대해 불안 초조해 하고 성에 대한 자신감을 잃을 수 있으며 성생활에 부정적 영향을 미칠 수 있다. 필자는 발기부전환자에서 경구용 발기부전치료제로 새벽발기를 회복했을 때 어떤 반응을 보이는지 120명의 발기부전환자를 대상으로 조사하였다. 조사결과, 새벽발기를 회복하였을 때 가장 큰 반응을 보인 것은 "남자로서 자신감을 더 많이 갖게 되었다" (74%) 이었고, "더 건강해진 것 같다" (30%), "다시 태어난 기분이다" (25%), "매사에 더 적극적으로 되었다" (19%)의 순이었다. 이 논문에 대해서는 비뇨기과의사들뿐만 아니라 심리학, 정신의학을 공부하는 학생이나 연구원들에게도 흥미가 있었기 때문에 인용횟수가 많았을 것으로 생각한다.

 IF의 결점을 보완하기 위하여 Total Citation (발표한 논문의 인용횟수 총합), H-index (발표 논문 중 h번 이상 인용된 논문이 h개 있음), i10-index (10번 이상 인용된 논문의 수) 등을 쓸 수도 있다. 또 피인용 횟수를 논문 수로 나눠 연구력을 평가하기도 한다. 최근에는 Goldstein MJ 등이 의대교수의 연구업적을 평가하기 위해 상위 1,000위권 학술지에 발표한 논문 점수 (Eigenfactor), NIH 연구프로젝트에 책임연구원으로 참여한 점수, 학술상 점수를 합산하여 평가하는 새로운 평가모델 (Academic Medicine 2015;90(5):603-8) (표 6)을 발표하였는데 이 모델로 의대연구업적을 평가하였던 바, 전통적으로 미국의대 연구업적평가에 이용되었던 USN&WR (US News & World

Report)로 분석한 2014년 결과와 비교하여 순위에 상당한 차이를 보였다 (표 7).

표 6. A New Model Rankings System to Evaluate Academic Physicians and Medical

Category	Points awarded
Publications: within the top 1,000 journals	
● Eigenfactor: $x \geq 0.2$	3
● Eigenfactor: $0.2 > x \leq 0.1$	2
● Eigenfactor: $x < 0.1$	1
National Institutes of Health grants	
● Principal investigator in R01 grant	10
● Principal investigator in any other grant	1
Clinical trial principal investigator	1
Awards/honors	1–10 (see Table 1)

표 7. US Medical Schools by Normalized Composite Scores, According to a New Model to Evaluate Academic Medical School Performance, 2009

Composite rank	Medical school	Average no. of awards	Average no. of publications	Average no. of grants	Average no. of clinical trials	Composite score	2014 USN&WR rank
1	Havard Medical School	1.27	16.17	1.04	0.081	1.00	1
2	Johns Hopkins University School of Medicine	1.21	14.74	0.81	0.081	0.91	3
3	Yale School of Medicine	1.09	12.77	0.78	0.057	0.77	7
4	University of Chicago, Division of the Biological Sciences, Pritzker School of Medicine	0.85	12.12	0.70	0.059	0.70	11
5	Weill Cornell Medical College	1.15	9.60	0.46	0.061	0.67	15
6	Stanford University School of Medicine	0.80	11.04	0.68	0.054	0.66	2
7	Perelman School of Medicine at the University of Pennsylvania	0.94	10.59	0.55	0.056	0.65	4
8	Columbia University College of Physicians and Surgeons	1.14	9.14	0.48	0.055	0.65	8
9	Duke University School of Medicine	0.88	9.62	0.47	0.060	0.62	8
10	Washington University in St. Louis School of Medicine	0.84	9.36	0.54	0.048	0.59	6
11	New York University School of Medicine	1.05	8.62	0.33	0.043	0.55	19
12	University of Rochester School of Medicine and Dentistry	0.77	8.67	0.43	0.044	0.52	34
13	Mayo Medical College	0.63	9.11	0.21	0.054	0.48	25
13	Albert Einstein College of Medicine of Yeshiva University	0.90	6.27	0.34	0.041	0.48	34
15	Case Western Reserve University School of Medicine	0.67	7.40	0.32	0.039	0.44	23
15	Icahn School of Medicine at Mount Sinai	0.96	5.19	0.17	0.041	0.44	19

8) 학회활동

　학회활동은 교수 업적평가에서 봉사활동에 들어가지만 연구결과를 발표하고 최신지견을 교류하는 활동이며 학술지 편집위원이나 학술위원의 역할은 연구활동과 관련된 부분이 많으므로 본 장에서 취급하고자 한다. 학회는 해당 분야 전문의사가 만나 학술교류를 통해 최신 전문지식을 습득하고 전문분야를 발전시키며 회원간 친목을 도모하기 위해 있다. 수련병원 지도전문의이면 필연적으로 학회활동에 참여하여야 한다. 학회활동은 의료환경의 변화에 맞추어 엄청나게 확대되었다. 대한비뇨기과학회 상임이사도 총무이사, 고시이사, 학술이사, 수련이사, 재무이사, 5개 부서만 있었는데 의료보험제도가 도입되면서 보험이사가 추가되었고 지금은 기획이사, 연구이사, 국제교류이사, 법제이사, 홍보이사, 정보이사, 간행이사, 대외협력이사, 개원발전이사, 학회지 (ICUrology) 위원장, 교과서발간위원장, 진료지침개발위원장 등이 생겨났다.

　학문적 의욕과 열기로 가득 찬 조교수 시절, 병원 일에만 전념하던 시절, 학회로부터 전문의구술시험 진행위원으로 선택되어 선배 교수님들의 진행을 도와드릴 때, 구술시험장 문지기 노릇만 하면서도 학회 주요 행사에 일원으로 참여하게 되었다는 자부심으로 가득했던 일이 생각난다. 그 후 전문의시험 출제위원으로 선정되어 며칠을 함께 숙식하면서 선배 교수님들로부터 야단맞으면서 학회업무를 배웠던 일, 선후배 교수들과 밤늦도록 학회 일을 논의하던 일은 후일 학회 상임이사와 이사장이 되었을 때 업무수행에 많은 가르침이 되었다. 보험이사로 처음으로 상임이사진에 입문하였을 때, 의료보험제도가 확대 실시되고 있던 현실에서 보험업무는 더 이상 개원의만의 관심사가 아니라 봉직의도 적극 참여하여야 한다는 판단 아래 그동안 흩어져 있던 비뇨기과 보험관련 정보를 총 정리하여 안내책자를 발행했던 일, 수련이사로 있을 때, 비뇨기과 전문의 필기시험 합격률이 30%에 미달하는 초유의 대형사고가 발생하여 고시이사를 대행하면서 2차 실기시험을 준비하면서 어려웠던 일, 학회사무실을 의사협회 회관 사무실의 좁은 공간에 임대해 있다가 권성원 이사장님과 함께 여러 곳을 물색하며 다니던 중 양재동에 학회사무실을 처음으로 매입하여 입주하고 모두 흐뭇해 했던 일들이 생각난다.

2005년 비뇨기과학회 이사장에 취임하여 그간 학회가 빠르게 확대 발전하면서 업무량이 너무 많아져 눈앞의 업무처리에만 급급한 나머지 이사장의 2년 단임 임기로는 학회의 중, 장기 계획을 수립할 수 없어 기획이사직을 신설 하였고, 홈페이지에서 취급하지 못했거나 취급할 수 없는 각종 정보와 소식을 회원에게 제공하기 위하여 'Korean Urology Today'를 창간하였던 일, 산부인과 개원의사들은 여성 요실금 수술을 예사로 하고 있는데 정작 개원한 비뇨기과 전문의는 여러 가지 사정이 있겠지만 피하고 있어 개원가에서 여성 요실금수술을 활성화하여 개원 회원의 경쟁력을 높이기 위하여 요실금 수술의 최신술기를 습득할 수 있도록 전국 규모의 연수교육을 실시하였던 일, 개원회원이 배뇨장애, 발기장애에 흔히 동반되는 대사증후군 (고혈당, 고혈압, 고지혈증, 비만증)을 일차 진료의로서 치료할 수 있도록 진료지침서를 발간하고, 학술대회에 아시아비뇨기과의사들을 초빙하여 학회 발전상을 홍보하고 정보를 교환할 수 있도록 국제심포지움을 신설하였던 일, 전임의(fellow)를 위한 연수교육 프로그램인 Young Urologist Forum을 신설하였던 일들이 주마등처럼 회상된다.

학회는 학술단체이지만 전체회원의 약 50%를 차지하는 개원회원의 권익증대를 위한 연구와 지원을 소홀히 해서는 안되며, 넘쳐나는 전문의 수를 조정하기 위해 수련병원 전공의 수를 감축시키는 것도 중요하지만, 경쟁력 있는 개원의가 될 수 있도록 수련교육 프로그램을 개발하는 것도 중요하다고 생각한다.

최근에는 학문의 세분화가 일어나 한 학회에도 여러 세부전문학회가 생겨 학회활동의 기회가 더욱 많아졌다. '학회 홍수'라는 말까지 나온다. 대한비뇨기과학회 산하에도 남성과학회, 비뇨기종양학회, 소아비뇨기과학회, 배뇨장애요실금학회, ENDOUROLOGY학회, 전립선학회, 요로생식기감염학회, 비뇨기초음파학회, 요로생식기손상재건연구회, 비뇨기계기초의학연구회, 노인비뇨기요양연구회 등 8개의 세부전공학회와 3개의 연구회가 있다. 세부전공학회의 설립목적은 본 학회에서 학술발표와 토론을 할 수 있는 시공간이 제한되어 있으므로 학문적 갈증을 해소하고 세부전공을 발전시키려는 데 있다. 그러나 비뇨기과학회 산하 세부전공학회의 회원 면면을 살펴보면 거의 모두가 비뇨기과의사이고 관련분야 타 학회 회원은 거의 없는 실정이다. 세부전공학회는 관련 타 학회 회원을 영입하여 서로 학술적 정보를 교환하면 더 활기차고 발전적 학술활동을 할 수 있을 것으로 생각된다.

1980년대 초 발기유발제에 의한 인위발기가 가능해짐에 따라 발기의 기전과 병리가 밝혀지고 내과적, 외과적 치료가 가능해져 의사는 물론 일반인들도 성의학에 대한 관심이 폭발적으로 증가하였다. 필자가 남성과학회 회장으로 있던 1994년 6월에 "외래에서의 발기부전증 진단과 발기유발제 자가주사법"을 주제로 제 1차 개원의를 위한 남성과학 심포지움을 개최하였다. 서울대 어린이병원 강의실에서 오후 1시부터 5시간 진행되었다. 당시로서는 상당히 비싸다고 할 정도로 참가비를 높게 책정하였는데 강의록과 휴식시간에 한차례 커피를 제공하는 것 이외에는 다른 혜택은 없었다. 집행진이 너무 비싸 참가자가 적을지 모르겠다고 우려하며 참가비를 낮추자고 제안하였다. 그러나 필자는 식사나 선물을 제공하는 서비스보다 연수강좌의 콘텐츠가 중요하다고 생각했으며 들어야 하겠다고 생각하는 사람만 오면 그것으로 족하다고 생각했다. 예측이 적중했다. 강의실 복도에 간이의자를 배치해야 할 정도로 많은 참가자가 몰려 왔다. 학회 살림에도 많은 보탬이 되었다. 이 연수강좌를 계기로 남성과학 심포지움은 개원의들에게 남성과학의 최신지견을 제공하는 교육의 장이 되었으며 개원의의 학회 참여와 활성화에 기여하였다고 생각한다.

비아그라가 우리나라에서 시판되기 시작한 것은 1999년 10월인데 임상시험을 주도적으로 한 남성과학회와 제조사인 화이자제약회사 간에 갈등이 생겼다. 아직 의약분업이 되지 않은 시절이었으므로 일반 의약품은 의사 처방 없이도 약국에서 구입할 수 있었는데 학회에서는 오남용이 우려되므로 비아그라를 전문의약품으로 묶어 의사 처방 없이는 약국에서 임의대로 판매할 수 없도록 해야 한다는 주장이고 제약회사를 비롯하여 약사회나 약품도매협회는 처방 없이도 필요한 사람이 자유로이 살 수 있도록 해야 한다는 주장이었다. 일반인들 중에는 의사들이 제 밥그릇 챙기려고 전문약품으로 묶어놓으려 한다고 생각하는 사람들이 많았다. CBS 라디오방송국에서 토론을 위해 프로그램을 마련하여 생방송에 참석해달라는 요청이 와서 갔더니 화이자제약회사 상무가 반대편 대표자로 나왔다. 약 40분 가량 열띤 토론을 하면서 종료 1분을 남긴 시점에서 사회자가 "결국 의사가 밥그릇 챙기기 위한 것이란 생각이 많이 듭니다. 오늘 참석해주신 두 분께 감사드립니다"라고 하면서 방송을 종료하였다. 부당함을 얘기할 시간도 남기지 않고 일방적으로 결론을 내리면서 끝내버린 것이다. 바로 사회자에게 거세게 항의하고 고함을 질렀더니 PD가 놀라 달려와서 말렸다. 이미 생방송 나가버린 것을 어떻게 할 수도 없었다.

드디어 시판을 앞두고 식약청에서 일반약품으로 분류할 것인지 전문의약품으로 할 것인지를 결정하기 위해 시민단체를 포함하여 관련 단체 대표자들을 소집하였다. 약 20여명이 참석하였는데 남성과학회 대표를 제외하면 모두 일반약품을 찬성하였고 시민단체는 어느 얘기가 맞는지 확신이 서지 않는 모습을 보였다. 남성과학회의 주장은 유흥가에서 오남용의 우려가 높으며 심장의 부작용이 우려되므로 처방전이 있어야 살 수 있는 전문약품으로 분류하자는 것이었는데 약학회 대표자는 약사들이 철저히 관리할 터이니 그런 걱정 하지 말라고 하였다. 엄격히 관리하는 마약도 암암리 유통되고 있는데 약사들이 잘 관리할 터이니 걱정 말라는 이야기가 너무 무책임하고 황당하기 짝이 없었다. 식약청 담당국장이 회의를 주재하였는데 3시간 넘게 갑론을박하는 동안 한마디도 하지 않다가 "충분한 토론을 하였으니 이제 투표로 결정하겠다"고 하고 마련된 투표용지를 돌리기 시작했다. 남성과학회 대표 3명은 즉시 퇴장해 버렸다. 병원으로 돌아왔더니 식약청으로부터 전화가 와서 팩스로 찬반 의사를 보내달라고 하여 "우리가 왜 식약청 노름에 놀아나야 하느냐?"고 하고 끊어버렸다. 며칠 후 백재승 학회장이 시민단체를 찾아가 소상히 설명하고 협조를 부탁하였더니 시민단체가 본말을 이해하고 식약청을 찾아가 거칠게 어필하여 바로 다음 날 아침 전문의약품으로 발표되었다.

의학의 분야가 세분화되고 의료 서비스가 경영의 효율화, 환자중심으로 진화함에 따라 주 전공분야는 서로 다르지만 연구분야가 겹치는 분야의 전문가들이 필요에 의해 새로운 학술단체를 만드는 일이 점점 많아졌다. 필자는 생식의학회 (불임학회의 전신), 평활근학회, 성학회, 의료질향상학회, 헬스케어디자인학회에 참여했다. 생식의학회는 비뇨기과, 산부인과, 축산학, 생물학, 내분비학, 등을 전공한 생식의학 관련 전문인의 학술단체로서 우리나라에서 서로 다른 의학관련 학회 소속의 전문가로 구성된 학술단체로서는 가장 먼저 1972년에 설립되었다. 필자는 면역불임증, 전기자극 인공 사정과 수정에 대한 연구를 하던 시절, 회장을 맡아 학회 창립 30주년을 기념하였다.

평활근학회는 평활근의 기초의학적 연구에 관심이 있는 생리학, 비뇨기과, 소화기내과, 삼장내과 전문가들의 학술단체인데 필자는 중앙대 생리학교실 실험실에서 음경해면체 평활근의 기초연구를 하고 있었기에 생리학교실 엄대용 교수님의 추천으로 참여할 수 있었고 서울의대 김기환 교수님을 비롯한 생리학교수들로부터 평활근 연구에 대해 많은 기초의학적 정보를 듣고 배울 수 있었다. 성학회는 산부인과, 비뇨기과, 정신과 의사, 심리학자, 성교육자, 성상담가 능으로 구성되어 주로 성문화, 성심리, 성윤리, 성의학을 취급하는 학술단체이다. 필자는 성학회를 창립한 부산대 산부인과 김원회 교수님의 권유로 참여하였고 우리나라 성문화, 성심리, 성피해와 성교육 실태를 알아 볼 수 있는 좋은 기회가 되었다.

1995년 복지부가 의료기관서비스평가 시범사업을 시작하는 것에 맞추어 1994년 한국의료QA학회가 창설되었다. 당시 의사들에게 QA는 생소한 용어였다. 어떤 의사들은 시험문제 (Question and Answer)를 개발하는 학회냐고 물었다. 창립 당시에는 학회활동에 참여하는 의사가 극히 소수에 불과하였지만 지금은 대부분의 종합병원에서 의사가 의료질관리 책임자로 있으며 병원당국은 의사들의 학회참여를 독려하고 있다. '질향상', '질관리'란 용어도 창립 당시에는 불편하게 들려 학회 명칭을 '의료QA학회'로 하였지만 이후 이들 용어가 자연스럽게 들리고 말하는 분위기가 형성되어 2012년 필자가 학회장으로 있을 때 '의료질향상학회'로 개명하였다. 의료질향상학회는 의사, 간호사, 병원의 다양한 지원팀, 병원경영학자 등이 참여하는 의료계 최대 학술단체가 되었다. 때문에 학회장은 다양한 집단의 회원으로부터 지지를 받아야 하는데 필자가 회장이 되기까지는 선배회장들의 추천에 의해 선출되었다. 그러나 학회규모가 점점 커짐에 따라 갈등의 소지가 있으므로 필자는 다양한 집단의 대표자로 구성된 이사회에서 투표에 의해 선출되도록 학회장 선출의 기틀을 마련하였다.

그 동안 헬스케어디자인 개발은 주로 공간, 의료기기, 서비스 그리고 IT 분야의 전문가들에 의해 주도되어 왔고 의료계에서는 몇몇 선구자에 의해 특화되어 발전되어 왔기 때문에 서로가 단절되어 이해관계자의 접근이 쉽지 않았다. 그래서 헬스케어서비스에 관심이 있는 의사, 건축가, 디자이너, 병원 행정가, IT 전문가, 비지니스맨, 언론인 등 다양한 분야의 인사들이 참여하여 서로의 경험과 지식 그리고 아이디어를 공유함으로써 헬스케어 분야의 발전을 선도하기 위해서 2013년 명지의료재단 이왕준 이사장의 주도로 '헬스케어디자인학회'가 창설되었고 필자가 초대회장에 선출되었다. 그러나 아직 주체가 되어야 할 의사의 관심과 참여가 부족하여 안타깝다.

국제학회 유치 경험

　대한비뇨기과학회도 국제학회를 유치한 경험이 없던 시절, 대한남성과학회 (최형기 회장)가 제 2차 아시아-태평양성의학회를 유치하여 1989년 11월 서울 신라호텔에서 8개 국가로부터 총 239명이 참가하여 성공적으로 개최되었다. 필자는 조직위원회 사무총장으로서 첫 경험하는 국제학회 준비라 무척 긴장하고 걱정하였지만 그만큼 경험을 쌓을 수 있었고 추후 다른 국제학회 유치와 운영에도 크게 도움되었다. 대한비뇨기과학회 (채수응 이사장)가 국제 학술대회로서는 처음으로 제3차 아시아비뇨기과학회를 서울에 유치하여, 모든 상임이사가 재정적 어려움을 걱정하고 있을 때, 조직위원회 사무총장이라는 막중한 책임을 부여 받고 1996년 6월 서울 신라호텔에서 21개국 750명이 참석하는 성공적인 학술대회를 치를 수 있었고 무엇보다 학회회원들이 국제학회 유치에 자신감을 갖게 하였던 것이 큰 유산이었다고 생각한다.

　1996년 11월, 제2차 아시아남성과학회 (인도 찬디가)에 참석했을 때, 사무총장이 대한남성과학회가 2001년 제7차 국제남성과학회 유치신청에 참가할 것을 권유하면서 적극 도와주겠다고 제의하였고 초청강사로 초대된 국제남성과학회 회장도 도와주겠다고 하여 유치 뜻을 전하고 적극 후원을 요청하였다. 제7차 국제남성과학회 장소는 1997년 오스트리아 잘쯔부르그에서 개최되는 제6차 학술대회 총회에서 참석회원들의 투표로 선정되는데 유치 경쟁 상대국은 캐나다였다. 한국관광공사를 찾아가 한국 홍보물을 요청하였으나 아직 국제학회 유치에는 신경도 쓰지 않는 상황이었고 홍보물이라곤 포스터밖에 없었다. 그동안 국제남성과학회와 전혀 교류가 없었기에 국제학회에 대한 정보도 전혀 없는 상태에서 약 20여명의 회원이 참석하여 열띤 홍보전을 펼쳤다. 현지에 도착해서 알게 된 사실이지만, 캐나다가 신청하였으나 캐나다는 미국과 함께 북미 1개국으로 분류되어 미국이 신청한 것과 다름 없었다. 투표권도 회비를 내는 회원 수에 따라 달랐다. 미국이나 일본은 6표, 스위스, 영국, 프랑스, 호주는 4표, 독일, 이태리, 스페인, 한국은 2표, 중국을 포함하여 나머지 아시아 국가와 남미 국가는 1표였다. '무식하면 무서운 것이 없다'는 말이 있듯이 참석 회원들은 하나같이 열심히 홍보하였다. 비록 유치에는 실패했지만 조그만 나라가 미국을 상대로 열전을 펼치는 것을 보고 '코리아'가 대단하다고 칭찬해주었으며 국제학회 집행진이 필자를 학술위원으로 추천해주면서 다음 학회에 꼭 다시 도전해보라고 격려해주었다.

4년 후, 8차 학회 유치를 위해 약 10명이 몬트리올로 갔다. IMF로 경제적 어려움을 겪을 무렵이라 4년 전 잘쯔부르그 때에 비하면 참가자가 절반 수준도 되지 않았지만 지난번 경험도 있어 정예부대로 뛰었다. 한국관광공사도 그 동안 많이 발전하여 적극 후원해주었다. 이번에는 현지에서 홍보 도우미까지 채용하였다. 상대는 호주였다. 홍보 부스를 옆에 두고 서로 열띤 홍보전을 펼쳤는데 호주 대표가 우리에게 "미안하다"고 하였다. 한국이 잘쯔부르그에서 실패하여 재도전하였는데 호주가 뛰어들어 자기들이 유치하게 되었으니 미안하다는 얘기였다. 마치 게임 끝났다는 얘기였다. 기가 죽어 있던 차에 이튿날 오전 친분이 있던 독일의 쉴 교수가 찾아와 독일과 헝가리는 한국을 지지할 것이라고 하였다. 오후에는 프랑스 대표가 찾아와 한국을 지지할 것이며 스페인과 이탈리

아는 자기가 책임지고 한국을 지지하도록 하겠다고 하였다. 학회 3일째에는 이탈리아 대표가 찾아와 터키와 이집트를 책임지겠다고 하였고, 스페인 대표는 남미국가를 책임지겠다고 하였다. 지금 학회가 몬트리올에서 열리는데 다음 학회마저 호주에서 열리면 영어권이 독식하기 때문에 견제해야 한다는 심리가 작용하고 있었다. 호재였다. 결과는 압승으로 끝났다. 제8차 국제남성과학회는 워크힐 W호텔에서 역대 최고의 학술대회를 성공적으로 개최하였다. 남성과학회의 국제학회 유치경험은 아르젠틴 부에노스아이레스에서 일본과 경합하여 2010년 14차 국제성의학회 (조직위원장 김제종 교수)를 서울에 유치하는데 많은 도움이 되었다.

3. 교육의 책무

  2016년 세계경제포럼(WEF) 보고서는 올해 초등학교에 입학하는 어린이들의 약 65%는 현재 존재하지도 않는 일자리에서 일하게 될 것이라면서, 미래 변화에 대비할 수 있는 교육을 강조했다. 2017년 1월4일 고용노동부 한국고용정보원에 따르면, 2016년 국내 전체 취업자의 12.5%는 이미 AI・로봇으로 대체 가능한 업무에 종사 중이며, 2020년에는 41.3%, 2025년에는 70.6%까지 올라갈 것으로 예상된다. 직장에서 자신의 부서나 담당 업무가 내일 없어진다고 해도 새로운 영역에서 전문성을 터득해내는 능력이 미래 교육의 핵심이다. 대학교육에 일대 변혁이 요구되고 있다.

  우리나라 대학교육은 교수가 일방적으로 지식을 전하는 주입식이었기에 학생들의 창의성 육성과는 거리가 멀었다. '아는 것이 힘이다'란 말이 있지만 이제는 많이 안다고 경쟁력이 될 수 없다. 모든 지식과 정보는 손에 들고 있는 스마트폰에 다 입력되어 있기 때문에 궁금한 것이 있으면 실시간으로 조회가 가능하다. 더욱이 지금은 산재해 있는 엄청난 분량의 정보, 빅데이터를 인공지능이 삽시간에 분석하여 정보를 분석 제공해준다. 미국의 미래학자 Ray Kurzweil은 기계가 인간을 초월하는 '특이점'(Singularity Point)이 도래하는 시기를 2045년에서 2030년으로 15년 앞당겨 예측하고 있다. 지금 구글은 3천만 권이 넘는 책을 스캔해 컴퓨터로 쉽게 볼 수 있도록 디지털 형식의 이미지로 저장했다. 그리고 컴퓨터 프로그램이 이미지에 포함된 문자를 찾아내 알아보는, 이른바 광학적 문자 판독이라는 과정을 통해 디지털화한 이미지를 텍스트로 변환했다. 이는 세계의 모든 책 4권당 한 권 꼴이다. 이 방대한 텍스트를 인간이 읽으려면 밥을 먹거나 잠을 자기 위해 중단하는 일 없이 합리적 속도인 분당 200단어씩 읽는다고 해도 총 1만2000년 걸린다고 한다 (빅데이터 인문학. 사계절, 2015년). 이제는 본인이 원하는 이 세상 어떤 자료도 수 분 내에 탐색이 가능한 시대가 되었다. 때문에 필요한 기존 자료 (지식)를 찾아 이를 바탕으로 새로운 가치를 창출해내는 지혜 (창의성)를 키우는 교육의 혁신이 필요하다.

1) 의학교육의 개혁이 필요한 이유

임상교수는 대학에서 학부 학생 교육과 대학원 석박사과정 교육 그리고 병원에서 전공의 교육을 맡고 있다. 앞으로 의료에는 빅데이터를 이용한 인공지능, 사물인터넷, 로봇이 광범위하게 도입되고 정밀의학이 주도할 것으로 예측된다. 인공지능이 안구 사진을 찍어 판독한 결과는 안과 전문의 7~8명보다 더 정확했다고 한다. 의사의 역할이 환자를 문진하고 진찰하여 검사종류를 결정하고 그 결과를 종합 판단하여 처방을 내는 시대에서 증상과 진찰소견을 컴퓨터에 입력하면 인공지능이 판단하여 검사종류가 추천되고 검사결과에 따라 치료방법이 추천되므로 의사의 고유 업무 중 상당부분이 행정업무로 바뀔 것이다. 인공지능의 도전에 맞서 미래 의사가 갖춰야 할 역량은 무엇이며 의학교육은 어떻게 변화해야 할까? 국제 의학교육 학술회의에서도 '미래의료에 대비해 의과대학 교육이 어떻게 변혁을 모색하여야 할까'가 주제 ("From Education to Future Practice", "Aligning Curriculum to Future

Practice")가 되고 있다.

　불원간 의사들은 "인공지능에 지배를 받는 의사와 인공지능을 지배하는 의사"로 나뉠 것으로 예측한다. 대부분의 의사들은 인공지능이 지시하는 대로 환자에게 진료를 제공할 것이며 최신 지식을 창출해내는 소수의 선두적 의사들만이 인공지능에 새로운 정보와 지식을 입력시킬 수 있을 것이다. 때문에 인공지능의 지배를 받는 의사들은 그 전문성을 점점 인정받지 못할 가능성이 있고, 간호사, 의료기사, 약사 등과 일정 부분 겹치는 역할로 갈등이 생길 수도 있을 것이다. 반대로, 인공지능을 지배하는 의사들은 기존의 의사들과는 비교가 안 될 만큼 더 큰 사회적, 의학적 영향력을 가지게 될 것이다. 그들이 인공지능에 입력하는 내용이 한 국가와 전 세계의 의학과 의료를 규정할 것이기 때문이다. 그래서 미래 의사들을 교육하고 있는 의과대학의 교육 방식도 혁명적 변화를 가져 올 수밖에 없게 되었으며 새로운 지식을 창출해 내는 능력을 가질 수 있도록 만드는 것이 의학교육의 경쟁 내용이 될 것이다 (전우택. 의학교육의 변화와 과제. 대한의학회 E-Newsletter 2017. No 79). 임상실습도 하버드 의대는 "의료-인간-사회"라는 세 주제가 삼각형 모형으로 서로 이어져 있는 것에 대한 본질적 이해와 그 처리 능력을 가질 수 있도록 한 명의 환자가 처음 외래를 방문한 후 진료, 검사, 수술을 받고 회복하여 집으로 퇴원하여 외래로 다니는 전 과정을 학생 한 명이 전담하여 같이 체험하도록 하는 과정 속에서, 학생들은 환자가 가지는 심리적 갈등, 가족들과의 관계의 변화, 진료비 걱정과 진료비를 내기 위하여 취하는 조치들, 그런 진료비를 그렇게 지불하도록 하는 사회 시스템과 제도 등에 대하여 배울 수 있도록 임상실습 시작 시기를 보다 저학년으로 내릴 것이라고 한다.

우리나라 의과대학은 모두 이 같은 변혁에 대비한 교육을 준비 또는 시행하고 있을까? 유감스럽게도 필자는 많은 임상교수들이 능동적이고 적극적으로 자신의 교육방법을 개혁하려고 노력하지 않고 아직도 자신들이 교육받은 방법 그대로 학생들을 교육, 평가하고 있다고 생각한다. 임상교수가 학생강의에 할애하는 시간은 기초의학 교수에 비해 훨씬 적다. 과목당 배당 받는 강의시간에 비해 임상교수 수가 많기 때문이며, 부속병원이나 협력병원이 많은 대학은 더욱 그러하다. 그러므로 강의시간만 갖고는 교육부에서 정한 교수의 주당 필수강의시간에 태부족한데 임상실습시간을 강의시간의 1/2로 인정해주므로 필수강의시간을 채울 수 있다. 할당 받은 강의시간이 적으면 자연히 교육에 대한 관심과 열의가 떨어지고 교육효과를 개선시키려는 노력을 소홀히 하기 쉽다.

의과대학은 최소 10-20년 후의 사회에서 필요로 하는 의사의 역량이 무엇일지를 미리 예측하고 그에 맞추어 학생들이 갖추어야 할 역량을 명확히 설정해야 한다. 또한 역량에 도달할 수 있도록 교육과정과 평가체계를 설계하고 실천할 수 있는 전략들을 끊임없이 고민하고 발굴해야 한다. 지식 전수의 전당이었던 강의실 수업은 교수-학생 사이의 쌍방향학습이 이루어지는 곳으로, 경쟁적 학습 분위기는 학습자 간 상호협력을 통하여 집단창의력을 창출할 수 있도록 변해야 한다. 학습자들의 특성을 지속적으로 파악하고 학습효과가 발생할 수 있도록 교수방법 및 학생평가방법을 조정하는 노력이 필요하다. 고려의대 의료인문학교실 이영미 교수는 이를 위해서 "교수, 학생, 기관 차원의 자기성찰과 평가의 마인드, 그리고 무엇보다 변화의 요구에 대한 개방성, 수용성, 유연성이 필요하다"고 역설하였다.

현재 우리의 의학교육은 왓슨과 같은 최첨단 인공지능 프로그램을 자유자재로 활용하고 환자에게 전인적이면서 개별화된 맞춤형 진료를 제공하는 미래의 의사를 키워내는 최적화된 시스템은 분명 아니라고 생각한다. 보건의료분야의 첨단연구와 산업이 국가의 경쟁력을 좌우하는 차세대 동력산업이라는 이 시대에 최첨단 의료기술 연구와 산업화에 있어서 국제적 경쟁력을 갖춘 인재를 키워낼 수 있도록 교육체계를 준비하고 있는 것인가? 이 또한 턱없이 부족하다고 생각한다. 예측불허의 미래에도 경쟁력이 있는 의사는 창의성, 유통성, 개방성, 협업능력, 자기계발 혁신능력을 갖춘 인재이다. 미래의 의사는 컴퓨터가 할 수 없는 일, 즉 새로운 의학적 지식을 찾아내야 한다. '21세기의 플렉스너 보고서'라고 불리는 'Educating Physicians; A Call for Reform of Medical School and Residency' (Cook, M et al. 2010)는 (1) 학습 성과의 표준화와 학습 과정의 개별화, (2) 지식과 임상경험의 통합, (3) 탐구와 혁신 습관의 배양, (4) 직업 정체성 형성을 초점으로 의학교육이 재구성되어야 함을 주장하고 있다.

    임상교수에게 교육은 선택사항이 아니다. 임상교수도 시대의 변화에 맞추어 사회가 요구하는 능력 있는 의사를 배출할 수 있도록 학생을 교육해야 할 소명을 갖고 있다. 단순히 열정만 갖고 교육효과를 극대화 할 수는 있는 시기는 지났다. 이어령 교수님의 유명한 얘기가 있다. 30대의 햇병아리 교수 시절, 조교수의 교육에 대한 열정은 대단하다. 한정된 강의시간에 가능한 많은 것을 가르쳐 주고 싶어 자신도 제대로 이해하지 못하는 내용까지 강의하면서 주어진 시간을 꽉 채운다. 그러나 10년을 계속해도 교육성과는 자신이 기대하던 수준에 미치지 못하여 40대의 부교수 시절에는 강의내용을 줄여 자신이 확실히 아는 내용만 전달한다. 그러나 또 10년이 지나면서 교육성과에 별 차이가 없자 50대의 교수는 내용을 더욱 줄여 학생이 알아들을 수 있는 내용만 강의한다. 그래도 학습성과는 변함이 없자 60대가 되면 포기하고 특별한 수업계획 없이 생각나는 대로 강의한다는 것이다. 일방적으로 알려준다고 학생들이 다 받아들이고 이해하는 것은 아니다. 수업내용의 핵심만 알려주고 스스로 문제를 해결하는 능력을 함양하도록 해야 한다. 그러기 위해서 학생들의 지적 호기심, 학문에 대한 탐구정신을 키워야 한다.

임상(臨床)은 현대 의학에서 가장 효과적이면서 안전하다고 알려진 방법으로 환자를 치료하는 것이다. 오랜 세월을 거쳐 검증한 내용이다 보니 학생은 의문을 가질 필요 없이 암기한다. 임상실습도 마찬가지다. 이미 만들어진 플로차트(flow chart, 순서도)에 따라 환자를 본다. 여기에 의문이나 지적 호기심이 끼어들 여지가 없다. 이처럼 임상교육이 일방적 주입식으로 이루어질 수 밖에 없는 환경이었으므로 학생들이 창의력을 발휘할 기회가 근원적으로 차단되었고 키우지 못했다. 이제는 학생들의 호기심을 이끌어내고, 의문을 가질 만한 지적 욕구를 자극해야 한다.

이제 임상교수들도 의료환경의 변화에 맞추어 교육능력을 향상시키기 위한 인식의 변화가 필요하며 전문교육도 받고 개선시키기 위한 꾸준한 노력을 하여야 한다. 의과대학 교수는 의학교육의 질을 높이기 위해 일반대학 교수와 마찬가지로 교육과정(Curriculum) 개발, 교육프로그램 평가와 문항 개발, 교수와 학습 방법뿐만 아니라 리더십, 의사소통 기술, 직업윤리에 대한 교육개발에 대해서도 지속적으로 노력하여야 한다. 그러나 임상교수들에게 외부 전문가를 초빙하여 교육관련 교육을 받을 기회를 제공해도 참석률이 저조하고 자발적으로 외부 연수교육에 참여하는 교수도 많지 않은 것이 현실이다. 전공의를 수련교육하는 지도전문의가 되려면 일정시간 교육을 받아야 하는 의무조항이 생겼다. 모두 바쁜 진료일정에도 어떻게든 시간을 내어 교육을 받는다. 양질의 학생교육을 위해서도 교수가 일정기간마다 의학교육에 대한 연수교육을 받아야 하는 의무조항이 필요하다는 생각이 든다.

2) 의과대학 교육

의과대학마다 나름의 미션과 교육목적 그리고 교육목표를 갖고 있다. 예를 들면 미션이 '좋은 의사를 양성하여 국민 건강증진에 기여한다'라면 교육목적은 '미래의 대한민국이 요구하는 행복하고 좋은 의사 양성'이 될 것이고, 교육목표는 '몸을 치료하고 마음을 위로하는 역량을 가진 의사 양성, 남과 더불어 행복한 삶을 꾸려나가는 역량을 가진 의사 양성, 자기 성찰을 통해 올바른 의학전문성과 인성을 함양한 의사 양성, 끊임없이 스스로 공부하고 자기계발에 힘쓰는 의사'가 될 수 있다. 이 같은 미션 아래 교육목적과 목표를 실천하기 위해서 최근 의학교육은 과학을 바탕으로 한 학문중심 교육에서 수행능력이 있는 의사를 배출하기 위한 역량중심 교육으로 이동하고 있다. '아는 것이 많은 의사'보다 '할 수 있는 의사'가 필요하기 때문이다.

전통적으로 의학교육은 기초와 임상 과목으로 인위적으로 구분하여 모든 교과목은 과(교실) 중심으로 그리고 교과목 중심으로 편성하여 교수 중심으로 강의와 실습을 통해 지식중심적 교육이 이루어져 왔다. 또 교육의 평가는 지식중심의 평가로 학습목표와 무관하게 시행되어 왔다. 그러나 최근 의료환경의 급격한 변화에 맞추어 수행능력이 있는 의사를 배출하기 위하여 기초와 임상을 융합하고 과목중심을 분야별로 나누어 관련 분야를 통합하여 교과과정을 편성한다 (Integrated Learning). 학생은 선생이 수업 전에 미리 제공한 기본 핵심 내용을 중심으로 임상 지향적인 (Clinically Oriented) 자율학습(Self Learning)을 통해 터득한 것을 집단(조별) 토론 (Group Learning)을 통해 의견을 교환하여 최종적으로 얻어낸 결과를 학생이 직접 강의 (Flipped Lecture; 거꾸로 강의) 하도록 한다.

   교육방법 중에서 학습효과가 가장 낮은 것이 선생이 학생에게 일방적으로 하는 주입식 강의이고 시청각 교육, 집단 토론, 실습의 순으로 학습효과는 올라가며 학생이 직접 강의 하도록 하면 최대의 학습효과를 얻을 수 있다고 한다 (그림 1). 교수는 강의시간 마지막에 학생이 발표한 내용에 대해 학생들과 의견을 교환하고 수정 보완하는 역할을 한다 (Interactive Lecture). 교수의 역할이 학생을 가르치는 사람에서 도와주는 조력자 (Facilitator, Helper)로 바뀌었다.

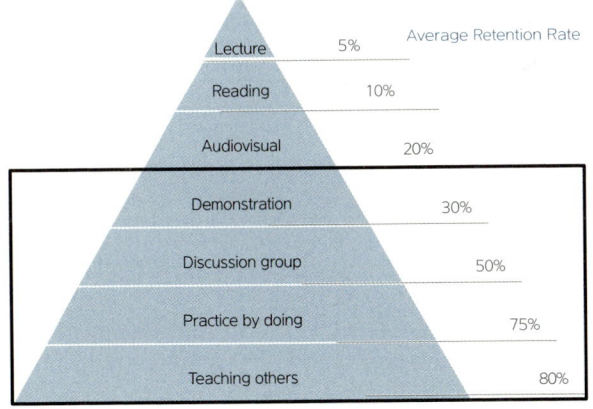

그림 1. 교육방법에 따른 학습효과

   사람마다 나름대로의 특기가 있지만 특별히 약한 부분도 있다. 필자는 물구나무서기나 뜀틀운동 등 소위 육상에 특히 취약하다. 중학교 재학 당시 체육선생님은 꼭 물구나무서기나 뜀틀운동으로 점수를 매겼다.

모두 집에 간 뒤 홀로 남아 연습을 하였지만 다음 날 친구들이 보는 앞에서는 어김없이 허우적거렸으며 선생님이 보다 못해 '그만' 구령이 떨어졌다. 점수는 항상 30-50점이었다. 당일 체육시간이 있으면 등교할 때부터 마음이 무겁고 스트레스를 받았다. 그러나 고등학교에 진학하니 자기가 좋아하는 구기운동을 선택하여 자유롭게 놀도록 하고 체육시험도 구기운동으로 하였다. 이때부터 체육시간은 기다려지는 시간이 되었고 체육선생님이 존경의 대상으로 바뀌었다. 교육방법에 따라 학습능률이 엄청나게 차이가 날 수 있다는 어릴 적 체험을, 학생을 가르치는 입장에서 귀감으로 삼아 왔다.

교육은 계획적 활동이므로 수업계획서는 필수적이다. 수업계획서에는 학습목표, 학습성과, 수업주제와 내용, 수업방법, 참고자료, 평가방법이 포함되어야 한다. 학습목표는 학생으로 하여금 교과목을 이해하고 학습의 길잡이가 되며 학습진행과정을 단계적으로 확인토록 하고, 교수는 가르칠 내용의 양을 조절하고 수업방법을 선택하며 학업성취도 평가 기준을 마련할 수 있다. 학습도 단순한 암기식 지식보다 문제해결능력을 배양하는데 초점을 맞추고 있다. 임상실습은 대학병원뿐만 아니라 개인의원, 보건소, 신문사, 등 실습의 영역을 다양화하여 일차 진료의사로서의 역량을 함양토록 하고 있다. 지금까지 강의는 강의실에서만 이루어지는 것으로 알았지만 이제는 인터넷 (Ubiquitous, Web-based Learning)을 이용하여 언제 어디서나 배울 수 있다.

학습성과란 배움의 결과로 '학생이 알고 있을 것으로 기대하는 것'이며 학습역량은 성과를 나타낼 수 있는 개인의 능력이다. 학습 평가는 필기시험을 이용하여 지식만을 평가대상으로 하였는데 지금은 CPX (Clinical Performance Examination), OSCE (Objectively Structured Clinical Examination)를 이용하여 수기와 태도까지 평가하고 있다. 교육목표를 달성하기 위한 교과과정을 짜는데 Blooms의 교육목표 분류 (Blooms Taxonomy) 중 인지 영역 (Cognitive Domain)이 흔히 이용되는데 이에는 최하위의 지식 (Knowledge)에서부터 이해 (Comprehension) 〉 적용 (Application) 〉 분석 (Analysis) 〉 종합 (Synthesis)에 이어 최고 수준의 평가 (Evaluation)가 있다 (그림 2).

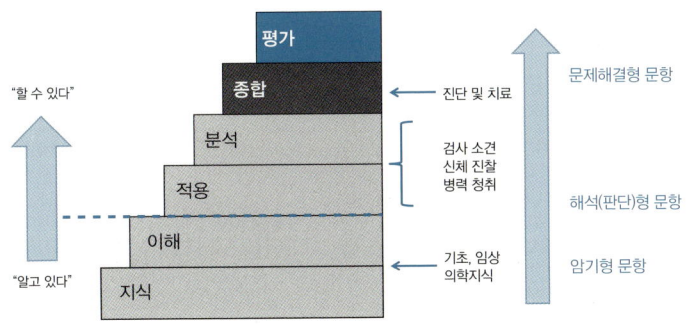

그림 2. Blooms의 교육목표 분류와 의학교육의 적용 (자료출처; 서울의대 의학교육연수원 나상훈 교수)

지식, 정보에 기초하여 문제 (환자의 불편함)를 이해하고 적용 (문진, 신체 진찰, 검사)하며 그 결과를 분석하고 종합 (진단과 치료) 하는 능력을 최종 평가하는 과정이다. 그러므로 지적 능력을 평가하기 위해서는 단순히 알고 있는 지식수준보다 할 수 있는 능력을 알아보기 위해 가능한 최 고위의 지적 수준을 평가하여야 한다. 지금 의사국가시험 문제는 암기 10%, 해석 20%, 문제해결형 70%의 분포로 출제되고 있으므로 대학당국도 단순 암기나 해석 문제보다 문제해결형 문제를 주로 출제토록 독려하고 있으며 각 교수가 출제한 문제의 유형뿐만 아니라 난이도까지 통계 분석하여 출제교수에게 통고하고 있다.

필자가 의대를 다닐 무렵에는 신원불명의 변사자, 아사자, 동사자 등이 많아 해부학교실 실습실의 포르마린 탱크에는 항상 시체가 가득 채워져 있어 해부학 실습하는데 전혀 문제가 없었다. 그러나 의대 수가 많아지고 경제수준이 올라가면서 시체가 부족하여 시체 기증에 의존하고 있으며 이마저 여의치 않으면 인체모형으로 대신하므로 해부학 실습에 많은 어려움을 겪고 있다. 그러나 앞으로는 3D프린팅 기술을 활용해 해부학 실습 부족을 해결할 수 있을 것 같다. 이미 국내 연구진이 CT와 3D프린터를 이용하여 해부 실습용 3D 측두골 모델을 개발하였는데 실제 사람과 마찬가지로 복잡한 측두골 내 구조와 수술 시 주의가 필요한 혈관과 신경은 물론 뼈의 질감까지 구현해 측두골 해부학 실습 여건을 크게 개선시킬 것으로 기대된다.

뿐만 아니라 컴퓨터 등을 사용한 인공적인 기술로 실제와 유사하지만 실제가 아닌 어떤 특정한 환경이나 상황을 만들어 내는 가상현실(Virtual Reality)을 이용하여 공간적 체험을 하게 함으로써 시체나 모조품이 없어도 해부실습이 가능할 수 있는 시대가 올 것이다.

교수들이 교육의 질을 높이기 위해 강의와 시험출제를 어떻게 하고 있는지 관리 감독해야 하는데 그렇게 한가한 교수가 없으며 관심 있다고 해도 교육에 대한 전문지식이 없으므로 별도로 교육을 받아야 하는 어려움이 있다. 그러므로 의학교육학교실을 개설하여 교육학을 전공한 교수를 별도로 채용하여 임상교수의 교육을 관리 감독하는 추세이다. 또 현대의학은 진단을 위해 각종 검사기계에 의존하는 일이 더 많아져 현대의학의 병폐인 기계화와 비인간화는 가속화될 것이므로 인간 대 인간으로서 환자를 대할 수 있도록 하는 커뮤니케이션 역량 등이 더욱 강조되어야 할 것이므로 각 대학마다 인문사회의학 강의를 개설하거나 시간을 널리고 있다. 불원간 인공지능이 가공할 정도로 진료에 개입될 것으로 예측하며 실리콘밸리에서 벤처캐피탈리스트로서 명성을 쌓은 앤디 케슬러는 그의 저서 'End of Medicine' ('의사가 사라진다'로 변역됨)를 통해 우리는 의학의 종말이라 부를 만한 시대의 코 앞에 서 있다고 경고하고 있다. 인공지능은 빅데이터를 통해 인식을 확장하는 초인적 능력이 있다. 그러므로 앞으로의 의대교육은 인공지능으로 대체할 수 없는 '의사란 직업의 본질'이 무엇인지를 가르치는 것에 역점을 맞추고 어떤 상황이 전개되더라도 학생들이 창의력을 발휘하여 스스로 헤쳐나갈 수 있는 역량을 갖추도록 준비시켜야 하겠다.

3) 의학전문대학원

의대 6년의 과정 중 2년 과정의 의예과는 의학을 전공하기 위한 소양을 갖추도록 교과목이 교양과목과 기초과학으로 편성되어 있지만 수업을 맡은 교수의 대부분이 사연과학내나 문과대 소속이고 의대에서는 수업내용과 강의평가, 학습평가에 대한 관리를 할 수 없으므로 학생들은 2년간 자유롭고 즐겁게 보내는 '교양함양시간' 정도로 인식하였다. 때문에 의예과를 의대에 소속시켜 의대가 직접 교과편성을 비롯하여 모든 교무행정을 관리감독하고 의대생이 입학하면 문리대 의예과 1학년이 아니라 의대 1학년이 되도록 하고 본과 4학년은 의대 6학년으로 하는 대학도 있다.

의학전문대학원(이하, '의전원')은 4년제 일반대학 (주로 자연계열) 졸업자가 4년 과정의 의학교육을 이수케 하여 의과학자 양성과 다양한 학문적 배경을 가진 의사를 육성하기 위함에 주 목적이 있고 의대는 의예과 교육에 고심할 필요가 없으므로 좋을 수 있다. 의전원은 김대중 정부 시절 본격적인 도입 준비가 시작되어 기본계획을 확정했으며, '좋은 직업'의 신입장벽 철폐를 주장해온 노무현 정부와 '코드'가 맞아 떨어져

2004년 의전원 체제를 실질적으로 도입하기 시작하였고, 2005년에 첫 신입생을 받았다. 도입 당시, 의전원 체제에 대한 부정적인 대학이 많았지만 다양한 학문적 배경을 가진 의사를 양성하는 의전원이 의학발전에 도움이 된다는 공감대가 형성되었고, 정부는 대학이 자율적으로 의전원과 의대 중 선택하도록 하였다. 비슷한 시기에 발족한 법학전문대학원은 법관이나 변호사가 되기 위해서는 반드시 졸업해야 하는 법적 구속력이 있었지만 의전원은 법적 구속력이 없었기 때문에 의사 지망생은 의과대학 또는 의전원을 졸업하면 되는 어정쩡한 정책이었다.

서울의대를 제외한 모든 국립대학은 의전원으로 전환하였고 사립대학은 불이익을 우려하여 교육부 정책에 순응하고 재정지원을 목적으로 의전원으로 완전 전환한 대학과 정원의 50%는 의전원으로 전환하고 나머지 50%는 수능성적 우수 학생을 영입하여 학교 위상을 높이려는 목적으로 기존 6년제 의대를 함께 운영하는 대학도 있었다. 따라서 동일 대학교에 의대학장과 의전원장이 별도로 있어 학사행정에 혼란과 갈등이 발생하는 헤프닝도 발생했다. 교육부는 의전원 전환과 BK21 사업을 연계하면서 의전원으로의 전환을 유도하였지만, 2009년에는 전국 41개 의대 중 27개 대학이 의전원 체제를 도입했으며 이 중 절반인 13개 의대는 학부와 대학원 체제를 각 50%씩 섞어 운영하였고 14개 대학은 아예 의전원 전환을 거부하였으며, 2011년에는 5개교 (강원대, 건국대, 동국대, 제주대, CHA의과학대)가 의전원을, 이를 제외한 36개 대학이 의대 학제를 선택했다.

미국이나 일본에서는 정착하여 잘 운영되고 있는 의전원 체제가 우리나라에서는 왜 호응을 얻지 못하고 실패하였을까? 필자는 정부의 의도가 의과학 발전에 기여하고 다양한 학문적 배경을 가진 의사를 육성한다는 의전원의 장점은 구호에 불과하고 '좋은 직업'의 진입장벽 철폐에

주 의도를 갖고 밀어붙인 결과로 생각한다. 'IMF를 거치면서 직장에 잘 다니던 아버지들이 대거 조기 퇴직 당하고 대학을 졸업하고도 취업난에 경제적 독립을 못하는 아이들을 지켜보면서 부모들에게는 안정된 직업이 최고로 보였을 것이다. 때문에 성적이 우수한 학생의 부모들은 자식이 의대에 진학할 것을 권했고 전국 수능성적 1% 이내의 최우수 학생들은 경쟁적으로 의대에 입학했다. 의전원은 '좋은 직업'에 대한 사회적 인식은 그대로 두고 의대를 철폐하면 의대입학 과열을 근본적으로 해결할 수 있을 것으로 생각한 안이한 발상에서 비롯된 것으로 생각한다.

우수한 학생들이 자연계열에 입학했지만 자연계열 입학은 의전원에 진학하기 위한 방편으로 삼았기 때문에 이들이 의전원으로 이동하기 전 첫 몇 년간은 의대입시과열이 낮아지는 일시적 방편책은 되었을지 모르나 4년 후 이들이 대거 의전원으로 진학하기 때문에 결국 자연계열 우수인재 육성은 실패하였다. 또 대학 졸업 전에 의전원 입시준비를 하고 있으므로 의전원에 진학하지 않는 자연계열 학생들에게 위화감을, 이들을 가르치는 자연계열 교수들에게는 허탈감을 갖게 했고 급기야 자연계열 교수들로부터 의전원을 폐지해야 한다는 주장까지 나왔다. 또 의전원생들은 대부분이 입학의도가 일차적으로 '안정된 직업'에 있었으므로 의대생보다 학업 열정도 떨어지고 의대생에게 선배 노릇은 하면서도 애교심은 떨어졌다. 의전원에 들어가기 위해서는 막대한 금액이 든다. 우선 의대보다 등록금이 더 비싸고 의대는 졸업까지 6년 등록금을 내어야 하지만 의전원은 총 8년 등록금을 내어야 한다. 결국 '좋은 직업'의 진입장벽 철폐란 정부의 본래 의도와는 달리 형편이 어려운 빈곤층 및 서민층 자녀들은 그림의 떡이며 형편이 좋은 부유층과 사회지도층 자녀의 전유물이란 인식이 심어지게 되었고 의전원제도는 실패작으로 평가되고 있다.

4) 대학원 교육

　의과대학 학생이 배우는 교육수준은 기본적 의료 지식과 기술이다. 전공의에게는 전문의가 될 수 있도록 해당과의 전문지식과 수기를 가르친다. 그러므로 임상교수는 의대생과 전공의를 가르치기 위해서 전문적인 지식과 기술을 갖고 있는 전문의이면 족하다. 굳이 박사학위가 필요치 않다고 생각한다. 임상교수가 훌륭한 임상 연구논문을 만들어 내는데 박사학위가 꼭 필요한 이유가 없다. 그런데도 우리나라에서 임상교수가 되려면 박사학위가 필요조건이다. 교수가 자신은 학사출신이면서 석사나 박사과정의 대학원 학생을 지도할 수 없는 교육법의 논리가 그대로 의과대학 임상교수에게도 적용되고 있기 때문이다. 임상교수가 대학원 학생만 지도하지 않으면 되는 것이며 임상교수가 석사나 박사학위를 배출하여야 할 당위성도 없다고 생각한다. 그것이 기초의학교수와 다른 점이다.

　거의 모든 대학원생은 전공의 또는 전임의 과정에 있으면서 별도로 대학원 과정을 밟는다. 그러므로 연구과제를 준비하고 수행할 시간적 여유가 태부족하다. 필자도 기초의학교실 (미생물학)에서 박사학위를 취득하였지만 시간적 여유가 없어 지도교수님이 연구설계와 논문작성을 해 주셨고 실험은 조교가 수행하였기에 항상 박사학위에 대한 양심적 가책을 느낀다. 필자는 17명의 박사와 25명의 석사를 지도, 배출하였지만 모두 임상적 연구논문인데 굳이 학위란 칭호를 얻기 위해 2년~5년 동안 별도로 대학원 등록금을 받아야 하는지 의구심을 떨쳐버릴 수 없다. 또 대학원 소속이 임상과인 경우, 연구과제는 기초의학적 연구가 주를 이루므로 지도교수 (임상교수)가 기초의학교수의 도움 없이는 제대로 수행할 수도 없는 것이 현실이다. 미국은 전공의 교육과 연구자로서의 대학원 교육을 완전 분리하는 제도를 갖고 있으며 일부 국가는 전공의 교육과 대학원 교육과의 융합적인 관계를 창조하여 전공의 교육을 마치면서 중개임상연구의 이해와 경험으로 석사학위를 동시에 수여하는 제도를 택하고 있는데 우리나라도 우리 사정에 부합되는 적절한 변혁이 필요하다고 생각한다.

전공의 수련을 밟으면서 단지 임상교수가 되기 위해 대학원 과정을 별도로 밟아야 하는 것은 개인적으로 경제적, 시간적 손실이 크며 그렇다고 박사학위를 받았다고 전문의로서 더 자질을 갖추는 것도, 대학원생 지도를 더 잘 하는 것도 아니다. 개원의사가 박사학위가 있다고 환자를 더 잘 보는 것은 더욱 아니다. 기초의학적 연구에 관심이 있다면 전공의과정을 마친 후 대학원 기초의학교실에 입학하여 임상을 접어두고 연구에만 전념하여야 진정한 대학원 과정이라고 할 수 있을 것이다. 의과대학 대학원세의 혁신이 절실히 필요하다고 생각한다.

의사가 되면 이름 뒤에 M.D.란 칭호가 붙으며 박사학위를 취득하면 이름 뒤에 Ph.D.란 칭호가 따른다. 우리나라 의사의 의학박사는 거의 모두 의사가 된 후 취득하는 것이므로 박사학위 소지자 의사들은 M.D., Ph.D.의 칭호를 쓴다. 그런데 미국은 의사가 된 후 별도로 의학박사를 취득하는 경우는 거의 없으므로 의대출신은 거의 모두 M.D. 칭호만 갖고 있다. 드물게 미국의사도 M.D., Ph.D. 칭호를 갖고 있는 의사가 있는데 의사가 된 후 뜻한 바가 있어 별도로 대학원과정을 마치고 박사학위를 취득한 경우이다. 간혹 거꾸로 Ph.D.가 M.D. 앞에 있는 경우 (Ph.D., M.D.)가 있는데 일반 대학을 졸업하고 대학원에 진학하여 박사학위(Ph.D.)를 취득한 후에 의사가 되고 싶어 다시 의전원에 진학하여 M.D. 칭호가 추가된 경우이다.

5) 의학교육평가원

각 의과대학을 비교 분석하는 것은 대학 간의 차이점과 격차를 이해하는데 좋은 도구가 되지만 우열순위를 매기는 것은 대학의 위상에 광범위한 영향을 미친다. 그러므로 의과대학의 성취도를 분석하고 이해하기 위해서는 엄격하고 공정한 접근이 필요하지만, 객관성, 정확성, 형평성, 투명성 등이 문제되므로 비교 분석하는데 많은 어려움이 따른다. 1977년 Cole과 Lipton의 보고에 의하면, 대학의 명성은 대학의 성취도와 부분적으로 상관성이 있지만, 일부 "천정효과"(Ceiling Effect)(예; 하바드 의대)와 유명세를 갖고 있는 대학교 소속일 경우 "후광효과" (Halo Effect)가 있다.

현재 우리나라에는 41개 의과대학이 있으며 대학에 따라 교육환경과 교육여건에 많은 차이가 있지만 교육부는 의대 증설을 인가해 놓고는 관리감독은 제대로 하지 않았다. 그러므로 일부 사립대학은 교육환경 개선이나 인성교육은 소홀히 하고 마치 학원처럼 국가고시 합격률 높이는 데만 주력하고 국가고시 합격률이 높으면 교육의 임무를 잘 하고 있는 것처럼 학교를 홍보하여 의대교육에 많은 문제점을 제시하였다. 교육부가 손 놓고 있는 것을 보다 못한 의학교육에 관심 있는 의대교수들이 2003년 11월 비공인 단체였지만 한국의학교육평가원 (의평원)을 설립하고 평가기준을 만들어 2004년 2월 14개 의대를 대상으로 제1주기 의과대학 인증평가를 시작하였고 2007년부터 2주기 인증평가를 시행하였다. 그러나 평가는 의무가 아니고 대학 자율의사에 맡겼으므로 실제로 평가를 받아야 할 대학은 기피하였다. 2013년 1월에는 부실의대 학생교육권 보호를 위한 국회정책간담회를 주최하여 인증을 기피하거나 교육여건이 미흡한 부실의대의 교육에 심각성을 정책입안자에게 알리는 노력을 전개한 결과, 의평원은 2014년 5월12일 교육부로부터 고등교육프로그램 평가인증 인정기관으로 지정 받았다.

그러나 평가결과에 대한 법적 구속력이 없으므로 일부 사립대학은 계속해서 의평원 인증평가를 거부하였으며 이 같은 모순에 대해 의료계의 질타가 이어지자 교육부는 뒤늦게 2016년 8월 '고등교육법 시행령'을 개정 발표하였다. 개정안에는 모든 의과대학은 공식평가기관으로 선정된 의평원의 교육평가·인증을 의무적으로 받아야 하며 1차 위반 시에는 해당 학과, 학부 또는 전문대학원 입학정원의 100% 범위에서 신입생 모집을 정지하고, 2차 위반 시에는 해당 학과, 학부 또는 전문대학원을 폐지하는 내용을 담았다. 앞으로는 학생모집요강을 통해서도 평가인증 결과를 공개할 것이라고 한다. 인증 유효기간은 4년 또는 6년이며 인증기준에 미흡하면 인증유예 또는 불인정을 받게 된다. 평가영역은 대학운영체계 (18개 문항), 기본의학 교육과정 (30개 문항), 학생 (19개 문항), 교수 (18개 문항), 시설 설비 (9개 문항), 졸업 후 교육 (3개 문항)의 6개 영역에 총 97개 문항이다. 교육부는 '고등교육법 시행령'을 발표하면서 "국민의 생명과 건강에 직접적인 영향을 미치는 우리나라 의료인 양성 교육과정의 체계와 질을 한층 더 높이는데 계기가 될 것이다"고 하였는데 그렇다면 왜 보다 일찍 이 같은 조치를 취하지 않았는지 묻고 싶다. 지난 10여년 동안 "사학재단이 편의에 따라 운영하여 의대가 자격기준에 턱없이 못 미쳐 학생들이 비싼 등록금 내고 부실 교육을 받고 있다"고 끊임없이 지적되어 왔는데도 시행령 제정을 차일피일 미루는 바람에 부실의대의 교육여건은 더욱 악화되었던 것이다.

2016년 10월 한국의평원은 세계의학교육연합회 (WFME)로부터 의과대학과 의학교육과정 평가인증기관으로 공식 인정 받았으며 앞으로 WFME 기준에 부합하는 평가를 받아야 할 것이다.

6) 전공의 교육

　의과대학을 졸업하고 의사국가시험에 합격하여 의사면허를 받으면 법적으로는 누구나 의사로서 활동할 수 있다. 그러나 의과대학에서는 기초 수준의 지식과 술기만 배우고 임상경험이 없으므로 실제로 환자를 보려면 별도의 수련을 받아야 가능하다. 전문의가 되려면 먼저 1년 동안 내과, 외과, 산부인과, 소아청소년과, 정신건강의학과 응급의학과 등 1차 진료에 필수적인 수련을 받는 인턴과정을 밟아야 한다. 인턴과정을 수료하면 자신의 의사에 따라 전공과를 선택하여 과에 따라 3~4년의 수련과정을 마친 후 전문의 시험에 합격하면 전문의 자격을 얻게 된다.
　과거에 인턴은 모두 당직과 상관없이 병원 내 숙소에 기거하면서 출퇴근하였으므로 '인턴'(Intern)이란 용어를 썼다. 그러나 지금은 당직이 아니면 집에서 출퇴근하므로 'Extern'이란 신종어가 생기기도 하였다. 요즈음 인턴은 힘든 일은 싫어하고 기피하며 중환자실 근무는 자기들끼리 추첨하여 배정한다고 하니 안타깝다. 중증 환자를 많이 보면 그만큼 많이 배우게 되는데 배움의 열기로 가득 차 있어야 할 나이에 기피하다니 피교육자란 신분이 무색하다. 전공의는 과거에는 '레지던트'(Resident)라고 불렀으나 지금은 '전공의'로 부르고 있다. 수련의란 인턴과 레지던트를 통틀어 지칭한 것으로 환자나 보호자가 '수련의'란 용어 때문에 의대 실습학생으로 오해하거나 미숙한 의사라는 선입견을 갖고 신뢰성에 의문을 제기하기도 하므로 더 이상 환자 앞에서는 수련의란 용어를 사용하지 않는다.
　수련지도전문의는 인턴이나 전공의를 수련계획서에 따라 지도하여야 한다. 전공의는 매일 입원환자와 응급실 내원 환자를 돌보아야 하고, 각종 시술과 수술을 준비하고 직간접적으로 참여하여야 하며 회복과정을 살펴야 하고, 입퇴원요약서와 경과기록지 그리고 각종 동의서나 협진의뢰서, 진단서 등을 작성해야 하며, 학술지를 비롯한 각종 정기 간행물과 교과서 초독회, 타과와의 합동학술회의를 준비하고 발표하여야 하며, 전문의시험에 응시하려면 연구논문을 준비하고 학회에서 발표하여야 한다. 가끔 교수들과 과회식에도 참여하여 한다. 몸이 열 개라도 모자랄 형편이다. 입원환자 때문에 뜬눈으로 밤을 새운 전공의가 아침, 교수 회진시간에 물어도 반응이 없어 쳐다보니 서서 졸고 있었으며 눈을 뜨는데 검은 눈동자는 보이지 않고 흰 창만 보였다.

　매일 아침 7시20분에 시작하는 회의에 한 전공의가 이마에 반창고를 붙이고 있었다. 직감적으로 어제 저녁에 자기들끼리 회식 나갔다가 술에 취해 넘어져 다쳤을 것으로 생각했다. 회의가 끝나고 주의를 주려고 조용히 불러 물어보았더니 전혀 다른 이야기였다. 바빠서 일주일이 넘도록 집에 가지 못하니 더 이상 갈아 입을 내의가 없는데 마침 그날 저녁 좀 조용하다 싶어 대충 일을 마무리 해놓고 모처럼 가족과 함께 저녁도 먹고 내의도 갈아 입을 겸 집에 들렀더니 응급환자가 생겼다고 호출을 받았다. 즉시 택시를 타고 병원에 도착하여 허겁지겁 달려 현관으로 돌진하였는데 '쾅' 하면서 현관 유리문이 박살 났고 이때 이마가 깨진 유리문에 찔린 것이었다. 너무 정신 없이 황급히 뛰어들어가다 보니 현관 유리문이 닫혀 있는 줄도 모르고 그대로 닫힌 유리문을 통과해버린 것이었다. 너무 열심이고 우직하게 책임감이 강한 전공의였다. 이 전공의는 후일 교수요원이 되어 훌륭한 연구논문을 많이 발표하였고 개원의로서도 성공하였다.

　지도전문의가 되려면 필요한 교육자적 자질을 함양하고 전공의 수련교육의 질 향상을 위하여 대한병원협회 (공통부분)과 해당학회 (과별부분)의 교육을 주기적으로 (책임 지도전문의는 3년, 지도전문의는 5년마

다) 받아야 한다 (전문의 수련 및 자격 인정 등에 관한 규정 및 시행규칙 개정안, 2016년 9월 입법예고). '명장 밑에 졸장 없다'는 말이 있다. 지도전문의가 열정과 성의를 갖고 솔선 수범하여야 전공의들은 귀찮거나 싫어도 따라오며 그러는 과정에서 전공의들은 배우며 자긍심을 갖게 된다. 재미있는 사실은 필자와 함께 동고동락하며 잠도 제대로 못 자면서 열심히 일했던 전공의들은 필자가 정년 퇴임한 후에도 그때를 감사하게 생각하고 찾아오며 그때 얘기로 시간 가는 줄 모르며 즐거워 하는데 필자가 보직을 맡으면서 정년 퇴임 때까지 고생도 시키지 않았고 야단도 치지 않았던 전공의들은 특별히 나눌 이야기도 없고 찾아오지도 않는다.

임상교수는 정년 때까지 해마다 나이를 먹어가지만 접하는 전공의는 항상 같은 연령대이다. 그러므로 세월이 흐르면서 전공의의 생각과 태도가 어떻게 달라지는지를 지켜보았다. 30여년 전에는 전공의들에게 가르쳐 줄 것이 많지 않았지만 전공의들은 환자를 만났을 때 스스로 대처하는 지혜가 있었고 일이 힘들어도 이겨내는 인내심이 강하였으며 사제지간의 도제정신과 선후배지간의 엄격한 질서와 규범이 있었다. 그러나 지금은 과거와 비교가 되지 않을 정도로 많이 가르쳐도 고마움보다 피곤함을 먼저 생각하고 환자에 대응하는 태도도 미숙하며 당당하지 못하고 두려움부터 가진다. 수련을 전문인이 되기 위한 경험축적의 과정으로 생각하고 가능한 많은 경험을 쌓으려 하지 않고 일로 생각하기 때문에 일이 예상보다 많아지거나 남들보다 더 많이 한다고 생각하면 불만이고 쉬 피곤해 하며 합당한 보상부터 먼저 생각한다.

의학교육은 일제 강점기에 조성된 군대식 의식이 뿌리 깊게 깔려 있었고 연차 별 업무가 엄격하게 구별되어 있어 위 연차 선배와 교수님에게 절대 복종해야 했으나 요즈음에는 사회 전반적으로 민주화 분위기에 따라 의료계도 선배나 교수라고 함부로 전공의에게 폭행은 물론 인권모독적인 언행을 할 수 없다. 의사가 해마다 무더기로 쏟아져 나오고 수입도 옛날 같지 않으며 타 직종의 위상이 부상해서 평준화되어서 인지 의사의 위상이 상대적으로 많이 떨어졌고 젊은 의사들의 자긍심도 옛날 같지 않으며 자신이 하는 일이 힘들거나 마음에 들지 않으면 선배나 교수에게 한마디 통보도 없이 어느 날 갑자기 사라져버리는 일이 이상한 일이 아니게 되었다. 병원에서 급히 연락을 해도 휴대전화를 꺼버리고 잠적해버린다.

전공의들이 수련을 노동으로 생각하는 것은 전적으로 이들만의 잘못은 아니다. 수련병원이 교육환경을 개선하려는 노력보다 임금이 싼 전공의를 고용하는데 더 관심을 가지기 때문에 전공의들은 수련수준을 벗어난 '노동착취'로 생각하였고 공동으로 대응하기 위해 협의체 (전공의 협의회)를 만들어 자신들의 목소리를 내기 시작하였으며 결국 전공의의 수련환경 개선 및 지위향상을 위한 법률, 이른바 '전공의 특별법'이 2016년 12월 23일을 기해 본격 시행되었다. 제정 법률에는 전공의가 수련병원과 수련계약 체결 시 수련규칙, 보수 외에 계약기간, 수련시간 및 수련장소, 휴일·휴가, 계약 종료·해지 등을 수련계약서에 명시토록 한다. 수련시간은 한달 평균 1주일에 80시간을 초과해서는 안 되며, 다만 교육목적을 위한 것이라면 1주일에 8시간의 연장 수련이 가능하다. 연속근무 시간의 상한은 36시간, 응급상황 발생 시 40시간이다. 연속수련이 있었던 경우에는 최소 10시간의 휴식시간을 줘야 한다는 점도 법률에 적었다. 아울러 모성보호를 위해 여성 전공의에 대해서는 근로기준법을 준용해, 출산 전과 후에 휴가를 보장하도록 했다. 연장수련과 야간수련, 휴일수련 시에는 근로기준법을 준용해, 통상임금의 100분의 50 이상을 가산해 지급해야 한다. 뿐만 아니라 수련환경 개선을 위한 보건복지부 장관직속 '수련환경 평가위원회' 13인 위원에 전공의 대표 2명이 참여하여 직접적으로 의견을 개진할 수 있는 기회를 갖게 되었다.

전공의가 근로자이어서 근로기준법에 적용해야 하는지 아니면 피교육자이므로 근로기준법을 적용해서는 안되는지에 대해서 오랜 기간 전공의 근무규정과 임금협상에서 논쟁의 요지가 되었는데 새로 입법된 전공의 특별법은 양자를 고려하여 만들어진 것으로 생각된다. 이제 전공의는 자신들이 주장하던 권리를 상당 부분 찾은 것이다. 그러나 근무조건이 개선되었다고 마냥 행복할 것인가? 병원은 인력부족에 따른 의료사고를 막기 위해 당장 자구책을 세우지 않을 수 없다. 앞으로 전공의는 근무시간이 지나면 입원환자를 두고 퇴근해버려도 새로이 제정된 전공의특별법은 법적으로는 전혀 문제가 없도록 만들어 놓았다. 수술하다가 근무시간 끝났다고 나가버려도 할 말이 없다. 수술이 끝날 때까지 도와주겠다고 하여도 전공의특별법 위반사항이므로 나가라고 해야 할 형편이다. 전공의가 수술을 배우기 위해 더 있겠다고 해도 법을 어기지 않으려면 허락해서는 안된다. 이제는 사제지간을 정으로 대하다간 언제 낭패를 당할지 모르게 되었다. 수련시간 단축으로 전공의 교육의 질이 되레 떨어질 수 있다는 반론도 나오고 있다. 병원계 일각에서는 이른바 진료보조인력 (PA)를 양성화해야 한다는 주장도 나오고 있으나 전공의협의회는 "PA 양성화는 장기적으로 전공의 교육기회를 박탈하는 부작용을 야기할 수 있다"며 반대하고 있다.

전공의 수련계약은 매년 갱신하는데 수련계약기간은 3월 1일부터 다음 해 2월 말까지이다. 그런데 암묵적으로 모든 수련병원은 전공의 4년차가 다음 해 1월에 치르는 전문의시험 준비를 위해 빠르면 9월, 늦어도 11월이 되면 모든 일에 손을 떼고 공부방으로 들어가는데도 월급을 다음 해 2월 수련기간이 끝날 때까지 지급한다. 병원은 그동안의 고생에 대한 배려 차원에서 암묵적으로 눈감아 주었다. 전공의특별법은 이에 관한 언급이 없다. 그러나 이제는 전공의가 시험준비를 하는 것은 자신들이 알아서 할 일이지 월급을 받는 한 끝까지 일 하여야 하고 이를 어기면 전문의시험 응시자격을 문제시 하여야 한다. 야간 당직표에는 1-4년차 전공의가 골고루 당직을 서는 것으로 되어 있지만 저 연차일수록 당직을 많이 맡기고 1년차는 1년 내내 당직을 서는 과도 있다. 1년차의 업무가 많아 피로감이 누적되고 경험도 부족하기 때문에 의료과실을 범할 때도 있다. 1년차가 정리해야 할 의무기록은 산더미처럼 쌓여있다. 병원당국에서 아무리 시정을 요구해도 말로만 따르겠다고 하면서 여전히 고 연차는 자신도 저 연차 때 고생하였다는 이유로 저 연차에게 떠넘기고 있다. 이 기회에 반드시 수정되어야 할 대목이다.

직장 상하가 분명한, 소위 군기가 센 직종으로 군인을 으뜸으로 꼽는다. 그러나 의사의 군기는 군인에 못지않을 정도로 세다고 하였다. 1년 위의 선배가 가장 무섭다는 말도 있었다. 그러나 요즈음은 누가 위 연차 전공의인지 알아차리기 어려울 때도 있다. 의과대학 강의는 선택과목은 없고 모두 필수만 있으며 8시간 연속 강의에도 모두 교수님의 강의에 집중하였다. 언제부터인가 강의를 위해 강단에 섰는데도 불구하고 5분이 지나도록 학생들이 마치 초등학생이나 중학생처럼 삼삼오오 떠들며 강의 들을 자세를 보이지 않아 대단히 충격을 받은 적이 있지만 이제는 똑같은 일을 당해도 그러려니 하고 모른 척한다. 복도에서 임상실습 학생들을 마주칠 때 혹시나 학생이 보고도 인사를 하지 않으면 마음이 아플 것 같아 아예 고개 숙이거나 반대편을 보면서 지나쳐버린다. 교수들의 잘못인지, 학생들의 잘못인지, 사회풍조가 그런지 혼란스럽지 않을 수 없다. 10여 년 전 대한적십자사의 일원으로 평양 소년궁전을 방문했을 때 열심히 서예를 하고 있는 어린 학생의 모습이 정겨워 몇 학년이냐고 물었더니 곧바로 일어서서 씩씩한 목소리로 관등성명으로 화답하는 것을 보고 무척 당황한 적이 있다. 필자도 초등학교 다닐 때는 그렇게 하였는데 요즈음 까마득하게 잊어버리고 있던 옛날 모습을 보고 변해버린 우리 모습 때문에 필자가 놀란 꼴이었다.

　의료계에 도제정신은 특별하였다. 제자가 진료과정에 실수를 하면 스승이 책임지고 해결하였고, 제자가 수련을 마치면 취직자리를 마련해주는 것이 스승의 도리로 생각하였으며 제자는 평생토록 스승을 깍듯이 모셨다. 그러나 개인 생각의 존중과 교육의 자율화란 사회풍조와 함께 의학전문대학원제가 도입되면서 의사들 간에 형성되어 온 전통적인 위계질서가 허물어지기 시작했으며 도제정신도 포기해야 할 형편이다. 의전원생은 일반대학 졸업자가 의사가 되기 위해 새로이 입학했으므로 지금까지의 의과대학생과는 생각이 많이 다르다. 학창시절의 낭만은 이미 경험하였고 오직 전문지식을 잘 전수받아 의사가 되어야겠다는 집념 밖에 없다. 자연히 임상교수는 마치 학원의 선생처럼 전문지식 전달자로 비추어질 것이므로 통상적 개념의 '사제지간'은 더 이상 기대하기 어렵게 되었다.

　조교수 때는 필자도 젊어 전공의들에게 형님으로 보여 부담 없이 친밀하게 지낼 수 있었지만 세월이 흐르면서 어느 순간 어려운 관계가 되어 저녁 과회식에서 1차가 끝나면 부탁도 하지 않았는데 택시를 잡아 집에 가도록 주선하고 자기들끼리 2차를 갔다. 이후 회식 자리에 가면 언제 자리를 떠나야 할 시간인지 항상 유념하여야 했다. 때로는 함께 있으니 분위기가 더 좋다며 2차를 같이 가자고 하지만 진심으로 하는 말인지 의례로 하는 말인지 헷갈리기도 한다. 중요한 것은 나이가 들면서 제자들에게 가능한 말을 아끼고 참견하지 말아야 대접을 받을 수 있다는 진실인데 그것이 쉽지 않다.

보건복지부는 필요 이상으로 많이 배출되는 전문의 수를 줄이고 인기 과목 쏠림 현상을 막기 위해 '전공의 정원 감축 5개년 계획'을 수립하고, 지난 2013년부터 매년 정원을 줄여왔다. 의사 국가시험 합격자에 인턴 정원을 맞추고 인턴 수료자와 레지던트 정원을 일치시키는 게 핵심이다. 그러나 복지부 관계자는 "그 동안 전공의 정원을 기계적으로 감소시킨 부분이 있었다"면서 "이로 인해 직역, 지역, 학회, 병원 간 갈등이 있었던 게 사실"이었던 점을 인정하고, 앞으로 "미래 인구구조와 질병양상 변화 등을 예상해 계열별 전공의 수를 추계하는 등 좀 더 세심하게 고려해 실제 우리나라에서 전문과목별로 필요한 전문의가 몇 명인지 추계할 계획"이라고 밝혔다. 당초 2017년까지 전공의 정원 감축을 완료할 계획이었으나 전공의특별법 시행에 따른 병원들의 부담 등을 감안해 기간을 1년 연장해 2018년까지 과목별 목표정원을 설정해 총 786명을 감축할 계획이다.

대한병원협회는 2017년 인턴병원 수는 2016년보다 8개 감소한 56개, 인턴 및 레지던트 병원은 2016년보다 1개 준 136개, 단과레지던트 병원 22개, 수련기관 35개 등으로 총 249개 병원을 수련병원으로 지정했다. 인턴정원은 2016년 3,248명보다 31명 감소한 3,217명, 전공의 1년차는 75명 감소한 3,253명으로 책정하고 보건복지부에 승인을 요청하기로 했다고 한다. 우리나라 의료제도는 개원의사가 종합병원에서 자신의 전문지식과 술기를 제대로 펼칠 수 있는 기회를 근본적으로 차단해놓고 있으므로 자신의 클리닉에서 다루고 해결할 수 있는 환자는 제한적일 수 밖에 없다. 반면에 전문과목의 세분화로 종합병원에 근무하는 전문의는 전문의가 되고 나서 1-2년의 펠로 (전임의) 과정을 받아야 스스로 세부전문 진료를 할 수 있는 능력을 갖게 된다. 때문에 개업을 원하는 전공의에게 종합병원에서 근무하는데 필요한 수준의 전공 수련을 시키는 것은 과도한 요구이고, 반대로 종합병원 근무를 희망하는 전공의에게는 펠로(전임의) 과정을 통해 더욱 경쟁력 있는 전문의를 배출시키는 교육이 필요하다고 생각한다. 그런 면에서 내과학회에서 전공의 수련과정을 3년으로 단축하고 개인적 필요에 따라 별도로 세부전공 전임의과정을 밟도록 한 것은 좋은 본보기로 생각하며 타 학회에서도 고려해 보아야 하겠다.

전공의특별법 시행에 따라 병원은 전공의 근무시간 단축으로 진료인력이 부족하고 대체 인력도 없으며 구할 수 있다 하더라도 진료인력을 보충하려면 인건비가 많이 들어가므로 경영난을 더욱 어렵게 한다. 병원계는 수천억원의 손해가 불가피 할 것이므로 정부의 금전적인 지원이 반드시 필요하다는 입장이다. 미국은 전공의 수련교육 비용의 상당 부분을 정부가 책임지고 있다. 메디케어를 통한 국가부담이 70%, 메디케이트와 기타 민간 의료보험에서 30%를 부담하며 병원은 별도로 비용에 대한 책임을 지지 않는다. 일본은 의과대학 졸업 후 시행하는 주니어 레지던트 과정의 비용 전액을 국가가 부담하고 있다. 민간의료가 주된 우리나라에서 전공의 교육에 대한 사회적 공적 투자에 대한 관심은 매우 낯선 것이 사실이고 관료들조차 이해부족 현상을 보인다. 의료의 최종 수혜자는 결국 국민과 사회이며 정부가 의료의 사회보장성 정책을 강화하고 있는 시점에서 정부도 다양한 능력을 소유한 의사양성의 사회적 요구에 대한 적극적 지원을 고려할 때가 되었다 (안덕선. 융합시대의 전공의 교육. 대한의학회E-Newsletter 2017. No 79).

전공의 교육수련과정은 해당학회에서 규정하고 있으며 학회는 정기적 수련실태조사를 통해 이행 여부를 확인하고 있고 그 성적에 따라 수련병원으로서의 적격 여부를 판정하므로 수련병원은 학회지침에 따라 교육수련 해야 하며 큰 틀에서 자율성이 없다. 또 지도전문의는 수련교육을 해당학회의 지침에 따라 시행하므로 타과 지도전문의와 함께 미래의 의료환경 변화에 대비해 교육수련을 어떻게 해야 할 지를 서로 고민하고 연구할 기회가 거의 없다. 그러므로 학생에 대한 의학교육보다 전공의 교육에 대한 대책은 더 심각하다고 할 수 있다. 불원간에 의료환경의 대변혁이 예상 되고 있는 작금에서 전공의 교육도 전공의가 수련을 마치고 나서 시대적 변화에 스스로 유연하게 대처할 수 있는 능력을 갖출 수 있도록 대비하여야 할 것이다.

수련의 경험

가. 인턴

　필자가 인턴시절에는 국립대학병원 인턴 월급이 6천원 정도로 기억한다. 대학 졸업하고 취업한 말단 공무원의 첫 월급이 1만 3천원 정도였던 것과 비교하면 박봉이었고 레지던트는 저 연차 때는 월급도 없었으며 고연차가 되어야 과에서 의국비로 몇 천원 마련해 줄 정도였다. 그러므로 경제사정이 어려운 레지던트는 낮에는 수련의 신분이지만 저녁이면 개인 의원을 개설하여 돈을 별도로 벌기도 했다. 당연히 불법이지만 많은 교수들도 개인 의원을 개설 운영하고 있었으므로 묵과하고 있었다. 결국 필자가 인턴이던 그 해 봄 국내 처음으로 전국 규모의 인턴 (국립대학병원) 파동이 일어났다. 봉급을 현실화해달라는 것이었다. 의대 다닐 때는 한번도 학급대표가 되겠다는 생각을 가져본 적이 없었는데 어떻게 인턴장이 되었고 인턴 파동의 주역이 될 수밖에 없었다. 서울 숭례문 건너편의 구 의사협회 회관에서 전국 국립대학병원 인턴장들의 회동이 있었고 대 정부 결의문도 내었으며 파업까지 하였다. 전국이 발칵 뒤집어졌다. 서슬 퍼렇던 군사정권 시절이었으니 신변이 걱정될 수 밖에 없었다. 병원장께서 불러 파업은 거두어달라는 회유도 하셨고 인턴담임 교수께서 걱정을 해주시기도 하였다. 고등학교 교장으로 계시던 아버님께서 집으로 호출하여 갔더니 경북도청 교육국장이 '자식이 아주 악질이라던데 교육 좀 제대로 시켜라'는 이야기를 들었다고 하셨다. 아버님께서 파업을 주동하지 말라는 말씀은 없었지만 신변에 문제가 생길 수 있으니 언행에 조심하라고 말씀하셨다. 각과 전공의 선배들의 격려가 많았다. 정부는 '의사가 환자 곁을 떠나는 불법에 대해 가만 두지 않겠다'는 엄포도 발표하였지만 김종필 총리가 직급에 맞는 공무원 월급수준으로 인턴은 물론 전공의까지 인상하여주겠다고 약속함에 따라 인턴파동은 무사히 끝나게 되었다. 인턴생활의 절반은 그렇게 바쁘게 보냈다.

긴장 속에 지루하게 진행되던 과업도 일단락되고 후학기가 되어 인턴생활은 안정을 찾아 일상생활로 돌아갔다. 야간 응급실진료는 일차적으로 인턴에 의해 교통정리가 되었는데 당시에 농약을 마시고 자살을 시도한 환자들이 사흘이 멀다 하고 찾아왔으며 농약을 마신 시간이 많이 경과하지 않은 경우에는 레빈 튜브를 꽂고 위세척을 하는 것이 인턴의 업무였다.

초가을 무렵 인턴근무 중 잊어버릴 수 없는 의료사고가 일어났다. 일과 후 인턴실에 몇 사람이 모여 쉬고 있는데 응급실을 통해 60대 여자 뇌막염환자가 입원하였다는 당직 콜을 받고 동료인턴이 병실을 방문하여 척수액 천자를 준비하였다. 이때 보호자가 환자가 좀 진정된 다음, 내일 아침에 해달라고 요청하였으나 동료는 '당장 해야 한다'며 천자를 강행하였는데 천자 후 바늘을 빼는 순간 환자가 즉사해버렸다. 당장 보호자가 흥분하여 거칠게 달려들자 동료 인턴은 놀라 야반도주를 했다. 보호자가 곡괭이를 들고 '죽인다'며 인턴실로 쳐들어오고 살벌한 분위기가 며칠 계속되었다. 당시만 해도 워낙 가난한 시절이라 환자들은 '죽어도 병원 문지방만 밟아보고 죽으면 한이 없겠다'고 할 정도여서 의료사고가 일어나도 환자 측이 크게 항의하거나 시위하는 일은 거의 없었다. 그러나 이번만은 사정이 달랐다. '내일 아침에 해달라'고 간곡히 부탁하였는데도 강행하여 사고가 났으니 보호자의 분노는 극에 달하였다. 환자의 시동생은 경북 도의원을 역임한 목에 힘깨나 주는 시골 유지였다. 당시 국립대학병원에서 환자가 의료과실로 사망하더라도 보상금을 지급하는 일은 없었다. 며칠이 지나자 보호자들도 어느 정도 진정이 되고 도의원 출신 시동생이 찾아와 내일 장례식을 할 터이니 동료인턴이 찾아와 문상을 하면 그것으로 종결 짓겠다고 하였다. 결국 동료와 인턴장이었던 필자는 병원 관용차 (검은 색 지프차)를 타고 행정직원 1명과 함께 경북 현풍 장지를 찾았다. 차가 마을 입구에 다다르자 바짝 긴장되었다. 멀리 마을이 보이는데 흰 상복을 입은 사람들이 수없이 몰려 있었다. '맞아 죽겠구나'하는 생각이 들자 공포감이 엄습하였다. 차가 서서히 마을로 다가가자 분노에 찬 청년들이 차를 에워쌌다. 우리가 내리자 욕설이 퍼부어졌고 분위기는 험악해졌는데 마침 도의원 출신 시동생이 와서 주위를 물리치고 우리를 망자가 안치된 방으로 안내하여 망자에게 큰 절을 올린 다음, 무릎을 꿇은 채 일장 훈시를 들어야만 했으며 주는 막걸리를 마다 않고 마셨다. 얼마나 시간이 지났는지는 몰라도 그렇게도 지루할 수가 없었다. 무사히 지프차에 올라타고 마을을 완전히 벗어나서야 안도의 한숨을 쉴 수 있었고 그 때까지 극도로 긴장해 있던 동료는 펑펑 소리 내어 울었다.

　겨울로 접어들면서 내년 신학기부터 각자가 선택한 임상과 전공의로 들어갈 준비를 하고 있었는데 필자는 내키지 않는 비뇨기과를 할 생각을 하니 걱정이 쌓여만 갔다. 결국 신학기 1개월 전쯤 비뇨기과장이던 서성탁 교수님을 찾아 뵙고 '비뇨기과가 적성에 맞지 않고 긴장하면 손 떨림이 있어 인턴 마치고 군 입대하겠다'고 말씀 드렸다. 교수님께서는 필자가 그만두면 비뇨기과 군보의 TO가 하나 없어지는 셈이 되므로 과에 피해를 주는 것이라면서 수술은 시키지 않을 테이니 외래만 보라고 하시면서 극구 만류하셨다. 외래진료만 해도 좋다고 하셨지만 그것은 수술도 못하는 반쪽 의사가 되라는 얘기이니 전혀 설득력이 없었지만 과에 피해를 줄 수가 없어 뜻을 접었고 신학기가 되어 비뇨기과 전공의가 되었다. 이제는 비뇨기과를 평생 밥벌이로 살아야 하는 운명이 되었으니 너무나 답답하였다.

나. 전공의 (레지던트)

과 사정에 따라 다를 수 있었지만 보통 1년차 전공의는 1년 동안 당직실에 기숙하면서 야간당직을 해야 했다. 입원환자를 돌보아야 하지만 응급실 내원 환자를 보는 것이 가장 중요한 임무였다. 1년차 전공의가 되었지만 여전히 비뇨기과에 마음을 붙이지 못한 상태였다. 당직실에 있어야 할 전공의가 친구가 불러내면 술이 거나하게 취해 밤늦게 당직실로 돌아오는 일이 많았고 때로는 통행금지 시간이 지나 병원 차를 불러 복귀하는 일도 있었다. 무단이탈, 직무유기에 해당하는 있을 수 없는 일이다. 그러나 친구와 함께 술을 마시면 잠시나마 괴로운 심정을 잊어버릴 수 있어 좋았다. 그렇게 2-3개월이 지났을 무렵, 그 날 밤도 친구와 거나하게 취해 12시 가까이 당직실로 복귀하여 응급실에 별일 없는지 전화로 확인하였더니 난리가 난 것이다. 교통사고로 요도파열 환자가 왔는데 비뇨기과 낭식의는 어디로 사라져 연락노 안되고 급기야 위 연차 전공의가 콜 받아 수술실로 올라갔다는 것이다. 황급히 수술실로 올라가니 막 수술을 마치고 나오시는 과장님과 부닥쳤다. 어찌할 바를 모르고 있는데 교수님께서는 아무 말씀도 없이 지나쳐버리셨다. 속으로는 의도적으로 저지른 일은 아니지만 오히려 잘 됐다 싶었다. 이 기회에 자연스럽게 쫓겨나 군에나 갔으면 좋겠다고 생각했다. 그런데 의외로 아무런 반응이 없었다.

문제는 똑같은 사건이 약 2개월 후에 또 일어난 것이다. 과장님은 술을 전혀 못 하신다. 그러므로 술을 마시는 사람의 심정이나 술 취하여 객기를 부리는 사람을 잘 이해하지 못하는 분으로 알고 있다. 이번에는 그냥 넘어가지 않았다. 이튿날 오후, 의국장 (4년차 전공의) 선배가 "과장님께서 너를 좀 패 주라고 하시는데 때리지는 않을 테니 정신 차리고 일 좀 잘 하라"고 훈방조치 하였다. 미안도 하고 창피도 하여 과장님을 찾아뵈었다. 정말 하기 싫어 못하겠으니 방출시켜 달라고 간청하였지만 거꾸로 설득을 당하였다. 교수님께서 "인간 '김세철' 하면, 다른 사람들이 깽깽이 (바이올린을 비하하여 부르는 말)나 켜고 술이나 마시는 의사로 기억되기를 원하느냐, 아니면 훌륭한 의사로 기억되기를 원하느냐?"고 물으시면서 "비뇨기과도 해 볼만 한 과이니 마음 고쳐먹고 열심히 해 보라"고 하셨다. 돌아와 곰곰이 생각해보았다. 교수님께서 필자를 수준 이하의 인간으로 보고 계시는 것 같아 정말 억울하였다. 바이올린을 좋아하는 것이 '딴따라'로 취급 받아 자존심이 상했고 비뇨기과가 싫어서 '사보타주' 한 것이지 결코 의식이 불량하거나 능력이 부족하다고 생각하지 않았다. 이 사건은 필자가 진정한 비뇨기과의사가 되도록 하는 계기가 되었다. 이튿날 의대 입학의 계기가 되었고 그렇게도 애지중지하던 바이올린을 다락방 제일 구석에 밀어 넣고 '다시는 만지지 않겠다'고 다짐하였다. 눈물이 한없이 흘러나왔다. 쳐다 보지도 않았던 비뇨기과 교과서를 읽기 시작했고 비뇨기과라는 학문에 흥미를 갖자면 무엇부터 해야 할지 고민했다.

신경외과에는 척수손상에 의한 배뇨장애환자가 많은데 비뇨기과에 협진 의뢰를 해온다. 척수손상의 부위와 정도에 따라 배뇨장애 양상이 다르게 나타나는데 진단을 위해 요역동학검사를 해야 하나 당시에는 검사기계가 없었다. 궁여지책으로 방광에 요도카테터를 꼽고 카테터의 한쪽 통로로 생리식염수를 넣으면서 주입량에 따라 방광으로 들어간 식염수가 다른 통로로 연결된 유리관의 얼마 높이까지 역류하여 올라가는지 관찰하여 방광내압 (CmH_2O)을 측정하였다. 검사기구라야 유리관 하나 밖에 없는 원시적 수준이었지만 척수손상 부위에 따라 관찰결과가 다르게 나오는 것이 너무 신기하고 재미있었다.

점점 재미가 많아지면서 다른 분야에까지 관심이 넓어져 갔고 수술에도 관심이 생겼으며 수술책도 열심히 읽었다. 수술책이라고는 'Dodson's Urological Surgery' 하나밖에 없었는데 그림이 적고 설명 위주로 기술되어 아무리 읽어도 수술장면이 그려지지 않는 것이 많았다. 지금처럼 전립선비대증 수술환자가 많지 않던 시절에 전립선비대증 수술을 하고 나면 1년차 전공의는 수술부위의 출혈 때문에 요도카테터가 막히지 않도록 밤새도록 방광세척을 하여야 했다. 교수님께서 방광을 열고 방광출구 가까이 방광점막에 조그만 절개를 가한 다음, 절개부위로 검지손가락을 넣어 비대 전립선조직을 떼어낼 동안 수술시야가 방광 속으로 들어간 손 때문에 완전 가려 수술이 어떻게 진행되는지 알 수가 없었다. 비대 전립선을 떼고 나면 비대 전립선이 있었던 부위에 어두컴컴한 공간이 보이고 심한 출혈이 보일 뿐이었다. 비대된 전립선이 손가락이 들어가서 적출되는 수술과정이 어떻게 진행되는지, 비대 전립선이 제거되면서 선립선부 요도도 함께 제거되는데 수술 후 요도는 어떻게 연결되고 소변은 어떻게 볼 수 있는지 아무리 수술책을 읽어도 이해가 가지 않았으며 선배 전공의에게 물어도 시원한 해답을 들을 수 없었다. 책을 읽고도 도무지 이해가 가지 않으면 점심시간이나 일과 후를 이용하여 동산병원 이성준 교수님을 찾아가 질문을 하면 흔쾌히 그리고 명료하게 설명해 주셨다.

당시 입원환자 비뇨기과 수술은 요로결석에 대한 절석술, 신장결핵에 대한 신장절제술과 부고환결핵으로 부고환절제술, 방광암에 대한 방광부분절제술이 주를 이루었다. 신우에 들어 있는 결석은 조금만 커도 출혈이 두려워 신장을 통째로 절제해버리는 수준이었다. 1년차 전공의는 방광경검사를 준비하고 검사가 끝나면 방광경을 세척하고 깨끗이 닦은 다음 녹이 슬지 않도록 와세린을 발라 광을 내고 함에 넣어 보관하여야 했다. 지금 전공의에게 이 같은 일을 시키면 자기들에게 허드렛일을 시킨다고 항의할 것이다. 요즘 방광경 고장율이 예전보다 더 높다. 방광경이 부실하여 고장이 더 자주 발생하는 것이 아니다. 아쉬운 것 모르고 자란 젊은 세대들이 방광경을 함부로 다루기 때문일 것이다. 지금은 방광경의 전원이 광섬유케이블에 연결되어 엄청나게 밝지만 당시에는 방광경 끝에 있는 전구가 전선으로 건전지에 연결되어 있었고 불빛이 약해 혈뇨가 조금만 있어도 방광 벽 전체가 벌겋게 보이고 흐려 병변을 제대로 관찰할 수 없었으므로 지금처럼 방광종양을 내시경으로 절제하는 것은 엄두도 못 내고 종양이 작으면 전기로 지져 태워 없애주는 수준에 불과하였다.

미국에서 비뇨기과를 수련 받고 귀국하여 대구동산병원에 근무하시던 이성준 교수님이 비뇨기과학회 추계학술대회에서 서울대병원 전공의가 '방광종양에 대한 경요도적 절제술의 임상경험'에 대해 발표하자 "그것이 어떻게 절제술이냐? 응고술이다"라고 코멘트하자 발표 논문의 지도교수가 얼굴이 벌겋게 되면서 아무 말씀도 못 하던 것이 기억난다. 이성준 교수님께서 미국에서 수련 받을 때는 이미 광섬유 절제경을 이용하여 경요도적 방광종양절제술이 시행되고 있었지만 우리나라에는 광섬유 절제경이 아직 도입되지 않아 모든 대학병원에서 응고술만 하고 있었다. 때문에 방광종양이 크면 방광을 열어 방광종양이 있는 부위를 포함하여 방광벽을 부분적으로 절제하였다. 지금은 외과계열이면 모든 과에서 내시경수술을 하고 있지만, 이성준교수님께서 '비뇨기과의사는 외과의사가 하는 수술을 모두 할 수 있지만 외과의사와 다른 점은 내시경수술도 할 수 있는 것이다'라고 했던 말씀은 너무나 인상적이어서 지금도 기억하고 있다. 방광종양은 표재성과 침윤성이 있는데 병리조직검사결과 침윤성으로 나오면 방광 전체를 적출해내고 장을 이용하여 인공방광을 만들고 오줌길을 배 밖으로 내는 수술(Bricker operation)을 하는데 당시 비뇨기과의사들은 수술 중 복막만 열려도 어쩔 줄 몰라 하고 겁이 나 외과의사를 불러 복막을 봉합하곤 하였기에 비뇨기과의사가 장을 자르고 이용한다는 것은 엄두도 내지 못하였다.

전공의 3년차가 되었을 때 'Glenn Urologic Surgery'란 수술책 복사판('해적판')이 처음으로 나왔다. 그동안 수술책으로 유일하게 보아왔던 'Dodson's Urological Surgery'와는 비교가 되지 않을 정도로 수술책답게 수술과정이 그림으로 잘 그려져 있고 설명도 소상히 적혀 있었다. 정말 비뇨기과 전공의에게 좋은 참고서적이어서 읽고 또 읽었다. 신장암이 있으면 우리는 무조건 옆구리로 절개해 들어가 신장을 떼어내는데 신장을 절제해 내기 위해 신장을 만지는 과정에서 암이 혈류를 통해 전신으로 퍼질 수 있으므로 수술 교과서에는 복부를 열고 들어가 먼저 신혈관을 찾아 결찰하여 암이 퍼지는 것을 막아야 한다고 설명하고 있다. 옆구리를 질개하어 신장에 접근하면 신혈관이 신장 뒤쪽에 숨어 있어 혈관 노출이 어렵지만 배 앞쪽에서 복막을 열고 들어가면 신혈관이 정면에 노출되므로 결찰이 용이하다. 'Glenn Urologic Surgery'는 이 과정을 그림으로 잘 설명하고 있었다. 그러나 교수님은 항상 옆구리를 절개하여 신장암을 절제하였다.

2년차로 진급하니 당직도 면하게 되었고 후배가 1년차로 입국하여 한결 여유 있게 보낼 수 있었다. 학업에도 더욱 열중하여 대전에서 열린 대한비뇨기과학회 춘계학술대회에서 처음으로 학술발표도 하였으며 석사논문 ('남자불임환자의 정상피세포의 전자현미경적 관찰')을 준비하였다. 전자현미경 소견을 판독하는 것은 병리학 교수님의 자문이 있었지만 직접 정리하고 논문을 쓸 수 있었던 것은 학창시절 병리학교실원으로 일했던 것이 큰 도움이 되었다.

당시에는 선진국의 새로운 의학지식을 접할 수 있는 기회는 매달 선편으로 받아보는 미국비뇨기과학회지가 유일한 것이었다. 그것도 의국에서 1권 주문하여 전공의들이 함께 보아야 했다. 그러므로 새로운 의학정보에 대해서는 항상 갈증이 있었다. 다행히 과장님께서 '서일본비뇨기과'와 '일본비뇨기과학잡지'를 구독하고 계셨는데 일과 후나 휴일에 몰래 교수님 연구실에 들어가 읽어보곤 했다. 어릴 적에 부모님이 필자가 알면 곤란한 내용이면 일본말로 얘기해 화가 나서 독학하여 배운 일본어 실력이 크게 도움이 되었다. 말은 잘 못 하지만 읽고 뜻을 이해할 수 있는 정도는 되었고 도저히 이해가 안 되는 것은 일한사전을 이용하거나 부모님에게 물어 해결하였다. 그런데 일본 학술지에는 당시 비뇨기과 교과서 (Smith's General Urology)에는 나오지도 않는 '종양 면역학'이란 용어가 나오고 혈중 면역 백혈구가 많으면 암의 예후가 좋고 적으면 나쁘며, 'Dinitro-chlorobezene' (DNCB)을 이용한 피부반응으로 암에 대한 면역력이 얼마나 높은지 알아볼 수 있다는 연구논문이 보고되어 있었다. 너무 흥미있어 필자도 방광암 환자들을 대상으로 말초혈액검사를 하여 예후와 비교해보았고 생화학교실에서 DNCB를 구하여 피부반응도 관찰해보았다.

    DNCB 검사는 상완 피부에 DNCB를 바르고 피부 발적이 많이 나타나면 종양면역력이 높은 것을 뜻하고 반응이 불량하면 낮은 것이다. 먼저 방광암환자를 대상으로 하였는데 발적 반응이 다양하게 나타났다. 문제는 정상 대조군을 모집해야 하는데 적절한 대상이 없었다. 할 수 없이 필자부터 상완 피부에 발라보았고 발적이 난 피부를 동료 전공의들에게 보여주면서 이 정도이니 대조군이 되어 달라고 부탁하였더니 모두 흔쾌히 '실험인간'이 되어 주었다. 대조군에서는 발적이 크게 나타날 수 있을 것으로 예상하였지만 피부과 동기생은 물집이 너무 크게 생겨 오랜 기간 고생하여 대단히 미안했다. 이 연구는 성공적으로 마무리 되었고 연구논문 ('비뇨생식기 악성종양환자에 있어서 말초혈액 림파구수 및 DNCB 접촉감작에 의한 피부과민반응에 대하여')으로 대한비뇨기과학회 학술상을 수상하였다. 경북의대 비뇨기과 전공의로서는 첫 수상이었으므로 서성탁 교수님께서 대단히 기뻐하셨고 사진사를 불러 기념촬영까지 했다.

가을에는 3년차 전공의 중에 전공의 회장 선출을 위한 선거가 있었다. 역대 전공의 회장은 전공의 수가 많은 내과, 외과 출신이 선출되었다. 필자는 인턴장을 한 경력이 있었기에 전공의 회장에 출마하였는데 내과 동기생과 외과 동기생이 함께 출마하였다. 요란한 선거운동은 없었지만 나름 돌아다니며 선후배, 동료 전공의들에게 한 표를 부탁하고 선거당일 전체 전공의가 모인 자리에서 기조연설을 하였다. 투표결과 필자가 회장으로 선출되었다. 대학 졸업 후에 필자는 상당히 사회적 인간으로 변해가고 있었다.

4년차가 되니 전문의시험 걱정이 서서히 생기기 시작하였다. 1년 앞서 전문의가 되어 군의관으로 입대하여 훈련을 마치고 나온 선배가 무척 부러웠다. 시험은 열심히 공부하면 통과하겠지만 약 4개월을 의국실에 틀어 박혀 시험 준비를 해야 할 생각을 하니 갑갑해지는 것이었다. 그렇게 여름을 보내고 나니 과장님께서 개업하고 계시는 A원장님을 소개해 주시면서 전문의시험 공부할 때 도와드리라고 하셨다. A원장님은 필자보다 8년 선배로 군에서 비뇨기과를 수련하였기에 의국 선배는 아니었다. 사모님께서 남편이 개원을 하고 있지만 비뇨기과전문의 자격증이 없어 남자로서 너무 기가 없어 보여 안쓰러워 과장님께 부탁하였던 것이다. A원장님은 시인이고 인격이 훌륭한 분이셨고 흰 구두를 신고 다닐 정도로 멋쟁이였는데 그 동안 3-4번 전문의시험에 응시했다가 떨어지고 수년 동안 포기하고 있다가 다시 도전하는 것이었다.

10월이 되어 전문의시험 준비가 시작되면서 A원장님이 진료를 끝내고 저녁에 의국실로 오면 필자가 족보를 만들어 놓았다가 가정교습 하다시피 바짝 붙어 지도해드렸다. 그러나 날이 지날수록 빠지는 날이 많아졌다. 전문의 시험은 2월 초순에 있었기에 지방의 수험생은 1월 초순이 되면 상경하여 여관에서 1개월간 진을 치며 대학끼리 서로 시험문제를 교환하며 정보도 교환하였다. 그런데 A원장님은 개원을 하고 계시니까 도무지 빠져 나오기 힘들다며 1개월 앞당겨 12월 초에 서울 가자고 제안하셨다. 물론 여관비는 원장님이 모두 부담하기로 하였다. 12월 초에 종로에 있는 여관에 짐을 풀고 본격적으로 시험준비에 들어갔고 필자는 A원장님의 합격에 모든 역량을 동원했다. 1월이 되어 부산대 H전공의도 군에서 비뇨기과 수련을 마친 B중령과 숙식을 함께 하며 시험 준비를 하고 있었다. B중령도 전문의시험에 3-4차례 떨어지고 몇 년 쉬다가 재도전하므로 A원장과 똑같은 처지였다. 필자와 H전공의는 서로 교분이 있던 터라 자신의 대학에서 출제한 시험문제를 교환하였다. 두 달 고생 끝에 시험을 치루고 며칠 후 합격자 발표가 났다. A원장님의 이름은 올랐는데 B중령은 없었다. 1개월 후 군에 입대하여 들은 이야기이지만 B중령은 A원장은 합격하고 자신은 떨어진 것은 필자가 가짜 시험문제를 주었기 때문인 것으로 오해하고 있었다. A원장님은 평소 과묵하셔서 크게 표시도 안 내고 흡족하여 지긋이 웃으시던 모습이 눈에 선하다.

 대구로 돌아와 바로 2차 실기시험 준비를 하고 있었더니 A원장님께서 바로 서울 가자고 하셨다. 또 일찍 서울로 올라와 시험준비에 들어갔는데 A원장님께서 클리닉에 있던 좋은 현미경을 갖고 올라오셔서 병리 슬라이드 공부를 편하게 할 수 있었다. 병리학교실원의 경력이 있었고 평상시 남달리 병리조직을 열심히 보아왔던 터이라 병리 슬라이드시험은 자신이 있었고 구술시험만 준비하면 되었다. 구술시험은 시험장에서 수험생이 박스에 들어있는 시험문제를 뽑아내면 그에 상당하는 질문을 세 분의 교수님이 하시는데 세 방을 거치면서 똑 같은 방식으로 치러졌다. 구술시험은 시험관의 의견이 많이 작용할 수밖에 없고 힌트를 주면 많은 도움이 될 수 있었다. 필자는 A원장님께 구술시험관을 몇 분 개별적으로 찾아가 미리 인사를 드리도록 하였는데 효과가 적중하였다. A원장님 차례가 되어 세 방을 돌 때 비뇨기과학회 회장님께서 직접 각 방으로 안내하였고, 구술시험관 앞에서 문제에 답할 때 머뭇거리며 정답을 말하지 않았는데도 시험관은 '잘 했다'며 통과시켰고 까다로운 시험관이 자꾸 질문하면 연배가 더 높은 시험관이 가로막으면서 '됐다'고 통과시켰다. 당연히 2차 실기시험도 합격하였다. 무엇보다 기뻤던 것은 사모님께서 "덕분에 남편이 기를 펴고 살게 되었다"며 좋아하던 모습이다.

당시 전국적으로 많은 교수님들이 오후가 되면 자신이 사설 운영하는 클리닉에서 진료를 하여 별도의 수입을 올리고 있었는데 쓸사노 2년차부터 일과 중에 교수님 호출을 받고 교수님 사설 클리닉에서 수술 조수를 하곤 하였다. 교수님들의 사설 클리닉 운영은 갈수록 병폐가 심해지고 일과시간에 자리를 비우니 전공의 교육에도 차질이 생겼다. 논문교정을 받기 위해 약속한 늦은 저녁시간에 사설 클리닉으로 찾아가면 진료가 아직 끝나지 않아 기다리다 보면 밤 10시가 훌쩍 넘어가고 교수님도 피곤하여 다음 날로 연기되곤 하였다. 결국 필자가 4년차 전공의를 마칠 무렵에 정부에서 교수생활을 계속 하려면 사설 클리닉을 폐업하도록 강제 명령하였다. 이 때문에 서울을 제외한 전국의 많은 임상 교수님들이 퇴직하였다.

아무튼 필자는 비뇨기과 전공의과정을 어렵게 시작하여 잘 이겨내고 나름대로 보람 있게 마무리하였다고 생각한다.

7) 해외 연수교육

　임상교수는 교육을 해야 할 책무가 있지만 자신의 지식과 수기를 업데이트 시키기 위해 교육을 받아야 할 책무도 있는데 해외연수교육은 가장 좋은 기회이다. 일반대학 출신은 졸업 후 다시 해외 대학이나 대학원으로 진학하여 박사학위를 취득하고 국내 대학에 교수로 취업하는 경우를 흔히 볼 수 있지만 의대출신이 박사학위를 받으려고 해외로 유학하는 경우는 기초의학을 전공하는 경우를 제외하면 극히 드문 일이다. 또 해외에서 전공의 과정을 연수하기 위해 유학을 희망하는 의사는 해당 국가의 의사면허증이 있어야 하므로 불가능한 일이며 굳이 원한다면 해당 국가의 의사면허시험에 별도로 합격하여야 한다. 그러므로 해외유학을 할 수 없는 임상교수들은 취업 후 대개 3년 이상 근무하면 병원에서 1~2년의 해외연수를 받을 수 있는 기회를 제공한다. 물론 해외연수를 가더라도 해당국 면허증이 없으므로 직접 환자 진료에는 참여할 수 없으나 진료과정을 견학하고 회의에 참석하여 최신지견을 습득 교환하며, 과 운영 시스템을 배우게 된다. 또 기초의학적 연구를 위해 동물실험에도 참여하는데 동물실험은 본인이 직접 주도적으로 진행할 수 있다.

　임상교수의 해외연수도 국가 경제발전에 따라 많은 변화가 있었다. 가장 큰 변화는 비자발급의 편리성, 해외여행 허용 지참금, 신용카드 사용과 연수내용이다. 의사들의 해외연수 대상국은 거의 모두가 미국이다. 우선 영어를 사용하므로 대화가 가능하고 재미 교포가 많고 친인척이 있기도 하므로 생활하기가 상대적으로 편리하며 다른 어느 선진국보다 의술이 앞서 있기 때문이다. 최빈국 시절 미대사관 앞에는 미국비자를 받으려고 영사와 면담을 기다리는 사람들의 행렬이 길고도 길었다.

새벽부터 장사진을 이루었다. 장기 불법체류를 우려하여 심사도 매우 까다로웠다. 모든 서류와 절차를 여행사에서 대행해주었지만 바쁜 임상교수들도 비자를 발급 받기 위해서는 직접 줄을 서서 기다리고 면담하여야만 했다. 체류기간 동안 병원에서 재정 후원 약속 확인서도 필요했다.

1965년 정부는 '공무원 해외여행자 통제방안'과 '민간인 해외여행 통제방안'을 시달하여 불요불급한 해외여행자를 통제하였고, 1968년에는 경제개발에 직접 관련이 없는 해외여행을 억제하였다. 이처럼 경제가 어려운 시절, 해외연수를 가는데 무엇보다 어려운 것은 해외여행 허용 지참금의 한도액이었다. 해외여행지참금은 1960년대까지 100달러로 제한하였으며 임상교수가 해외연수를 갈 때도 돈이 없어 배를 타고 한 달간 태평양을 건너 갔다고 한다. 다행히 경제사정이 개선되면서 서서히 올려 1982년 필자가 해외연수를 갈 무렵은 한도액이 3,000달러까지 올라갔다. 물론 1년 체류하는데 태부족한 금액이었지만 알아서 해결하여야만 했다. 지금은 공식적으로 1만달러까지 허용되므로 돈이 없어 문제이지 지참금 한도액 때문에 어려움을 호소하는 사람은 없으며, 가족이 함께 떠나 아이들을 현지 학교에 유학시키고 있으니 세월이 좋아도 많이 좋아졌다.

경제가 어려운 시절, 미국 국제협력본부가 한국원조 프로그램 일환으로 미네소타대학교에 의뢰, 1955년부터 1961년까지 7년 동안 서울대학교 의과대학 등에 교직원 자질향상과 장비지원 등을 목적으로 시작된 교육지원 사업인 '미네소타프로그램'은 226명의 서울대 교수요원이 3개월에서 4년까지 미국연수를 받는 기회를 제공하여 현재의 서울대학교 의과대학과 서울대학교병원의 초석이 됐다. 독일 훔볼트재단에서 해외 과학자들이 독일에서 박사 후 연구를 희망하는 경우에 제공하는 훔볼트

장학금을 받고 연수한 임상교수도 있었다.

　미국은 철저한 신용 사회이므로 모든 거래가 신용카드로 결제되고 고액 현금결제는 거의 없다. 식당에서 100달러짜리 현금을 내놓으면 법석을 떤다. 필자가 연수 갔던 시절에는 우리나라에 아직 신용카드가 없던 시절이므로 100달러짜리 현금을 갖고 가 쪼개어 썼다. 잔돈으로 교환한 100달러를 다 쓰고 나면 다시 잔돈으로 교환하곤 하였는데 바꿀 때마다 불편함이 있었다. 병원 직원식당에서 잔돈이 없어 100달러짜리 현금을 주었더니 직원이 돈의 앞뒤를 훑어보더니 잠시 기다리라고 한 후 어디로 가더니 한참 뒤에야 나타났다. 상관에게 위조지폐 여부를 알아보러 간 것이다. 신용카드도 없는 신용불량자로 생각하는 것 같아 돈을 주고도 창피한 생각이 들었다.

　연수 가서 병원 도미터리에 숙소를 정했는데 모든 것이 갖추어져 있었지만 전화기와 텔레비전은 없고 개인적으로 구입하여야 했는데 비용을 내려면 신용카드로만 가능했다. 어쩔 수 없이 전화 신청은 과장 신용카드로 신청하고 매달 청구액이 나오면 현금으로 과장에게 납부하였고, 테레비는 연수가 끝나면 버릴 목적으로 현금으로 흑백 소형을 구입하였다. 신용카드가 없으니 너무나 불편하여 마침 뉴욕시 멘해튼의 제일은행 지점에 근무하던 고등학교 동기생이 있어 카드 발급을 부탁하였더니 며칠 후 연락이 왔는데 한국국적으로는 발급이 불가능하다고 하였다. 연수를 마치고 귀국한 다음 해에 미국 연수기간 동안 그렇게도 부러워했던 아멕스카드 (American Express Card)가 우리나라에서도 발급되었는데 한이 맺혀 있던 터라 바로 신청하였다.

　필자가 미국 연수 갔던 시절에는 미국과 한국의 의료수준 차이가 비교가 우스울 정도로 너무나 컸다. 학술회의에 참석하면 교과서에 나오는 기라성 같은 대가들을 직접 보니 너무 신기하였고 가슴 설레었다. 매일 병원에서 보고 듣는 것이 새롭고 유익했다. 아침 7시에 일과가 시작되었다. 당시 우리나라에서는 9시가 공식적인 업무시작 시간이었다. 연수 가서 첫 1주일 동안은 아직 숙소가 마련되지 않아 과장 댁에서 출퇴근하였다. 캄캄한 새벽, 단잠에 빠져 있는데 과장이 방문을 요란하게 노크하며 출근시간이니 일어나라고 깨웠다. 서둘러 출근준비를 하고 과장이 운전하는 차에 실려 비몽사몽으로 1시간 정도 달려가면 병원에 도착했다. 아침 회의가 끝나면 8시에 병실회진과 수술이 시작되었다. 의사에게 점심시간은 별도로 없었다. 각자가 알아서 샌드위치로 해결하였다. 점심시간 병원 구내식당에는 간호사, 의료기사, 행정직원만 보였다. 처음 적응하는데 많이 힘들었지만 제대로 배우고 있다는 생각에서 힘도 솟았다. 오후에 시작하는 수술은 늦게 끝날 수밖에 없다. 다운스테이트 메디칼센터에서 수술이 재미있어 열심히 보고 있는데 교수가 늦었으니 어둡기 전에 떠나라고 하였다. 뉴욕시, 특히 필자가 있던 브루클린의 치안은 매우 좋지 않았던 시절이다. 그래도 수술이 끝날 때까지 지켜보았다. 서둘러 병원 밖으로 나오니 이미 깜깜하였다. 대로변에서 택시를 잡으려면 약 200m 거리의 소방도로를 지나가야 하는데 무서워 갈 수가 없었다. 아무리 기다려도 그 시간에 병원으로 들어오는 택시는 없었다. 12월 겨울추위로 몸이 떨리기 시작하였고 더 이상 기다릴 수가 없어 있는 힘을 다해 대로까지 달렸다.

    연수기간 동안 보고 배운 것을 모두 매일 노트에 기록하였는데 귀국하여 진료는 물론 병원생활에 많은 도움이 되었다. 당시는 연수를 다녀온 사람과 다녀오지 않은 사람과는 여러 면에서 많은 격차가 있었다. 해외여행이 자유롭지 못하던 시절이라 병원 이야기가 아니고 다른 어떤 얘기를 해도 재미있고 신기하게 들렸다. 임상교수들은 많은 기대와 희망을 갖고 장기 연수교육을 떠나 실세로 많은 것을 보고 듣고 와서 자신의 진료와 연구에 활력소가 되었다. 그러나 지금은 한국의료의 수준이 세계적이어서 외과교수들은 연수 갔다가 거꾸로 수기를 가르치고 온다고 한다. 이제는 의학지식이나 수기보다 시스템을 배워 오는 수준이다.

　미국 연수기간 중 1개월간 독일 프랑크푸르트대학병원 비뇨기과를 견학하고 뮨헨대학병원을 방문하여 Schill 교수로부터 효소결합면역흡착검사 (ELISA, Enzyme-Linked Immuno-Sorbent Assay)을 이용한 항정자항체검사법을 배우고 세계 최초이며 유일하게 가동하고 있던 HM3 Dornier 체외충격파쇄석술을 견학할 기회가 있었는데 미국 의료와 독일 의료를 비교할 수 있었다. 미국에서는 연수 간 사람을 돌보는 따뜻한 배려를 느낄 수 없었다. 수술실 라커룸에서 옷을 갈아입으려면 개인 사물함이 있어야 하는데 어느 부서 누구에게 얘기하여야 하는지 알려주는 사람이 없어 초창기 혼자 해결하느라 무척 당혹스러워 했던 기억이 난다. Schill 교수는 잠시 방문한 필자를 자기 집으로 초대하여 저녁을 대접하였다. 미국에서는 있을 수 없는 일이다.

　미국병원에서는 과 학술회의 때 발표하고 토론하는 모습을 보면 누가 교수이고 전공의인지 구별할 수 없을 정도로 태도나 자세가 자유롭다. 의자에 앉아 있는 사람, 테이블에 걸터앉은 사람, 서 있는 사람 등 제각각이었다. 더욱 놀라운 것은 토론할 때 원로 교수라고 특별히 예우를 하는 것이 없었다. 뉴욕주립대 다운스테이트 메디칼센터 비뇨기과 과장 Waterhouse 교수는 60대 초반이었다. Waterhouse 교수는 후부 요도 협착성형술 때, 시야가 깊어 협착부위로 접근이 어려우면, 치골융합부를 일부 절제하는 방법을 개발한 요도협착수술의 세계적 대가였다. 필자가 연수 갔을 때는 Waterhouse 교수가 척추디스크 수술을 받고 몇 달간 쉬었다가 다시 출근한지 얼마 되지 않은 때였다. 학술지 집담회 시간에 Waterhouse 교수가 다른 사람의 논문을 인용하며 자기 의견을 말하는데 전공의가 잘못 인용했다며 지적하자 얼굴이 붉어지고 당혹스러워 하는 모습을 보면서 안타까운 생각이 들었다. 허리가 아파 공부를 소홀히 했던 것이다. 미국에서는 아무리 대가라도 계속 공부하지 않으면 망신을 당하였다. 노 교수에 대한 예우는 아예 없었다. 정신이 번쩍 들었다. 현직에 계속 있으려면 나이가 들더라도 계속해서 꾸준히 노력해야 하는 미국사회가 무척 건조해 보였는데 우리나라도 닮아 가는 것 같다.

프랑크푸르트대학병원을 방문했을 때 미국병원과 너무나 다른 분위기에 무척 신기한 생각이 들었다. 그러나 독일의 분위기는 필자에게 너무 친숙하게 느껴졌다. 비서가 안내하여 과장 (Weber 교수)실로 들어가니 과장이 일어서 정중히 맞으며 자리에 앉히고 간단한 인사를 나누었다. 그리고 비서에게 가운을 2개 가져 오도록 하고 입어보라고 하며 직접 사이즈가 맞는 것을 골라주었다. 이어 바로 아래 Jonas교수 (나중에 Weber 교수 후임으로 과장이 됨)를 불러 일주일 동안 돌봐주라고 하였다. 매일 아침 수술실에서 수술 견학을 하고 있으면 정확하게 12시 10분에 Jonas 교수가 수술실로 직접 와서 구내식당으로 데려가 점심을 함께 먹도록 배려해주었다. 오후 4시 전후로 하루 일정이 끝나면 어김없이 끝났다고 알려주었다. 영상의학과와 합동회의 시간에 눈에 익은 장면을 볼 수 있었다. 뷰 박스 앞줄에 비뇨기과 과장과 영상의학과 과장이 앉았고 그 다음 줄에 다른 교수들이 앉았으며 제일 뒤 두 줄에 전공의들이 앉았다. 사진을 걸어 놓고 비뇨기과 과장과 영상의학과 과장이 의견을 나누면 다른 사람들은 듣고만 있었다. 옆에 앉은 전공의에게 질문해보라고 하였더니 손사래를 쳤다. 하달식 교육이었다. 미국과 너무 달랐다. 독일의료를 일본이 전수하였고 일본의료가 한국에 전수되었으니 이 같은 장면이 어색하지 않고 친숙하게 느껴졌다.

경제발전과 함께 해외연수교육도 사정이 많이 달라졌다. 부분적으로는 한국의 의료가 선진국을 앞서고 있다. 때문에 선진국 의료를 배우러 간다는 원래의 해외연수 취지가 퇴색해버렸고 '스펙'을 쌓으러 가는 것처럼 보이며, 1년 장기연수를 3개월 단위로 나누어 필요에 따라 다녀오는 것을 선호하는 교수도 있다. 모 대학에서는 아예 해외연수제도를 폐지하였다는 얘기도 들린다. 아무튼 임상교수에게 해외연수는 자기가 전공하는 분야의 세계석학들을 방문하여 교류하며 국제학회에서 자신의 위상을 높이는데 많은 도움이 된다고 생각한다.

8) 영어 교육

군의관 시절 국방부 연구과제의 연구결과를 미8군 38의학회 학술대회에서 발표하였다. 38의학회는 미8군 산하 군의관들의 학술단체였는데 한국을 비롯하여 오키나와, 필리핀, 하와이에 주둔하는 100여명 정도의 미국 군의관들이 참석하였다. 처음 발표해보는 국제학술대회라 영어가 서툰 필자는 시나리오를 달달 외워 발표하였기에 발표만 들으면 영어를 잘 하는 사람으로 착각할 수 있었을 것이다. 문제는 질문시간에 일어났다. 질문을 짧게 해주면 좋겠는데 한참 자기 의견을 이야기하다가 질문을 하니 듣기가 따라갈 수가 없어 질문의 요지를 파악할 수 없었다. 어쩔 수 없이 어림짐작으로 이런 질문일 것이라고 생각하고 답을 하면 다시 되 묻고 하여 난감하지 않을 수 없었는데 급기야 동문서답을 하였더니 장내에 웃음이 나왔다. 망신살이 들어 제발 그만 질문했으면 좋겠는데 줄줄이 복도 마이크 앞에 서서 질문차례를 기다리고 있었다. 정말 짧지만 길게 느껴졌던 시간이었으며 좋은 교훈이 되었다. 부대로 복귀하자마자 바로 영어듣기 공부를 시작하였다. 많이 알면 뭐하나! 무슨 말인지 알아듣고 표현할 줄 알아야지.

비뇨기과 전문의시험을 치르려면 전공의 수련과정 중 일정 수의 연구논문을 작성하여야 하는데 이때 초록은 영문으로 적어야 한다. 전공의들이 작성한 영문초록을 보면 그 실력으로 어떻게 의대에 입학했는지 의심할 정도의 수준이었다. 영어로 쓰여진 의학 전문학술지를 읽어보면 문장이 규격화되어 있지는 않지만 대체로 표현방법이 비슷한 것을 알 수 있다. 그러므로 필자가 영어논문을 작성할 때는 대표적 문장을 여러 개 본보기로 준비해놓았다가 이용한다. 아직도 의대생들이 예과과정에서 2년 동안 교양영어를 배우는 대학이 있다. 담당교수는 소설을 교재로 하니 학생들이 재미있어 하고 수업의 집중력도 높다고 한다. 의예과 학생들은 곧 본과로 진입하여 원서를 읽고 앞으로 의학논문도 작성하여야 한다. 의과대학 교양영어 교수라면 영어소설을 강의하는 것보다 국제적 의학논문에서 잘 쓰여지는 대표적 문장을 발췌하여 예문을 학생들에게 가르치면 앞으로 영어논문을 읽고 작성하는데 유익한 시간이 될 것으로 생각한다.

중앙대 비뇨기과는 매일 아침 7시 20분에 모든 교수와 전공의가 참석한 가운데 약 30분간 전공의가 입원환자 상태와 검사결과를 보고하고 토론하며 수술할 환자에 대해 수술을 어떻게 할 것인지 논의한다. 이 때 본 회의가 시작되기 전에 약 10분간 함께 영어공부를 한다. 교재를 선택하여 공부하든지 EBS 영어회화를 시청하기도 한다. 매달 첫 번째 토요일 외래진료가 끝나면 모든 교수와 전공의는 예외 없이 한달간 배운 것을 평가받아야 했다. 시험문제는 교수가 번갈아 돌아가면서 출제하였다. 80점 이하면 벌금을 내고 이 돈으로 당일 점심 식사를 함께 하였다. 영어공부는 필자가 정년 퇴임할 때까지 지속되었다.

1983년 일본 고베에서 1차 한일비뇨기과회의가 개최되었는데 일본

측에서 발표하든 한국 회원이 발표하든 미리 영어로 작성한 시나리오대로 발표하므로 상대방이 이해는 할 수 있었으나 문제는 질문에 대해 답변할 때였다. 질문을 해도 무슨 뜻인지 알아듣지 못해 서로 쩔쩔맸고 정확하고 속 시원한 답변을 할 수가 없는 해프닝이 자주 일어났다. 일본 회원들이 우리보다 더 힘들어했다. 그러나 최근 한일비뇨기과회의에 참석해 보면 우리나라 젊은 비뇨기과의사들은 물론 일본 의사들도 하나같이 영어로 질의응답에 막힘 없이 화답하는 것을 보고 격세지감을 느끼지 않을 수 없었다.

1979년 서울 올라와서 일차적으로 하고 싶었던 일이 독일문화원 (괴테 인스티투트)에서 독일어 회화를 배우는 것이었다. 고등학교 때 독일어를 선택하여 2년간 배우면서 재미있었던 기억 때문이다. 상경 1개월 후 바로 독일문화원에 수강신청을 하러 갔더니 아침 9시부터 선착순으로 접수하므로 새벽에 와서 줄을 서야 한다고 알려주었다. 다음 날 아침 동이 트기도 전 꼭두새벽에 문화원을 찾았더니 벌써 접수를 기다리는 사람의 행렬이 2백 미터는 족하게 되는 것 같았고 필자보다 훨씬 앞에서 접수가 종료되어버렸다. 3개월 후 가을 학기에 재도전하였다. 이번에는 아예 그 전날 밤에 문화원 앞에서 날이 새도록 기다려 성공하였다. 독일어 강의는 초급 I, II, III, IV 과정이 있고 중급은 I, II, III 과정, 고급은 I, II 과정이 있었다. 각 과정은 매회 4시간 (저녁 6시부터 10시), 매주 2회, 3개월 과정이었으며, 매 과정마다 출석성적과 시험성적이 반영되어 다음 과정으로 진급할 수 있고 초급과정이 모두 끝나면 영어의 토플시험처럼 독일 본부에서 보내는 듣기시험에 통과해야 중급으로 진학할 수 있는 피라미드 형이었다. 모든 과정이 끝나려면 한번도 낙오하지 않더라도 2년 이상 걸린다. 초급 I에 100여명이 함께 등록하여 고급과정까지 필자는 한번의 낙오도 없이 유일하게 올라갔다. 함께 공부하는 학생은 대부분 독일 유학을 계획하고 있거나 대학원에서 독일어를 전공하거나 독일어 교사였다. 고급반으로 올라가니 필자를 제외하면 모두 독일어 대학원생과 교사였다. 독일어를 열심히 꾸준히 배우고 있으니 박사시험 준비하느냐고 물어오곤 하였다. 박사학위는 이미 받았으며 취미로 배우고 있다고 하니 모두 의아해 했다. 우직하게 그렇게 열심히 할 수 있었던 것은 어떤 목적이 있어 노력하는 것이 아니고 취미로 재미가 있어 하였기 때문이었다.

독일어 회화를 배워 도움이 되었던 일이 한번 있다. 미국 장기 연수기간 중 독일 프랑크푸르트대학병원을 1주일간 방문하였을 때이다. 아침 7시에 과장실로 안내되어 독일어로 인사를 나누는데 과장이 깜짝 놀라면서 독일에 얼마나 오랜 기간 있었냐고 물었다. 어제 저녁에 독일에 처음 왔다고 하자 더욱 놀라면서 어디서 독일어를 배웠는지 물었다. 서울에 있는 독일문화원에서 배웠다고 하니까 말은 느리지만 정확하고 표준어를 쓰고 있다고 하면서 독일 온 지 2년 된 일본의사보다 더 잘 한다고 칭찬하였다. 덕분에 1주일 있는 동안 극진한 대접을 받았다.

병원에서 독일어는 사용할 일이 거의 없다. 외국어는 자주 쓰지 않으면 잊어버리기 쉽다. 그토록 열심히 독일어회화를 배웠는데 이제는 거의 모두 잊어버렸다. 지금 생각하면 그 시간에 영어회화를 그렇게 열심히 했으면 훨씬 많은 도움이 되었을 것이다. 국제학회에 참석하여도 영어만 잘 하면 족하다. 제2외국어는 우리와 가까운 이웃과의 교류나 여행의 편의성과 즐거움을 배가하기 위해서 취미생활이라도 앞으로의 활용성을 염두에 두고 하는 것이 좋을 것 같다.

4. 병원경영

　병원은 공공성이 높아 '장사'를 하면 안된다고 하지만 사립 의료기관은 사업의 공공성에 걸맞는 정부의 재정적 지원이 없으므로 흑자경영을 창출하여 투자의 선순환이 일어나도록 해야 하는 것은 일반 사기업과 다를 바 없다. 대학병원에는 수 많은 임상교수들이 있지만 누군가는 자의든 타의든 병원장을 맡아야 한다. 그러나 병원장의 임명권자인 재단 이사장은 사람은 많은데 시킬 사람이 보이지 않는다는 얘기를 곧잘 한다. 그만큼 경영 마인드를 가진 의사를 찾기 힘들다는 이야기이다. 미국에서는 병원장이 꼭 의사가 아니어도 되므로 아예 경영전문인을 병원장으로 영입하기도 하지만 우리나라는 의사라야만 병원장이 될 수 있다. 일반적으로 임상교수는 진료과장, 내/외과부장, 진료부원장, 기획실장 등을 거치면서 병원경영을 직간접적으로 배운 후 병원장의 보직을 맡게 된다. 교수가 대학이나 병원의 보직을 맡으면 업적평가 항목 중 봉사활동에 해당하지만 병원경영의 중요성을 감안하여 별도의 장으로 다루었다.

1) 보직

임상과장, 주임교수

임상교수는 병원과 대학에서 다양한 보직을 맡게 된다. 필자가 생각하기에 임상교수에게 주임교수와 임상과장은 보직의 꽃이라고 생각한다. 주임교수는 과의 학사업무를 총괄 지휘하고 임상과장은 병원 해당과의 운영을 지휘 관리하는데 학사행정과 병원업무의 원활하고 유기적인 흐름을 위하여 주임교수와 임상과장의 보직은 함께 갖도록 하는 대학이 대부분이다. 임상과장은 전문의로서 자기가 맡은 과의 운영을 책임지므로 리더십을 얼마나 잘 발휘하느냐에 따라 해당과의 활성화는 물론 병원경영에 큰 영향을 미치고 병원장이 주재하는 각종 회의에 참여하여 경영에 직간접적으로 목소리를 내므로 일반회사의 이사와 같이 조직의 핵심 인력이다.

임상과장/주임교수의 역할이 병원과 학교 발전에 지대한 역할을 하므로 미국, 독일, 일본에서는 임상과장/주임교수를 뽑을 때는 대학에서 공고를 내고 지원자를 대상으로 대학인사위원회에서 엄격한 심사를 거쳐 선정한다. 주임교수가 퇴임하였다고 차석이 주임교수로 자동 승계되는 대학은 거의 없다. 자기가 근무하는 대학이 좋아 과장이 되고 싶다면 타 대학으로 가서 그곳에서 능력을 인정받고 추천되어 응모하여야 기회가 생긴다. 이렇게 엄선하여 선정되므로 한번 주임교수가 되면 정년 퇴임 때까지 주임교수가 되며 과의 인사권뿐만 아니라 운영 일체를 위임 받고 급여도 특혜를 받는다. 때문에 과장이 교체되면 새로운 과장은 자기와 함께 호흡을 맞추어 일할 수 있는 스태프를 찾으므로 기존 있던 부교수나 조교수는 다른 병원을 찾아가거나 새로

온 과장에게 호흡을 맞추어야 한다.

우리나라는 일본과 미국 의료시스템을 전수하였기 때문에 1990년대 초반까지는 한번 주임교수가 되면 퇴임할 때까지 계속되었다. 그러나 미국, 독일, 일본처럼 능력을 엄격히 심사하여 선정하는 것이 아니고 차석 교수가 승계받거나 신설대학인 경우에는 학교 인사권자의 추천에 의해 선정되었다. 그러므로 과장보다 두 살 아래의 교수가 있으면 이 분은 능력이 있어도 과장이 중도 퇴임하지 않는 한 63세가 되어야 과장을 해볼 수 있는 기회가 생겼다. 또 주임교수로서의 자질이 경쟁에 의해 인사위원회에서 공개적으로 엄선된 것이 아니므로 권위가 부족하거나 리더십에 문제가 있으면 교수들 간에 불화와 갈등이 발생하는 일이 있었고 이 때문에 과의 발전도 저해시켰다. 과장이 과 내 교수들과 도토리 키 재기 식으로 경쟁하고 아래 교수가 유능하면 과장으로서 도와주고 양보하려는 생각보다 이런 저런 이유를 대고 견제하는 경우도 드물지 않았다. 필자가 김기수 교수님에 이어 2대 주임교수가 되었을 때 중앙대 비뇨기과의국 출신의 신임 교수를 채용하려 하였으나 사정이 여의치 않아 어차피 외부에서 영입할 것이라면 필자보다 더 유능한 인재를 뽑아야 하겠다는 생각에서 서울대 주임교수님을 찾아가 추천을 부탁하였다. 과장은 동료교수가 분야의 최고가 되도록 격려하고 도와주면서 독려하여야 한다. 동료교수가 훌륭하면 과장은 덩달아 올라가는 것이다.

결국 주임교수의 정년보장제도는 우리나라 정서와 문화에 맞지 않고 부작용만 많았으므로 1990년대 초에 연세대가 필두로 임기제로 전환하여 순환 보직으로 바꾸어버렸다. 필자는 1983년 9월에 주임교수 겸 과장이 되어 임기제로 바뀐 1995년 2월까지 계속 하였다. 김기수 교수님께서 정년 하셨을 때, 필자는 나이 37세 조교수였으니 당연히 새로운 주임교수가 영입될 것으로 생각하였는데 박수성 병원장님께서 여러모로 턱없이 부족한 필자에게 기회를 주신 어려운 결정을 내리셨다. 병원장님의 배려와 기대에 부응할 수 있도록, 경쟁력 있는 교실을 만들어 내도록 최선을 다하기로 다짐했다.

회사 이사들이 역량에 따라 상무, 전무, 부사장, 사장으로 진급하듯이 임상과장도 리더십이 인정되면 교육수련부장, 연구부장, 진료부원장, 기획실장 등의 보직을 맡고 병원장으로 발탁된다. 대학병원 임상교수들의 보직이 일반회사 이사와 근본적으로 다른 점은 이사는 보직 해임과 함께 회사를 떠나야 하나 교수는 보직이 해임되더라도 모두 원래의 임상교수 위치로 돌아가서 본연의 진료와 연구, 교육을 할 수 있는 것이다. 때문에 회사 임원은 회사의 이익창출을 위해 혼신의 노력을 다하지만 병원 임원은 순환보직이어서 열의가 부족할 수밖에 없다.

진료부원장이나 기획실장, 병원장처럼 주요보직을 맡은 기간 동안 진료나 연구실적이 떨어지는 것은 당연할지 모르겠으나 보직을 그만두고 평교수로 원대 복귀하였을 때, 보직을 얼마나 오랜 기간 맡았는지, 얼마나 열심히 하였는지에 따라 차이가 있겠지만 본연의 업무역량으로 회복하는데 상당 기간이 필요하다. 특히 외과계열 교수는 수술을 오랜 기간 하지 않았다면 치명적일 수도 있다. 때문에 필자는 외과계열 교수가 이른 나이에 주요 보직을 맡는 것을 권장하지 않는다. 1995년 한국평활근학회 국제심포지움 연자로 40대 후반의 미국 생리학교수가 초청되었는데 저녁 만찬에서 대학당국으로부터 자신에게 자꾸 학장을 맡아달라는 요청이 와서 고민이라고 하였다. 학장을 맡으면 이점도 있지만 연구활동에 지장이 많으므로 싫다는 얘기를 듣고 신선한 충격을 받았다. 필자는 병원장 재임 중 보직 후를 염려하여 전문지식과 술기에 녹이 슬지 않도록 이전과 똑같이 진료하고 쉬는 시간을 줄여 연구활동을 유지하도록 배가의 노력을 하였지만 실적이 떨어지는 것을 피할 수 없었다.

병원장, 의료원장

일반인들은 병원 (Hospital)과 의료원 (Medical Center)이 무엇이 다르냐고 질문한다. 사립대는 부속병원이 2개 이상 있을 때 산하병원들의 운영을 총괄 기획하고 경영의 효율화를 모색하기 위해 의료원 시스템을 운영하고 있다. 필자는 일반인들에게 의료원과 병원의 차이점을 설명할 때 군 조직의 사단장과 군단장을 비유하여 설명한다. 사단장은 예하에 직접 통솔하는 부대 병력을 갖고 있지만 군단장은 예하의 사단장을 지휘하지만 사단병력을 직접 지휘감독하지는 않는다. 의료원장도 병원장을 지휘하지만 직접 병원의 임상교수나 행정직원을 지휘 감독하는 것은 아니다. 그것은 병원장의 몫이다.

필자는 49세에 대학병원장이 되었다. 교육수련부장을 맡고 있을 때이다. 재단 사무실로 호출 받아 갔더니 상임이사로부터 병원장을 맡아달라는 뜻밖의 제안을 받았다. 아직 진료부장이나 기획실장 등의 보직경험도 없고 나이도 어리며 계속해야 할 연구과제도 많으므로 선배교수님에게 부탁하라고 하였지만 계속 맡아야 한다고 하였다. 말을 듣지 않자 "병원장을 하든지 사표를 내든지 양자 택일하라"고 하였으며 결국 받아들였다. 병원장 2년차가 된 봄에 전공의들이 숙원사업이던 새 병원 건립 지연에 대한 불만으로 총 파업을 결행하였고 파업 3개월이 지나 재단이 어정쩡한 약속을 하였지만 일단 수습되었는데 병원경영에 엄청난 손실을 초래하였다. 필자는 도의적인 책임을 지고 병원장 사표를 낸 쓰라린 기억이 있다. 하지 않으려는 사람을 병원장 시켜놓고 재단의 책임을 대신하여 불명예 퇴진하는데 재단으로부터 누구도 위로의 말이 없었다. 앞으로는 병원 운영과 경영에는 일체 관심 갖지 않기로 작심하고 연구활동에 전념하면서 모든 것을 잊어버리기로 하였다.

2004년 12월 말에는 모든 중앙가족이 그렇게도 고대하던 신축 병원이 흑석동에 개원하였다. 필동의 부속병원을 매각하고 흑석동 신축병원으로 이동하는 중앙대병원의 역사를 새로이 써야 하는 중차대한 시기에 의료원장의 보직을 맡았다. 아직 개원을 위한 마무리 작업이 끝나지도 않은 상태에서 계약상 12월 25일까지 급하게 이사를 완료하여야 하는 어수선한 상황이었다. 이 무렵 재단으로부터 의료원장 보직을 맡아달라는 요청을 받았다. 용산병원장 시절의 쓰라린 기억 때문에 병원 경영실 쪽으로는 쳐다보지도 않으려 했는데 새 역사를 쓴다는 사명감이 솟아 수락하였다. 그리고 일주일 후, 불과 몇 주 전 선거로 선출된 신임 총장으로부터 전화가 왔다. 재단으로부터 의료원장 제의를 받았는지 확인하였는데 "그렇다"고 하였더니 선거로 선출할 터이니 없었던 일로 하고 필자도 의료원장에 출마할 수 있다고 하였다. 의료원장은 이사장이 임명하지 총장이 선임하는 것이 아닌데도 월권 행위를 하는 것이 대단히 불쾌하였다. 재단이 총장에게 휘둘리고 있었다. 필자는 선거를 하면서까지 의료원장이 될 의사는 전혀 없었으며 제의는 없었던 일로 하였다. 평소 필자는 의료원장을 선거로 선출하는 대학의 병폐를 들어 왔기에 선거는 절대로 찬성하지 않았다. 의료원장이 무슨 큰 감투라고 병원에서 임상교수가 선거를 위해 정치성 행보를 하는 것을 절대로 찬성할 수 없었다.

며칠 후 총장이 의료원장을 인터넷 투표로 선출한다고 공고하였다.

그런데도 재단은 속수무책이었다. 후보자가 있고 투표를 해야 하는데 출마자 없이 교수들이 자유롭게 추천하면 제일 많이 득표한 사람을 선출하겠다는 것이었다. A교수가 후배 교수실을 돌아다니며 자기가 보는 앞에서 추천하도록 독려한다는 얘기가 들렸다. 그리고 일주일 후, 총장으로부터 다시 전화가 왔다. 투표 결과, A교수와 필자의 득표 수가 같았다는 것이다. 출마 의사를 표하지도 않았는데 그렇게 득표율이 나왔다는 것을 믿을 수 없었다. 그것도 득표수가 공교롭게도 같았다니! 투표결과를 공식적으로 밝히지도 않았다. 총장은 "경륜을 보아 필자가 의료원장을 맡고 대신 A교수를 병원장으로 추천해달라"고 하였다. 필자는 선거로 흐트러진 병원의 위계질서를 잡기 위해 A교수의 선배 동기생 2명을 각각 용산병원과 신축 개원한 흑석동 병원장으로 추천하였다. 총장실로 몇 번이나 불려 가 A교수가 병원장이 되어야 한다는 회유성 설명을 들었지만 거절하였다.

일본에서 오신 이사장님께서 필자의 의견을 들으시고 제안대로 재가해주셨다. 바로 재단 사무실로 신임 병원장 인사 결제를 올렸더니 총장으로부터 이사장님께 말씀드려 재가를 무효로 하였다는 전화가 왔다. 허탈하였고 다시 공방이 이어졌다. 보름 후 다시 이사장께서 일본으로부터 오셔서 총장과 의료원장 3명이 앉은 자리에서 총장과 의료원장의 의견을 듣더니 의료원장 의견대로 다시 인사결제를 올리라고 하셨다. 이번에는 틀림없이 그대로 진행될 것으로 믿고 결제를 올린 후, 두 후보 병원장에게 알렸다. 그 중 한 병원장은 공식적으로 인사발령을 받기도 전에 성급하게 전문지 기자와 인터뷰하여 기사화되었다. 그런데 다시 총장으로부터 백지화되었다는 전화가 왔다. 정말 허탈하였고 이사장님이 원망스러웠다. 의료원장 취임식도 못하고 1개월이 지났을 무렵, 총장님께서 당분간 의료원장이 신축병원 병원장을 겸임하자고 새로운 제안을 하였다. 그렇게 예상치도 않게 2006년 2월 의료원장 겸 병원장에 취임하였으며 A교수는 1년 후 병원장에 취임하였다.

필자가 의료원장 겸 병원장에 취임하여 재무상태를 파악하니 신축병원 건축을 위해 은행으로부터 130억원을 대출받아 20억원 남은 상태였고, 지하의 식당가나 장례식장, 주차장은 이미 보증금을 받아 건축비로 다 쓴 상태였다. 병원경영은 진료수입에만 의존하여야 했다. 입원환자로부터 병실 화장실에 화장지가 없다는 민원이 올라 왔다. 개원 준비가 완벽하지 않은 상태에서 서둘러 이사왔으므로 있을 수 있는 일이라고 생각하였다. 그런데 한 달이 지나도록 똑같은 민원이 계속해서 올라와 입원실 화장실을 찾아가 보았더니 화장지는 고사하고 화장지 걸이조차 없었다. 구매과장을 불러 이유를 물었더니 한 달치 화장지 값으로 1천만원이 필요한데 살 여력이 없어 환자들이 개인적으로 지참토록 한다는 것이었다. 정말 어이가 없었다. 신문에 날 이야기였다. 화장지 아끼려다 신축병원 이미지가 나빠지고 이로 인한 앞으로의 손실은 1천만원과 비교도 되지 않을 것이란 생각은 하지 못하였다.

신축병원은 재단의 경제적 지원 없이 은행융자, 임대료, 후원금 등으로 학교가 자체적으로 건립한 것이므로 총동창회를 비롯하여 교수들의 재단에 대한 불신은 극에 달하였고 재단 퇴진을 공공연하게 요구하고 있었다. 임상교수 봉급도 병원에서 소위 전입금으로 50%를 학교로 보내면 학교에서 나머지 50%를 추가하여 지급하는데 병원 경영사정이 열악하므로 전입금을 한푼도 내지 못하고 있었다. 자연히 학교 교비에서 전액 지불되므로 일반대학 교수들과 학생들의 의대에 대한 불만은 이만저만이 아니었다. 임상교수들에게 교비지원을 중단해야 한다는 소리도 나왔다. 부임한지 3개월, 신학기가 되어 총동창회로부터 재단의 의료원 비리 의혹에 대해 질의서를 보내왔다. 질문이 10개가 넘는데 의료원장으로서 답변하기 어려운 내용과 당혹스런 내용이 포함되어 있었다. 그러잖아도 신축개원에 할 일이 많고 어려움도 많았는데 엎친 데 덮친 격이었다. 재단과 상의하여 며칠간 고심하며 답장을 마련하였다. 신임 의료원장으로서 답변에 한계를 이해했던지 더 이상의 질의는 없었다.

3월 신학기가 되자 총장님으로부터 경영실적을 보고하라는 연락을 받았다. 신임 총장님은 수년간 병원 신축의 설계와 착공에서부터 준공에 이르기까지 매우 어려운 여건에서 고군분투하며 진두 지휘 감독하였으므로 누구보다 신축병원에 애착과 관심이 많았다. 아직 병원이 개원한지 3개월 밖에 지나지 않아 외래환자 수도 정상궤도에 오르지 않았고 병실도 채워지고 있는 중이었으므로 실적보고에 어려움이 있다고 하였으나 "알았으니 현 상태에서 분석 보고하라"고 하였다. 어쩔 수 없이 3월 현재 상태가 그대로 가면 1년 후에는 약 150억원의 적자가 예상된다고 보고하였더니 총장님께서 천정을 쳐다보면서 "병원 때문에 학교가 망하게 되었다"고 탄식하던 모습이 기억에 생생하다. 5월초가 되니 경리과장이 와서 "이달 봉급 줄 돈이 부족하니 은행에 돈 꾸러 갈 마음의 준비를 하고 있어야 한다"고 했다.

어떻게 하면 환자수를 증가시킬 수 있을까 고심하였다. 중앙대는 병원직원을 제외하고 2,000명이 넘는 교직원과 4만명의 재학생 그리고 10만명이 넘는 동창생을 갖고 있다. 모두 예비 환자들이다. 흑석동에 신축병원이 세워지기 전까지 필동과 용산에 부속병원이 있던 시절에는 병원이 학교와 제법 떨어져 있어 교직원과 학생들이 이용하는 데 불편이 있었고 또 건물이 오래되고 시설이 낙후되어 교직원과 학생, 동창의 이용이 거의 없는 실정이었다. 그러나 이제는 학교와 인접하여 신축병원이 건립되었고 새 장비들도 도입되었으니 떳떳하게 이용을 권유할 수 있었다. 또 병원이 흑석동 주택가 한복판에 위치하고 있어 예비환자들이 많았다. 어떻게 홍보하느냐가 관건이었다. 중앙대 교직원과 동창을 맞이하기 위한 접수 창구를 별도로 만들고 중앙대 총동창회 사무실을 찾아가 협조를 요청하였으며 동창회 신문에 교수들이 정기적으로 건강칼럼을 싣도록 하였다. 학교에서 매달 교무위원회가 끝나면 총장님을 비롯하여 모든 교무위원을 병원 식당가로 모셔 점심을 대접하면서 자연스럽게 병원에 친근감을 갖도록 하고 홍보하였다. 동작구와 관악구를 비롯하여 가까운 서초구까지 통장을 홍보대사로 초빙하여 병원소식을 알리고 주민들의 반응을 듣는 창구로 이용하였다.

    5월초 은행에 갈 마음의 준비를 하라고 했던 경리과장이 봉급날 며칠 전에 와서 이번 달은 은행가지 않아도 되겠다고 하여 안도하였다. 6월 말이 되었을 때 8월까지는 봉급 걱정하지 않아도 되겠다고 하였으며 9월이 되자 연말까지 걱정할 필요 없다고 하였고 연말이 되었을 때는 자금난에서 완전히 벗어날 수 있었다. 교직원, 학생, 동문, 협력병원을 위한 진료의뢰협력센터와 전화예약센터를 개설하여 병원의 진료서비스시스템을 가동시키고, 지역주민을 위한 건강강좌와 무료검진을 전개하는 등 홍보 노력으로 환자는 꾸준히 증가하여 개원 1년이 되자 병실부족으로 응급환자들이 응급실에서 입원을 대기해야만 하는 상황이 자주 발생하여 병원 증축문제가 자연스럽게 제기될 정도로 발전하였고, 4년 의료원장 임기를 마칠 무렵에는 은행부채가 130억원 중 10억원만 남았다.

    용산병원은 철도병원을 위탁운영하고 있었기에 해마다 임대료를 지불하여야 했으며 낡은 건물이었으므로 유지보수 비용이 많이 들었다. 용산병원은 1996년 신축병원 건립 촉구를 위한 전공의 파업이 있기 전까지만 해도 흑자경영으로 필동병원을 지원하였다. 그러나 파업 이후부터 내리막길을 걸어 적자경영으로 돌아섰고 겨우 제자리를 찾아가는 신축병원에서 지원하여야만 했다. 자연히 새로 부임한 흑석동 병원장은 '각자 생존'의 논리를 주장하고 용산병원장은 지원을 요청하였다. 병원장으로서 모두 당연한 주장이었겠지만 그렇다고 어느 한쪽의 의견만 받아줄 수는 없었다. 의료원장은 양 병원의 경영을 생각해야 하기 때문이다. 두 병원이 지리적으로 비교적 가까운 거리에 있었으므로 양 병원장의 경쟁심리도 많았다. 철도청이 용산병원을 매각하여 상가 아파트로 분양하겠다는 계획을 발표하여 필자는 용산구청장과 협의하여 부지를 병원으로밖에 쓸 수 없도록 못박아버렸다. 용산병원은 많은 노력으로 환경개선과 환자증가가 있었으나 철도청이 턱없이 임대료를 올려버려 2011년, 새로이 학교재단을 인수한 두산이 용산병원을 포기해버리는 용단을 내리고 전 직원을 흑석동 신축병원으로 합류시켰다.

　병원 진료수입의 주인공은 임상교수이다. 임상교수의 진료수입은 환자가 기본적으로 많은 과에 근무하면 자연적으로 높겠지만 같은 과에서도 교수들 간에 많은 차이를 보인다. 어떤 교수는 진료예약이 6개월이나 밀려 있는가 하면 어떤 교수는 진료시간에 외래가 조용하다. 교수는 한번 채용하면 명백한 죄를 짓지 않는 한 퇴출이 불가능하다. 그러므로 첫 채용 때 엄격한 심사가 필요하다. 중앙대가 필동병원과 용산병원을 운영하고 있을 때는 환경이 너무 열악하였기에 외부로부터 우수교수를 영입하고 싶어도 지원을 하지 않았으므로 주임교수가 본교 병원에서 수련한 제자를 천거하면 대부분 그대로 채용되었다.

때문에 객관적으로 경쟁력이 떨어지는 사람이 교수가 되기도 하였고 꼭 붙들어야 할 유능한 젊은 교수들은 하나 둘씩 퇴직해버리니 자연적으로 병원 전체의 경쟁력이 떨어질 수밖에 없었다.

경쟁력이 없는 과를 보면 공통점이 있다. 주변 환경은 계속 변하고 있는데 교수들은 변함없이 하던 대로 편안한 생활을 하고 있다. 모 교수는 진료와 연구 모두 너무 실적이 낮아 우편으로 실적자료를 보여주고 협조를 부탁했으나 6개월이 지나도록 개선이 보이지 않았다. 하는 수 없이 연구실로 직접 찾아갔다. "임상교수로서 최소한 해야 할 책무가 있는데 턱없이 모자라고 앞으로는 이렇게는 교수생활을 할 수 없는 날이 올 것이므로 스트레스 받느니 차라리 차제에 개업하는 것이 어떻겠느냐?", "선생의 역량이 부족하면 제자들이 피해자가 되는데 제자들에게 부끄럽지 않느냐?", "다른 길도 있는데 왜 스트레스 받으며 사느냐?"고 간곡히 충고하였다. 그래도 개선이 없어 공개직으로 망신을 줄 수 밖에 없다고 생각하고 병원장실로 불러 병원장이 보는 앞에서 용단을 촉구하였다. 정말 보기도 민망하였는데 그래도 버티는 당사자는 어떤 사람일까? 임기제 의료원장이 같은 동료교수에게 질타하는 것은 못할 짓이므로 알고도 모른 체 그냥 넘어가버리기 일쑤다. 당사자도 의료원장 임기가 끝나면 그만이라고 생각할 수 있다. 교수는 처음부터 잘 뽑아야 한다는 믿음만 더욱 공고해졌다.

30여년 전에는 주임교수가 왕이었고 전임강사나 조교수는 그야말로 '아래 것'이었다. 주임교수가 수술하면 '아래 것'은 조수 노릇을 해야 했다. 의료계도 경쟁사회로 바뀌면서 젊은 교수들도 독립하여 자기분야를 개척하고 연마하여 그 분야 최고의 교수가 되도록 도와주어야 하는데 부교수가 되어도 조수 노릇을 하고 있었으니 발전할 수가 없었다. 과장에게 부당함을 얘기해도 변하지 않았다. 함께 경쟁력이 추락하고 있는 줄도 모르고 똑같은 일을 되풀이하고 있었다. 복강경 담낭절제수술을 10분이면 할 수 있다고 자랑하지만, 교수를 조수로 하면 누가 그렇게 할 수 없겠으며 그 조수 교수의 앞날은 어떻게 되든 상관 없다는 이야기 아닌가! 그런데도 젊은 교수는 부당함을 직언할 수 없는 분위기였다. 새로운 분야의 신임교수가 필요하다고 건의하여 그 분야 수술에만 전담하여야 한다는 전제하에 뽑아 주었더니 6개월이 넘도록 과장수술의 조수 노릇을 하고 있었고 자신의 전공분야 수술은 시작도 못하고 있었다. 과장에게 어떻게 된 것이냐고 물었더니 자기가 1년 훈련시키고 나서 독립시키겠다고 하였지만 그대로였다. 웬만한 대학병원이면 다 하는 신장이식수술을 신축병원에서 시작해보려고 아무리 독려해도 이 핑계 저 핑계를 대며 계속 미루고 있었다. 어쩔 수 없이 갓 정년 퇴임하신 분야의 대가를 영입하여 전수받도록 하려 하였으나 결사 반대하였다. 결국 용산병원에 근무하면서 신축병원에서 수술하는 것으로 합의하였다. 신축병원으로 이사 와서 한 달이 지났을 무렵 외과 교수가 수술을 백 건이 넘게 하였다고 자랑하였다. 무슨 수술을 그렇게 많이 하였냐고 물었더니 중증 환자는 별로 없었다. 대학교수는 중증 환자를 얼마나 많이 수술하는지가 중요하다. 내용도 없이 단순히 수술건수가 많았다고 자랑하는 것은 일반 종합병원의 스태프가 할 이야기이다.

임상교수 채용은 임상 각 과에서 충원이나 증원 요청이 있고 필요하다고 인정되면 학교에 요청하여 TO를 얻어내고 채용공고가 난다. 필자는 신축병원이 건립되어 진료환경과 연구환경이 좋아졌으므로 외부 지원자도 있을 것으로 예상하여 교수 채용 시 같은 분야에 2명 이상의 복수 지원이 있어야 심사대상이 될 수 있도록 하였고, 외부 대학에도 공정 심사를 알렸다. 예상했던 대로 타교출신도 지원하였으며 본교출신과 경합하였는데 본교출신은 연구실적에서 경쟁이 되지 않는 사람이 많았다. 타교출신 교수임용이 증가하니 병원에 활력이 생기기 시작했다. 비교가 되고 선의의 경쟁도 생겨났다. 전체교수회의에서 신임교수 채용을 알리면서 좋은 사람 추천하라고 했더니 한 젊은 교수가 "의료원장은 중앙대 출신은 뽑지 않으려 하니 상대적으로 불리하지 않느냐?"고 하였다. 기가 막혔다. 중앙대를 사랑하기는 중앙대 출신에 못지않다고 생각하였는데 서운하기도 하였다. 중앙대 출신은 모두 필자의 제자들 아닌가! '팔이 굽어도 안으로 굽는다'는 말이 있다. 출신에 관계 없이 우수한 인재를 영입하여 병원의 경쟁력을 키우기 위해 하는 것인데 자격이 있으면 왜 제자를 홀대 하겠는가! 실력이 비슷하거나 약간 모자라도 제자를 뽑았을 것이다. 비교가 되지 않을 정도로 실적이 낮은 사람을 과에서 추천하였는데 제자라고 무조건 받아서는 안될 것이다. 그렇게 경쟁력 없도록 만든 것은 지금 불평하는 교수들 탓이 아닌가!

의무부총장

필자가 의료원장 시절에는 사립대학에 따라 의무부총장이 있는 곳도 있고 없는 곳도 있었다. 의무부총장제가 있는 대학은 거의 모두 의료원장이 겸임하고 있었다. 중앙대는 필자가 의료원장 시절 의무부총장 제도가 없었다. 의료원은 재단 산하 직속기관으로 학교와는 행정적으로 별개의 기관이므로 의료원장은 총장의 지휘감독을 받지 않는다. 그러나 의무부총장은 학교 보직으로 의과대학의 학사행정을 지휘감독하며 총장의 지휘를 받는다.

의료원장을 1년 하면서 의무부총장제의 필요성을 절감한 일이 일어났다. 병원 수입에 중심적 역할을 하는 교수가 6개월의 장기 해외출장 신청서를 의료원장에게는 사전 얘기도 않고 학장(기초의학 교수)에게 제출하여 교무처장과 총장의 재가를 얻은 후 뒤늦게 학교에서 의료원장에게 통보되는 사태가 일어났다. 절차상 법적으로 아무런 문제가 없지만 진료수입에 막대한 차질이 예상되므로 허가를 할 수 없었다. 당사자에게 신축병원의 어려움을 설명하고 양해를 구한 다음, 총장에게 건의하여 취소시켰다. 과거에 중앙대는 병원과 학교가 같은 서울 시내지만 거리상 떨어져 있었으므로 학사행정은 기초교수들이 전담하였고 학장도 개교 후 줄곧 기초교수가 맡아왔다. 그러나 병원이 학교 캠퍼스 구역으로 이사해 옴에 따라 자연스럽게 기초의학교수는 물론 대학본부와도 교류가 많아지게 되었으며 임상교수들도 동물실험을 위해 의대 실험실을 찾는 기회가 많아지게 되었다. 무엇보다 의대교육에 통합교육과 임상실습의 중요성이 높아짐에 따라 교무행정도 임상교수가 적극 참여하여야 효율적인 교육이 가능할 것으로 생각되었다.

  이 같은 문제를 해결하고자 총장님께 의무부총장제 신설을 제안하였더니 총장님은 적극 지지하였지만 재단은 의료원장이 총장의 지도 관할에 들어가는 것을 싫어하여 극구 반대하였으나 2년간의 끈질긴 설득 끝에 허락을 받아냈다. 문제는 다음 단계에서 난관에 부닥쳤다. 당시 참여정부는 대학행정에 총장의 전횡을 예방하는 목적으로 법적 기구로 교수평의원회를 만들어 학교행정과 회계업무를 심의하도록 하였다. 본래부터 있던 교수협의회는 법적 구속력이 없는 임의단체이다. 대학본부 기획조정실장이 평의원회에 출석하여 의무부총장제 신설의 필요성을 설명하고 표결에 부쳤는데 절대 다수 표로 부결되었다고 연락이 왔다. 너무나 허탈하였다. 총장님도 실망하였다. 의과대학의 발전과 넓게는 대학전체의 발전을 위한 제안에 도대체 어떻게 설명, 설득하였기에 절대 다수가 반대하였는지 이해할 수 없었다. 평의원회 의장에게 기획조정실장이 2월 교체되어 준비할 수 있는 충분한 시간적 여유가 없었던 것으로 판단되므로 의료원장이 직접 평의원회에 참석하여 필요성을 설명할 수 있는 기회를 달라고 요청하였더니 다행히 허락하여 5가지 사항을 역설하였다.

1) 의료원은 진료, 연구, 교육이라는 세가지 설립목적이 있지만 경영적 측면에서는 현재의 저렴한 의료보험수가와 의료기관 간의 치열한 생존경쟁을 고려할 때, 진료수입 증대에 사활이 걸려 있다고 해도 과언이 아니며, 특히 경영을 진료수입에만 의존해야 하는 중앙대의료원의 입장은 더욱 그러하다. 진료수입은 임상교수의 진료역량 및 성실도와 밀접한 상관관계가 있으므로 의료원장은 임상 각과는 물론 임상교수 개개인의 진료역량과 성실도를 점검하고 수입 증대에 역행하거나 부적절한 교수는 독려 보완하고 개선효과가 없을 경우 병원 생존의 차원에서 응분의 조치를 취하여야 할 수밖에 없는 현실이다.

현재 임상교수의 진료수입은 본인 봉급액의 8배가 되어야 병원경영상 적자도 흑자도 아닌 수준으로 보고 있는데 최근 경영분석에 의하면 본 의료원의 임상교수 진료실적은 월 최저 본인 월급의 1.1배에서 최고 26배까지 차이를 보이고 있다. 그럼에도 지금까지는 진료실적이 극히 부진한 교수도 적법하게 승급, 승진하여 많은 진료환자와 진료시간으로 휴식시간도 없이 병원경영에 절대적으로 공헌하고 있는 교수들과 형평상 맞지 않으며 위화감을 조성하고 있는 실정이다. 병원장과 의료원장이 진료실적 불량 교수들을 여러 차례 면담하고 독려, 경고하였지만 상응한 조치를 취할 수 있는 제도적 장치가 없어 실효를 거둘 수가 없으므로 의무부총장이 진료실적에 근거하여 승급과

승진을 직접 통제할 수 있는 내부 제도적 장치가 마련되고 관리하면 진료실적에 가시적인 증대 효과를 기대할 수 있을 것이며, 진료수입의 증대는 결국 학교 전입금의 증대로도 연결될 수 있을 것이다.

지금 모든 병원은 생존경쟁의 차원에서 고객감동의 전략을 위해 전력투구하고 있으며 병원경쟁의 중심에는 임상교수의 진료자질이 무엇보다 중요한데 의료계의 현실과 경영의 특수 전문성을 고려할 때 임상교수의 학사관리를 지금처럼 의료원장 → 학장 → 교무처장 → 부총장 → 총장의 결재 시스템으로는 신속하고 적절하게 대응하지 못해 경쟁력 저하를 초래할 것으로 예상된다. 흑석동에 새 병원이 건립되기 전까지는 임상교수의 수는 112명이었으나 2년 후 현재는 131명으로 19명이 증가하였고 앞으로 400병동 증축되면 더 많은 증가가 예상되며, 수량적으로 규모가 확대된 임상교수를 경영증대의 효율적 차원에서 학사관리하기 위해서도 의무부총장제도가 절대적으로 필요하다고 생각된다. 또 의무부총장 → 총장 보고시스템으로 병원경영에 대한 학교측의 파악은 학교측에서 병원경영에 도움을 줄 수 있는 방안을 조언, 모색함으로써 경영개선과 수입증대를 유도하고 병원 수입 증대는 중장기적으로 학교 발전에 도움을 줄 수 있을 것이다.

2) 의과대학은 일차 진료의사의 배출에 목적을 두고 있으며 이 때문에 2001년부터는 의사국가고시에 임상실기시험도 포함될 것이므로 의과대학이 지금처럼 의료원과 제도상 분리되어 학장 → 교무처장 → 부총장의 결재를 득하는 것보다 학장 → 의무부총장 → 총장 결재 라인이 보다 현실적이고 효과를 극대화할 수 있을 것으로 생각된다.

3) 기초의학 분야의 벽이 허물어진 지 오래되었고 임상의학도 분야 간 벽이 허물어지고 있으며, 기초와 임상이 접목될 때 경쟁력 있는 연구가 가능하게 된 현 상황을 고려할 때 기초교수와 임상교수의 상호

밀접한 교류가 절실하며, 앞으로 정부기관지원 대형 연구비를 성공적으로 지원받기 위해서도 기초와 임상이 제도적으로 어우러진 연구시스템이 필요하고 이를 효율적으로 활성화하고 발전시키기 위해서는 전문적으로 통합 관리할 수 있는 의무부총장제가 절대 필요하다고 생각된다.

4) 의료원은 재단의 부속기관으로 취급되어 지금까지 학사행정에서 소외되었고 임상교수들은 대학의 구성원으로서의 일체감이 없었으며, 의료원 기획실 조사에서 임상교수의 87%가 의무부총장제를 찬성하여 절대적 지지를 확인할 수 있었다.

5) 의무부총장제를 신설하는 것은 총장의 선거 공약사항이었으며 총장은 전체 교수들의 선거로 당선되었으므로 중앙대학교 전체 교수가 일차적으로 동의한 것으로 봐야 할 것으로 생각된다.

약 2시간에 걸친 설명과 실의 응납이 끝나고 바로 재무표에 들이갔는데 결과는 1차 투표와 정반대로 절대다수 표로 가결되었다. 1년 넘게 노력한 결과로 의료원장 3년차를 맞으면서 초대 의무부총장에 취임하였고 학장은 임상교수로 교체되었다.

그러나 의무부총장제 도입 취지와는 관계 없이 예기치 않은 어려움을 겪었다. 총장실과 이사장실은 비서실이 서로 마주보고 있었는데 의료원의 업무로 이사장실을 찾으면 총장님께서 "의료원장, 어느 쪽이요? 분명히 하십시오"라고 예민하게 반응하였고, 학사업무로 총장실을 찾으면 상임이사님께서 "요즘 총장과 잘 지낸다면서'라고 경계하는 반응을 보였기에 총장실이나 이사장실을 찾으면 비서가 보고 있을 생각에 뒷골이 당겼다. 총장의 비위를 거슬리면 신임교수 채용은 교비가 더 지출되어야 하므로 제동이 걸릴 수 있었다. 의료원 경영사정이 여의치 않아 임상교수 월급을 위한 전입금 (50%)을 낼 형편이 아니어서 부족분을 교비에서 지출하고 있었기 때문에 학생들이 총장실을 찾아가 자기들에게 지원해야 할 돈이 계속해서 임상교수 봉급으로 들어가고 있으니 당장 교비지원을 중단하라고 농성을 하기도 하였지만, 의료원 사정을 잘 아는 총장님께서 일선에서 막아 주셨다. 총장님께서 "앞으로 학생들이 또 쳐들어오면 이제 변명하는 것도 머리가 아프니 의료원장실로 직접 찾아가 보라"고 하겠다며 웃으면서 얘기하셨지만 가슴이 철렁 내려앉았다. 이사장실이나 총장실을 찾으면 무슨 일로 찾았는지 항상 상대편에 보고했다. 그렇게 1년 6개월 곡예 비행을 한 후, 두산이 학교재단을 인수하였다. 모든 교직원들이 긴장하였지만 필자는 너무 편하였다. 불필요한 눈치를 볼 필요가 없어졌기 때문이다. 사립대학은 재단의 힘이 있어야 배가 산으로 올라가지 않는다는 것을 실감하였다.

2) 병원경영이 기업경영보다 더 어려운 이유

　2000년 전까지 병원 문만 열어 놓으면 저절로 환자가 오고 수익을 창출할 수 있었던 태평성대 시절에는 '병원경영'이란 단어조차 거론되지 않았다. 보통 대학병원장은 어느 정도 인품을 갖추고 진료실적은 중급 이상인 50대 중, 후반의 교수였으며 경영은 잘 몰라도 올라오는 결제서류에 도장을 찍고 각종 모임에서 인사말을 하며 각종 회식 자리에 불려 다니며 대내외적으로 교류하는 것이 주된 역할이었다. '폼만 잡으면 되었다'. 오죽하면 '병원장은 있어도 경영자는 없다'란 책까지 나왔겠느냐! 그러나 2000년부터 경영수지 악화와 초대형병원의 질량 공세로 '강자생존'의 시대가 시작되면서 병원장은 단순한 명예직이란 개념에서 스스로 공부하고 노력하여 병원경영의 명실상부한 책임자가 되어야 한다.

　장관이 새로 부임하여 자기 목소리를 내기까지 8개월이 걸리고, 사장은 1년 걸리며, 병원장은 1년 6개월이 걸린다는 말이 있다. 그 만큼 병원장 하기가 어렵다는 얘기이다. 이유가 무엇일까?

　대부분의 의사들은 6년 동안 의학교육을 받은 다음, 5년 이상 전문과목 교육을 또 받지만 경영에 대해서는 완전 문외한이다. 유능한 의사라고 유능한 경영자가 되는 것은 결코 아니다. 전혀 다른 분야이기 때문이다. 경영에 대한 전문교육을 받은 적도 없고 경험도 없으니 급변하는 의료환경에 능동적이고 적극적이며 효율적으로 대처하기 어려운 것은 당연하며 경영의 흐름을 파악하고 자기 목소리를 낼 수 있으려면 시간이 많이 걸릴 수밖에 없다. 병원장이 진정한 경영자가 되기 위해서는 남다른 자구노력이 필요하다.

　병원사업이 일반 제조업과 크게 다른 점은 제조업은 히트상품을 개발하면 즉각 경영성과를 낼 수 있지만 불량상품을 내놓거나 잘못 투자하면 일시에 망할 수도 있다. 그러나 병원은 아무리 잘 해도 바로 경영효과가 나타나는 경우는 극히 드물며 반대로 대책 없이 무사안일해도 당장에 망하는 경우도 없다. 그러므로 병원장의 성과를 평가하기가 어려우며 이 때문에 임기가 있는 병원장이 굳이 얼굴 붉혀가며 적극적으로 대처하지 않으려 한다. 또 일반기업은 무한경쟁이지만 병원은 의사라야 설립이 가능하므로 경쟁이 제한적이어서 상대적으로 느긋하며 사생결단식으로 하려 하지 않는다.

병원장의 업무가 어려운 몇 가지 이유는 첫째, 병원에는 의료직 (의사, 간호사) 외에도 전문성이 다양한 진료지원팀이 있어 업무파악에 시간이 걸린다. 병원에는 일반회사의 기획팀, 총무팀, 인사팀, 재무팀, 시설팀, 구매팀, 전산팀, 홍보팀 이외에도 의료정보팀, 사회사업팀, 원무팀, 의료보험심사팀, 건진사업팀, 지역네트워크팀, 약제팀, 수술지원팀, 임상병리검사팀, 진단검사팀, 방사선팀, 원목팀, 질관리팀, 감염관리팀, 영양팀, 의료공학팀, 진료협력팀, 예술치유팀, 법무팀, 국제진료팀, 해외사업팀 등이 있다. 두 번째, 병원은 어느 직종보다 일자리를 많이 창출하는 노동집약 산업으로 직원 수가 많아 관리하기에 많은 어려움이 따른다. 병원경영이 어려워 철강회사를 경영하는 친구에게 자문을 요청하였더니 직원 수를 줄이고 줄인 만큼 직원에게 보수를 더 많이 주라는 것이었다. 친구가 경영하는 철강회사는 2015년 총 매출액이 명지병원의 3배인데 직원 수는 총 96명이고 팀장은 10명이다. 이에 비해 명지병원의 직원 수는 총 1,168명이고 의료지원부서의 팀장만 53명이나 된다. 그런데도 팀마다 직원 수가 부족하여 감원하고 자시고 할 여유가 없다. 그야 말로 최소한의 인원으로 운영하고 있다. 이 같은 현상은 빅5 대형병원도 마찬가지이다. 금융감독원 2013년 조사에 의하면, 우리나라 100위 기업인 두산인프라코어의 종업원 수가 4,877명인데 연 매출액은 4조3176억원이었으며, 직원 수가 비슷한 세브란스병원의 매출액은 7,251억원이었다. 병원은 상대적으로 돈은 별로 벌지 못하면서도 좁은 공간에서 많은 직원이 많은 환자를 대상으로 일을 하기 때문에 그 만큼 사람관리가 어렵다.

2012년 말 우리나라 한 취업포탈 사이트에서 직장생활 10년차 이상인 직장인 942명을 대상으로 한 설문조사에 의하면 응답자의 53%가 관리자로서 리더십을 갖추어야 할 자질로 '소통능력'을 꼽았다. 병원은 인명을 다루는 곳이지만 많은 사고 위험요소가 존재하므로 부서간, 같은 부서의 직원간 소통과 공감이 특히 중요한 곳이다. 실제로 미국 의료기관평가기관 (Joint Commission)에서 조사한 의료사고 (적신호 사건; 사망이나 심각한 신체적 또는 심리적 손상을 일으킨 예기치 않은 사고)의 가장 중요한 원인으로 소통과 리더십이 각각 2, 3위로 지적되었다.

공감을 만드는 방법에는 'Story telling', 'Styling', 'Ad Libitum', 상황에 따라 해결하는 방법' 등이 있지만, 'Story telling'은 거부반응 없이 간접경험으로 학습효과를 높이고 오랫동안 기억하게 하여 업무능률을 높일 수 있다. 'Story telling'은 조직에서 구성원과 신뢰를 쌓고 싶을 때, 가치관을 심어주고 싶을 때, 지혜나 교훈, 아이디어를 공유하고 싶을 때, 팀의 단결심을 키우고 싶을 때, 비젼을 공유하고 싶을 때 유용하다. 필자는 팀장의 소통과 공감 능력을 높이기 위하여 매주 팀장회의 때 팀장이 돌아가며 자신의 'Story telling'을 만들어 5분간 발표하도록 하였다 (그림 1). 팀장이 'Story telling'을 발표하는 것만 보아도 팀장의 기본업무 태도와 자기계발능력, 더 나아가 팀원들과의 소통능력을 짐작할 수 있다.

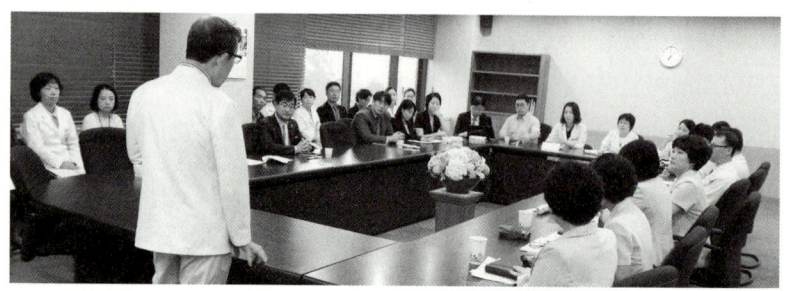

01	의료소송 대처경험	17	'절대 아니다'엔 결국…
02	내 눈으로 봐서 없으면 돼	18	깨어지는 관계가 아닌, 이어진 관계로
03	힘들고 지칠 때는 초심으로	19	Communication
04	회식과 OT로 하나 되기	20	용기
05	사람은 흔적을 남긴다	21	영원한 나의 동반자
06	시간이 좀 필요합니다	22	행복의 조건
07	당사자의 노력이 성패의 기본	23	죄송합니다
08	노하우를 전수하는 노하우	24	스스로를 먼저 돌아보는 중간관리자
09	나를 붙들어 준 장미특공대	25	값진 1년 전 경험
10	어디에나, 언제나 존재하는 천적	26	인생에 필요한 세 가지 글
11	고객서비스팀에서 나의 역할	27	잊을 수 없는 2010년
12	실수가 준 교훈	28	취소되면 C, 지연되면 D
13	열 번 찍어 안 넘어가는 나무 없다	29	우리 부서가 달라졌어요
14	나도 울고, 너도 울다	30	집합과 퇴사자
15	나의 직장 멘토 이야기	31	아줌마가 뭐 어때서
16	결국 선이 이겼습니다		

그림 1. 매주 수요일 오전 7시 팀장회의에서 발표된 'Story telling' 주제

병원장을 비롯한 임직원의 인간중심적 소통과 공감 그리고 존중이 어느 때보다 리더의 자질로 부각되고 있다. 조직의 리더는 자기 중심으로 무엇을 바라보지 말고 (point of view), 상대방의 입장에서 이해하려는 (point to view) 노력이 있어야 한다. 병원에는 여러 전문직이 함께 일하고 있지만 진료와 수입창출의 주체가 의사이므로 의사들은 "내가 누군데"라는 자만심을 갖기 쉽고 때로는 이 같은 태도와 행동으로 다른 직종의 직원에게 마음의 상처를 주는 일이 일어난다. 병원장이나 의료원장도 "내가 누군데"라는 권위의식 때문에 부하직원들과의 소통을 어렵게 하는 것을 보았다. "내가 누군데"라는 생각을 가진 의사는 자기중심적으로 생각할 수 밖에 없다. 의사가 진료와 수입창출의 주체인 것은 분명하지만 그렇다고 타 전문 직종에 종사하는 사람들보다 우월적 위치에 있는 것이 아니고 하는 일이 다를 뿐이므로 수평적인 관계가 되어야 한다. 이것이 일반 기업과 다른 점이다. 의료원장이나 병원상노 동료교수들보다 소위 '높은 위치'에 있는 것이 아니라 동료교수들을 대신해서 병원경영을 일정기간 위탁받은 것에 불과하므로 "내가 누군데"라고 착각해서는 안될 것이다. 일본 마쓰시타 전기산업 창업자인 마쓰시타 고노스케 (1918~1973) 사장은 "리더의 지위가 올라갈수록 커지는 것은 권한이 아니라 책임감이라는 것을 제대로 인식하는 것, 그것 하나만으로도 당신의 리더십은 크게 신장될 수 있다"는 얘기가 병원경영자에게도 예외가 아니다. 고려 말 조선 초의 문신, 정치인, 유학자 맹사성 (1360-1438)은 "진정한 지도자는 주변에서 만들어주는 것이지 자기자신이 만드는 것이 아니다"고 했는데 새겨들어야 할 얘기이다.

대학/병원과 같은 최고 지성인들로 구성된 조직에서 리더십을 발휘하는 것은 여간 어려운 일이 아니다. 전문가들은 리더십을 위해 갖추어야 할 덕목으로 여러 가지를 제안하지만 필자는 캐나다 리더십센터의

'서양학자들이 생각하는 지도자가 갖추어야 할 덕목 8가지'를 항상 지표로 삼으므로 소개 하고자 한다. 맨 마지막 여덟 번째 리더가 갖추어야 할 덕목은 지식 (Intelligent: 38%)이다. 이 말은 리더가 되기 위해서는 너무 많이 알지 않아도 된다는 말이기도 하다. 병원장이 경영을 위해 회계나 법에 대한 깊은 지식까지 알아야 할 필요는 없고 기초적인 지식만 갖추면 된다는 이야기이다. 일곱 번째는 이해심 (Broad-mindedness: 41%)이 많아야 한다는 것이다. 마음이 밴댕이 속처럼 좁아서는 안 된다는 것이다. 흔히들 교수나 의사는 사회성이 부족하다고 말한다. 많이 알고 있는데 너무나 자기중심적이어서 보편성이 떨어지고 다른 사람의 얘기를 곧잘 부정하고 받아들이지 않으려 한다. 여섯 번째는 남을 배려 (Supportive: 46%) 하는 마음을 가져야 한다. 상대방의 입장에서 생각하고 소통하려고 노력하는 능력이 있어야 한다. 우리에게는 감정과 감성이 있다. 닮은 듯해도 완전히 다른 개념이다. 감정은 나를 중심으로 한 느낌이라면, 감성은 다른 사람의 감정을 나의 감정처럼 느끼고 나의 느낌을 다른 사람에게 전달 할 수 있는 능력이다. 감성은 공감능력이다. 감정에 휩싸이면 상대방의 마음이 읽혀지지 않으며 공감이 이루어지기 어렵다. 다섯 번째 공명정대 (Fare-mindedness: 49%) 해야 한다. 네 번째는 문제해결 능력 (Competency: 58%)이다. 지도자가 문제의 핵심을 정확히 간파하고 지시하여야 쉽고 빠르게 해결된다. 세 번째는 영감/힘 (Inspiration: 63%)을 불러일으키는 능력이 있어야 한다. 칭찬과 격려를 아끼지 말고 직장 분위기를 고조시켜 조직원이 능동적으로 일할 수 있도록 하여야 한다. 두 번째로 중요한 것은 비전제시(Vision: 71%)이다. 선장이 목표를 설정하여 확실하게 방향을 잡아야 배가 바른 항로로 갈 수 있듯이 병원장은 명확한 비전을 제시해야 직원이 어디로 가야 하고 왜 가야 하는지 안다. 단, 비전은 구성원의 공감을 바탕으로 해야 한다. 리더가 갖추어야 할 가장 중요한 덕목은 정직(Honesty: 83%)이다.

　병원장은 이 같은 덕목에 기초하여 언행이 일치하고 일관성 있게 업무를 추진함으로써 직원들로부터 신뢰를 쌓고 소통과 공감을 끌어낼 수 있다. 직원들이 '좋아한다'는 것이 반드시 '신뢰한다'는 것을 의미하지는 않는다. 필자는 도덕성과 윤리적 권위에 기초한 추진력을 리더가 갖추어야 할 가장 중요한 덕목으로 생각한다. 여기에는 '정직'과 '공명성'의 뜻이 녹아 있다. 새로운 학교재단으로부터 병원발전을 위한 의대교수 워크샵과 재단 산하 공장도 견학하는 일정을 창원에서 금요일과 토요일 갖자고 제안이 왔었다. 병원 앞에는 대형 토목공사가 진행 중이었는데 임상교수가 주중에 그렇게 한꺼번에 비웠을 때 만에 하나라도 대형사고라도 나면 비난을 면치 못할 것 같아 즉각 의료원장, 양 병원장, 기획실장 회의를 열어 토, 일요일로 일정을 고쳐 잡는 것이 좋겠다고 의견을 모으고 재단에 일정변경을 요청하여 승인을 받았다. 그런데 바로 다음 날 아침 재단 상임이사로부터 전화가 왔다. 의료원장이 토, 일요일이 좋다고 의견을 모아 그렇게 하기로 하였는데 병원장이 재단 제안대로 금, 토요일로 하는 것이 좋겠다고 전화를 하니 어느 장단에 맞추어야 하느냐고 물었다. 의료원 회의에서 논의 후 합의 결정한 사항과 달리 재단에 개인 의견을 전달하였다니 무척 화가 났고 즉각 병원장을 불러 확인하고 야단쳤다. 최고의 지성인으로서 인술을 펼치며 제자를 교육하는 대학병원의 최고경영자로서는 부적절한 처신이라고 생각한다. 그것이 일반 기업의 사장과 달라야 하는 점이다.

　보직교수는 매사에 공정해야 하지만 결코 쉬운 일이 아니다. 미국 1년 장기연수를 간 비뇨기과 M교수로부터 귀국 4개월을 남겨두고 연수기간을 1년 연장시켜 달라는 편지를 보내왔다. 신행 중인 연구가 귀국

일까지 종료가 되지 않을 것 같고 연수간 병원에서 1년 봉급을 줄 것이니 연수기간을 1년 연장하라는 제의를 받았다고 하였다. 교수가 미국 연수병원에서 연구능력을 인정받아 봉급까지 주면서 1년 연장을 제의하였으니 당연히 연장해주어야 하고 칭찬할 일이다. 그러나 학칙에는 연수기간을 연장하려면 적어도 6개월 전에 신청하도록 되어 있다. 더욱 문제는 바로 아래 서열의 교수가 다음 해 장기 연수를 가기 위해 연수병원으로부터 초청을 받아 살던 집을 이미 임대 계약한 상태였다. 비뇨기과에 교수가 4명 있는데 2명이 동시에 장기 연수할 형편도 안되었다. 결국 M교수에게 사정을 설명하고 불가하다고 회신하였다. 이후 M교수의 은사와 재단 상임이사로부터 선처해주라는 요청이 있었다. 과장으로서 직무를 계속하려면 원칙을 지킬 수 밖에 없음을 간곡히 설명 드리고 거절하였지만 무척 곤혹스럽고 괴로웠다. 동료교수들도 이 사실을 알고 있었으며 표현을 하지 않았지만 과장이 어떻게 처리하는지 예의주시하고 있었을 것이다. 비뇨기과학회 원로이신 M교수 부친으로부터 간곡한 요청편지가 왔다. 중앙대 비뇨기과에 연구기금을 후원하겠다는 제의까지 있었다. 역시 간곡하게 거절하였다. 마지막에는 미국 연수병원의 지도교수로부터 요청편지가 왔다. 연장 시켜주지 않으면 앞으로 한국으로부터 연수교수를 받지 않겠다는 협박성 내용이었다. "M교수는 중앙대에서 급료가 나가는 중앙대 직원이며 그곳에서는 무급으로 일하고 있는데 정중한 요청도 아니고 어떻게 그렇게 얘기할 수 있느냐? 그런 병원에는 앞으로 연수 희망자가 있어도 말리겠다"고 회신하였다.

교수들이 진료업무에 쫓기다 보면 행정업무 처리에 신경을 제대로 못쓸 수 있다. 해외학회에 참석하려면 출국 1개월 전까지 해외여행신청서를 제출하여야 하는데 기한이 한참 지나서 서류를 제출하고 병원장은 출국한 후에 신청서를 보는 경우도 있다. 전체교수회의에서 기일 엄수를 요청하고 공문으로도 주지시킨 다음, 기일이 지난 신청서는 아예 받지 못하도록 지시하였는데 그래도 총무과 직원이 교수가 사정 얘기를 하면 거절하지 못하고 접수하는 경우가 있었다. 하는 수 없이 총무과에 기일이 지나 신청하면 병원장에게 직접 서명을 받도록 지시했다. 어느 임상과장이 국제학회 참석차 비행기 티켓까지 구입한 상태에서 신청 기일이 지나 병원장실로 서류를 갖고 찾아와 접수를 요청하였다. 접수를 허락하면 다른 교수도 똑같은 이유로 요청하면 전례가 있기 때문에 허락하지 않을 수 없고 신뢰를 상실한 병원장은 더 이상 '말빨'이 먹히지 않아 병원장 노릇하기 어려워진다. 요청한 교수에게 이런 경우 본인이 병원장이라면 어떻게 하면 좋겠냐고 되물었다. 신청서류를 갖고 조용히 돌아갔다. 매정하게 물리쳐 대단히 미안하고 가슴 아팠지만 병원장이기에 그렇게 할 수밖에 없었다. 소문이 났는지 이 일이 있은 후 기한이 지나 신청하는 교수는 더 이상 없었다.

   과장, 병원장, 의료원장과 같은 조직의 리더는 주위 동료교수나 직원이 지켜보고 있다는 생각을 항상 잊어서는 안되며 조그만 일에까지 조심해야 한다. 전날 저녁 공적이든 사적으로든 아무리 늦게까지 술을 많이 마셨더라도 출근시간을 지키지 않으면 근퇴가 불규칙한 교직원을 탓할 수 없다. 필자는 아무리 힘들더라도 일단 정시에 출근하여 잠깐 눈을 붙인다. 자신은 진료실적도 연구실적도 불량하면서 진료나 연구실적이 부진한 교수에게 독려를 하면 호소력이 떨어질 수밖에 없다. 연구실적은 좋으나 진료실적이 많이 떨어지는 교수를 불러 협조를 요청하면 "교수는 연구가 진료보다 더 중요하다고 생각한다"며 연구 때문에 진료에 소홀할 수밖에 없다고 한다. 이때 필자는 "연구를 얼마나 열심히 하는 줄 모르겠으나 의료원장인 나도 그 정도의 연구실적은 내면서 진료하고 있다"고 하면 더 이상 변명을 하지 못하였다. 역으로 연구실적이 부진한 교수를 불러 독려하면 환자가 많아 연구할 시간이 부족하다고 한다. "환자를 많이 보는 것은 사실이지만 그 정도의 환자는 나도 보면서 연구실적을 내놓고 있지 않느냐"고 하면 더 이상 변명을 하지 못하였다.

우리나라는 대형병원의 병원장도 상당시간을 진료에 할애하고 있다. 한 조사에 의하면 '주당 3세션 이상 진료를 한다'고 답한 분이 57%나 되었다. 경영 전문가는 "경영자의 주업은 경영이어야 하므로 자신의 주업을 소홀히 하는 병원장은 결코 훌륭한 경영자가 될 수 없다"고 한다. 굳이 경영학 전문가가 아니라도 알 수 있는 옳은 이야기이다. 그러나 우리나라 병원의 생리를 통찰하지 않고 하는 얘기라고 생각한다. 대학병원은 최고수준의 전문의사이자 교수로 구성되어 있으므로 교수 개개인이 모두 자긍심이 매우 강하여 최고경영자의 지시라고 그대로 따르려 하지 않는다. 오죽하면 "서울대학병원은 교수 개개인이 모두 왕이다"는 이야기까지 있다. 더욱이 병원장이 순환보직인 구조에서 교수들이 어영부영 눈치만 보면서 세월이 지나면 병원장이 교체되는 것도 이유 중 하나이다. 최고경영자가 솔선수범하는 것을 보이면서 협조를 요청하여야 마음을 움직일 수 있다. 병원장이 열심히 진료하여 병원수익을 한 푼이라도 더 올려야 한다는 생각에서 하는 이야기는 결코 아니다.

대학병원장은 비뇨기과의사가 유독 많이 된다는 신문기사를 본 적도 있지만 몇 가지 이유가 있다고 생각한다. 필자는 가장 중요한 이유로 대한비뇨기과학회의 운영 분위기를 꼽고 싶다. 2,000년 전까지는 모든 학회가 학회 회장이나 이사장 선출에는 영향력 있는 원로교수의 의견이 좌지우지하였다. 그러나 임상교수 수가 급 증가하면서 원로교수의 의견에 불만을 품는 회원들이 점점 증가하였다. 이런 가운데 비뇨기과학회는 어느 학회보다 먼저 원로교수님들이 기득권을 던지고 2000년 이사장 선출을 선거제로 전환하는데 동의하는 모범을 보였다. 학회 운영은 이사장이 좌지우지 하지 않고 민주적으로 상임이사진의 의견을 충분히 반영하였다. 대한비뇨기과학회는 2015년에 이어 2016년과 2017년 3회 연속으로 대한의학회로부터 평가점수 만점을 받아 최우수학회로 선정되어 "의학회 대상"을 수상하였다. 회원들이 학회에서 이 같은 학회운영의 의사결정 과정을 지켜보면서 자연히 병원 경영에 의견을 개진하는 과정에서 경영진에 남다른 모습을 보여줄 수 있었을 것으로 생각된다. 비뇨기과 진료는 비뇨기내과와 비뇨기외과를 겸하고 있으므로 외과계와 내과계의 사정을 비교적 잘 이해할 수 있는 장점도 갖고 있으며 절대 환자 수가 상대적으로 적어 시간적 여유가 있는 것도 병원장 선정에 작용하였다고 생각한다.

3) 병원경영혁신과 질향상활동

대학병원 경영에 혁신을 가로막는 주된 원인으로 선후배 교수들의 엄격한 서열의식 등 병원특유의 보수적이고 경직된 조직문화, 그 다음 최고 경영진의 잦은 교체, 리더십과 경영마인드 부족, 혁신의 방향성 부재 등이 지적되며 그 외 병원이 정체성 없이 남 따라 하는 습관적인 업무 관행, 직원들의 동기부족과 특히 의사중심 구조이면서 의사의 참여의식 부족, 부서 이기주의, 직원의 피로누적, 노조의 반발 등을 지적할 수 있다. 필자는 경영의 주체이면서 변혁의 주체가 되어야 하는 임상교수들이 개혁의 필요성은 인정하면서도 바꾸지 않아도 자신이 하는 진료, 연구, 교육에 당장 지장이 없기 때문에 변화를 귀찮아 하고 바꾸지 않으려는 습성이 혁신의 가장 큰 걸림돌로 생각한다.

입사하여 처음 일을 시작할 때에는 상관과 동료가 어떤 성향의 사람들인지 파악하고 업무를 익히기 위해 바짝 긴장해 있지만 부서 분위기와 업무에 익숙해지고 업무패턴에 습관이 생기면서 긴장이 풀리며 마음의 여유도 생기고 그렇게 일하니 봉급도 나오니 그대로 습관적으로 생각 없이 같은 일을 되풀이하게 된다. 그러나 주변환경은 끊임없이 바뀌고 있으므로 항상 자신의 업무를 변화에 맞게 바꾸어야 초 경쟁사회에서 살아남을 수 있다. 세스 고딘의 말처럼 성공한 사람은 자신이 일하고 있는 안락지대를 안전지대에 일치시킨다. 안전지대가 주변 사정에 의해 이동했음에도 이전의 안락지대에 머무는 것은 위험하다. 안전한 직장이라고 생각했던 직장이 항상 안전한 곳이 아니다. 주위 환경은 빠르게 변하고 있는데 옛날처럼 습관적으로 일하면 자신도 모르는 사이에 직장에서 필요로 하지 않는 위험지대에 놓여 있다는 사실을 끊임없이 직원에게 주지시켜야 한다.

뇌의 기저핵은 패턴을 기억해서 패턴대로 행동하도록 만드는 조절장치이다. 1990년대 초 미국 MIT 공대 연구진들은 기저핵이 습관과 관련 있는지 실험을 시작했다. 쥐가 T자형의 "I" 부위 통로를 통과하면 "ㅡ" 부위 일측 끝에 둔 초코렛을 먹도록 유도하였다. 쥐의 기저핵에 전극을 심어 쥐가 통로를 통과하여 초코렛을 먹기까지 어떤 뇌파 반응을 보이는지 매일 1주일 연속 관찰하였다. 처음에는 쥐가 T자형의 좁은 통로 출입구에 놓인 문을 여는 순간부터 미로를 통과하고 T자형 끝에 있는 초코렛을 먹으려 할 때까지 뇌파가 심하게 요동치면서 경계하는 반응을 보였는데 같은 실험을 반복하면서 뇌파의 반응이 낮게 나타났다. 더 이상 주의와 경계를 심하게 하지 않는다는 뜻이다. 시간이 지나면서 신호(출입문을 열면서 '찰칵'하고 소리를 내는 것)-반복행동-보상(초코렛)이 반복되면 점점 기계적으로 변해가면서 습관을 형성한다는 것이 실험적으로 입증된 것이다.

일단 습관이 형성되면, 뇌는 의사결정에 참여하는 걸 완전히 중단해버린다. 따라서 어떤 습관을 떨쳐내려고 의식적으로 노력하지 않으면 습관패턴이 자동적으로 전개된다. 그러므로 우리 뇌는 의식적으로 생각하지 않으면 좋은 습관과 나쁜 습관을 구분하지 못한다. 병원장은 병원경영에 이 같은 습관의 고리를 끊어 개선시킬 수 있도록 질향상활동을 주선하고 관리 감독하여야 한다. 질관리실장이 있지만 실무책임자이지 관리감독은 병원장이 진두지휘하고 확인하여야 한다. 변화는 지속적으로 추구하지 않으면 원래의 상태로 회귀하는 경향이 있으므로 질향상활동은 끊임없이 지속되어야 하는데 이것은 습관으로 편안함을 추구하려는 인간의 본성에 역행하는 일이므로 여간 어려운 일이 아니다. 열정을 갖고 질향상활동을 시작하였지만 여기저기서 난관에 부닥치며 노력 대비 뚜렷한 성과도 얻지 못하면 점점 열의를 잃어가면서 용두사미로 끝나버리는 경우를 흔히 본다. 원래 열정 (Passion), 고통 (Pain), 인내 (Patience)는 어원이 같다고 한다. 질향상활동이란 고통이 따르지만 인내하고 꾸준히 노력하여야만 열정의 성과를 얻을 수 있는 것이다.

　병원경영의 기본은 병원의 내외적 문제점을 찾아내고 위험요소인지를 파악하며 이 문제점을 해결하기 위한 목표를 설정한 다음, 목표 달성을 위해 어떤 도구를 이용하여 어떤 방법으로 해결할 것인지 계획을 세우고, 병원장은 이 문제를 해결하는데 어떤 직원이 적절한 인물인지를 파악하여 궁극적으로 병원 경쟁력을 높이는 것이 질향상 (QA) 활동이다. KPMG 김경수 이사는 질중심의 병원경영을 5가지 영역으로 설명하였다; 1) 정확하고 객관적인 기준을 세워 성과를 측정하고 (Define/Measure outcomes), 2) 환자참여를 통해 지속적으로 변화하는 환자의 요구를 운영계획에 반영하며 (Patient engagement), 3) 치료결과에 관계되는 여러 부서들이 소통하며 협업하여 치료하도록 하고 (Coordinated care), 4) 운영진은 협업진료를 중재하고 관리하며

(Governance), 5) 의료 질향상 노력에 대한 재정적 인센티브를 통해 환자와 직원의 바램을 달성하는 것 (Contracting)이다 (한국의료질향상학회 가을학술대회, 2016년). 앞으로 '질지표 평가'와 환자의 만족도 평가는 종합병원의 사활이 걸린 만큼 병원장은 의사가 주도적이고 적극적으로 참여하도록 리더십을 발휘하여야 한다. 이제는 문제점을 찾아내고 이를 해결하는데 만족하지 않고 새로운 아이템을 발굴하는 창의적 발상을 필요로 하는 한 차원 높은 QA 활동을 요구하고 있기 때문이다.

  모든 제조회사들이 고객을 만족시키기 위해 최고의 서비스와 품질을 제공하기 위해 혼혈의 노력을 쏟고 있다. 잘 나간다고 소문나면 바로 벤치마킹하여 금방 따라온다. 때문에 신 상품들이 쏟아져 나오지만 차별이 거의 사라졌으므로 서비스나 제품만으로는 경쟁력을 가질 수 없어 고객의 감동을 이끌어내는 것이 그만큼 어려워졌다. 요즘 대기업이 문화예술활동 지원이나 사회봉사활동을 지원하며 회사 이미지를 차별화하려고 노력한다. 기업은 같은 제품을 팔아도 이익금을 좋은 일에 쓴다는 철학을 소비자에게 심겨 기업의 좋은 이미지로 간접적 판촉활동을 하는 고차원적인 홍보전략이다. 병원도 예외가 아니다. HBA·닥터피알 송경남 대표는 넘쳐나는 병원, 넘쳐나는 의사 속에서 병원이나 의사가 제공하는 의료서비스도 진정성에 기반한 본질 위에서 기업의 제품처럼 자기만의 색깔, 특징, 이미지가 녹아 있는 브랜드로 탄생돼야 한다고 역설한다. 전문병원과 민간 종합병원 110곳을 대상으로 병원의 브랜드 철학인 사명(Mission), 비전(Vision), 핵심가치(Core Value)을 조사했던 바, 25개 병원만이 자체 만의 브랜드 철학이 잘 드러나 있었고 64곳은 형식적이거나 알기 어려웠으며 21곳은 구성요건을 갖추지 않거나 조직 이념이 아예 적시되어 있지 않았다고 하였다 (헬스케어 2016.12).

4) 노사협상

　우리나라 병원노동조합은 그 동안 시대적 상황과 노사쌍방의 문제점으로 인해 많은 어려운 상황을 경험하였지만, 이제 30년 가까이 지나면서 병원 발전을 위한 귀중한 충고자와 협력자로 성장하였다. 노사관계는 협력적 관계와 대립적 관계, 개별적 관계와 집단적 관계, 종속관계와 대등관계의 양면성을 갖고 있기에 균형적 관계를 만들기 위해서는 쌍방 간 특별한 노력이 필요하다. 병원 노사분규에서 주로 대두되었던 문제점은 다양한 직종의 직원으로 구성되어 있는 병원의 구조적 문제점에서 비롯한 직종 간의 갈등, 비합리적인 병원관리, 무원칙적인 인사행정, 임금산정의 비합리성 등이다. 그러나 우리는 수많은 시행착오를 거듭하면서 과거의 대립적이고 소모적 관계에서 벗어나 양면성을 지혜롭게 이해하고 극복히어 생산적인 파트너로서 서로가 상생할 수 있는 토대를 만들어가고 있다. 건전한 노사협력은 강요된 것이 아니라 자발적이고 능동적인 것이어야 하며, 대등한 참여가 보장된 것이어야 한다.

　의료원장의 가장 중요한 업무 중 하나가 노사협상이다. 필자는 의료원장으로 취임하고 제일 먼저 인사차 들린 곳이 노동조합이었다. 중앙대병원 노조는 민주노총 산하 전국보건의료산업노동조합 소속이었다. 필자가 의료원장으로 재직 시에는 모든 병원이 산별노조 단체교섭으로 노사대립이 절정에 있던 시절이었다. 전국 사립대병원 의료원장은 A조와 B조로 나누어 연합 대처하기로 하였다. 병원을 신축 개원하여 정신이 없던 터라 2년마다 하는 노사 단체교섭에 B군으로 신청하였다. 단체교섭에 경험과 이력이 붙은 서울시내 대학병원은 모두 A군에 있었다. 2년 후 B군의 병원이 단체교섭을 맡아야 하는데 서울시내 대학병원은 2년전 모두 A군으로 신청하였기에 중앙대병원이 교섭 대표의료기관이 될 수밖에 없는 사정이었다. 아직도 중앙대병원은 경영이 불안정한 상태였다. 노조가 강성으로 소문났으며 노조관리에 경험이 많은 영남대 의료원장에게 SOS를 요청하여 교섭단체 위원장을 맡게 하고 필자는 부위원장을 맡았다. 효창동 백범기념관 강당에서 노사대표가 만나 단체교섭을 시작 하였고 사용자측 (병원측)에서는 교섭 대표자 명단에 노무법인의 대표노무사를 포함하였는데 노측에서 인정할 수 없다고 주장하여 시작과 동시에 파행이 계속되었다. 노측은 노동법을 잘 알고 있고 교섭경험이 축적되어 중무장한 상태이고 2년 또는 4년 임기의 의료원장은 무장해제된 상태라 해도 과언이 아니므로 사측으로서는 노무사의 자문이 절대적으로 필요하였기 때문에 노측 주장을 받아들일 수 없었다. 결국 노무사가 참여한 가운데 협상이 시작되었는데 이번에는 보훈병원 대표를 문제 삼았다. 행정부장이 병원장의 위임을 받아 참석하였는데 노측은 인정할 수 없다고 하였다. 노측 대표자가 뒷줄에 배석한 보훈병원 노조지부장에게 행정부장을 대표자로 인정할 수 있느냐고 물었더니 "인정할 수 없으니 당장 나가!"라는 여자의 고함소리가 회의장을 쩌렁쩌렁 울렸다. 험악한 분위기가 감돌며 잠시 침묵이 흘렀고 사측의 요청으로 휴회를 하였다. 결국 보훈병원 행정부장도 법적인 하자가 없으므로 함께 하게 되었다.

    교섭이 본격 시작되면서 미국산 쇠고기를 안쓰겠다는 서약을 하라는 안건을 올렸다. 사측은 미국산 수입쇠고기가 광우병의 원인이 된다는 과학적 입증이 없는 상태에서 교섭안의 대상이 될 수 없다고 주장하고 노측은 환자의 안전을 위해 절대 허용할 수 없다는 주장을 되풀이 하여 몇 달이나 평행선을 그으면서 파행을 계속하는 가운데 광우병 파동이 수그러지면서 자연스럽게 이 안건은 소멸되었다. 교섭 중 한 사측 대표가 종이 쪽지를 다른 대표자에게 건넸더니 노측에서 "쪽지 돌리지 말고 말로 하시요!"라는 항의를 하면서 쪽지 내용을 공개하라고 하였다. 쪽지 내용이 "저녁 몇 시에 만날 것이냐"는 것을 알고 해프닝으로 끝났다. 사측의 한 대표가 회의 중 밖으로 나가니 "회의도 끝나지 않았는데 왜 먼저 퇴장하느냐?"고 항의 하였다. 나가던 대표가 멈칫 하더니 "화장실에도 못 가느냐?"고 되물었더니 항의한 노측 대표가 머쓱해 하였다. 서로 신경이 날카로울 대로 날카로워 있었고 사측은 노무사의 자문에 따라 움직였으므로 노측은 한 걸음도 나아갈 수 없었기에 힘들고 답답하였을 것이다. 그렇게 단체협약은 지지부지 하였고 결국 병원 별 단위조합 협상으로 위임되었다.

병원 별 노사협약을 위한 노조의 지침이 상부로부터 하달되었다. 중앙대병원은 신축 개원하여 여러 어려움 속에 있던 터라 노조의 협조가 매우 중요한 시절이었고 이 점은 노조도 충분히 이해하고 있었다. 중앙대병원 노조도 산별노조 본부로부터 미국 수입산 쇠고기를 사용하지 않도록 병원 경영진으로부터 서명을 받으라는 지시를 받았다. 중앙대병원은 미국산 쇠고기를 사용하지 않고 있기 때문에 서명할 필요가 없다고 하였지만 앞으로도 사용하지 않겠다고 서명하라는 것이었다. 중앙대병원이 서명하면 산별노조 본부는 서명한 병원 명단에 올려 미국산 쇠고기 수입 반대운동 홍보에 이용할 것으로 생각되었기에 서명을 반대하였다. 노조지부장도 병원의 입장을 충분히 이해하고 있었다. 산별노조 본부에서 중앙대병원이 서명하지 않으면 "신축병원 로비가 널찍하고 깨끗하여 시위하기에 좋으니 일과 후에 대거 몰려와서 농성하겠다"고 한다며 지부장은 방문을 극구 반대하지만 그래도 찾아오면 방법이 없다고 하였다. 새 병원에 본부 노조원이 대거 몰려와 소동을 벌이면 그렇잖아도 환자가 적은데 그마저도 오지 않으면 직원 봉급을 줄 수 없는데 산별노조에서 보상해주는지 물어보라고 했다. 결국 노조지부장이 본부에서 쳐들어오면 산별노조에서 탈퇴하겠다고 으름장을 놓아 막을 수 있었다. 노조지부장의 병원을 사랑하고 걱정하는 마음이 너무나 고마웠다.

노사협상에서 미화원이나 식당 조리사에 대한 호칭이 문제되었다. 의사들이 '아줌마!'라고 비하하여 부른다고 공식적으로 '여사'로 부르도록 호칭을 바꿔달라고 하였다. 필자는 '아줌마'라는 호칭을 매우 다정다감하게 생각하고 있었다. '아줌마'라고 부르더라도 어떻게 부르느냐에 따라 당사자가 느끼는 어감이 완전히 달라진다. 명령조로 버릇없이 "아줌마!"로 하면 비하하는 느낌이 들 수 있지만 "아줌마~~"라고 부드럽게 부르면 따뜻하게 들린다. 호칭을 사용하는 사람의 인격과 교육의 문제이지 결코 '아줌마'란 호칭 자체의 문제가 아니라고 설득하여 그대로 '아줌마'로 호칭하도록 하였다. 필자가 정년퇴임식을 하였을 때 노조지부장이 찾아와 한 얘기를 잊지 않는다. 의료원장이 "아줌마" 호칭을 설명한 것을 가장 감명 깊게 기억하고 있다고 하였다. 그 소리를 듣고 필자의 가슴도 따뜻해졌다.

노사협상에서 마지막 테이블까지 끌고 가는 최대 이슈는 봉급인상이다. 주는 사람과 받는 사람의 생각이 다르므로 협상이 어려울 수밖에 없다. 노사협상은 보통 5월경부터 매달 한번씩 열리다가 가을이 되면 협상에 속도가 붙으면서 많은 사항이 타결되지만 임금협상은 협상 기한 마지막 날까지 간다. 매달 한번씩 열리던 협상이 한 달에 두 번, 다시 매주 한번 열리고 마지막에는 매일 새벽 1~2시까지 마라톤으로 이어진다. 처음에는 노측이 제시하는 인상률이 사측으로서는 절대 받아들일 수 없는 수준이지만 협상 기한이 다가올수록 노측은 요구수준을 많이 낮추고 사측은 약간씩 높여 가다가 먼저 사측에서 절대 더 이상 물러설 수 없는 마지노선을 제시하면 노측에서도 절대 물러설 수 없는 마지노선을 제시 하면서 본격적인 협상이 이루어진다. 사측으로서는 0.1%만

인상해도 약 2억 원이란 돈이 추가로 지출되므로 0.1%가 무섭다. 그렇게 밀고 당기기를 반복하면서 인상률이 결정된다. 체력 싸움이 될 때도 있었다. 의료원장은 아무리 늦게까지 회의를 하더라도 끝까지 최선을 다하는 성의와 열정을 보여야 한다. 새벽 1시가 되어 노조지부장이 "의료원장의 건강을 생각해서 오늘 협상은 여기까지 하자"고 제안하면 "전 직원이 결과를 기다리고 있는데 협상을 계속 진행하여 빨리 마무리 하자"고 역 제의하였다. 결국 사측이 제안한 인상률로 합의되면 재단에 보고하고 합의 인상률보다 0.1% 더 올려 주자고 건의하였다. 원래 0.1% 더 올려주는 것이 사측 마지노선이었다. 그렇게 합의한 후 0.1%를 더 올려주면 노조지부장은 노조원으로부터 박수를 받을 것이고 지지가 올라가면 직원의 병원에 대한 충성도도 더 올라갈 것이다.

Part 3

사회·봉사 취미 활동

사회, 봉사활동
방송출연과 쇼닥터
취미활동
의료계의 음주문화

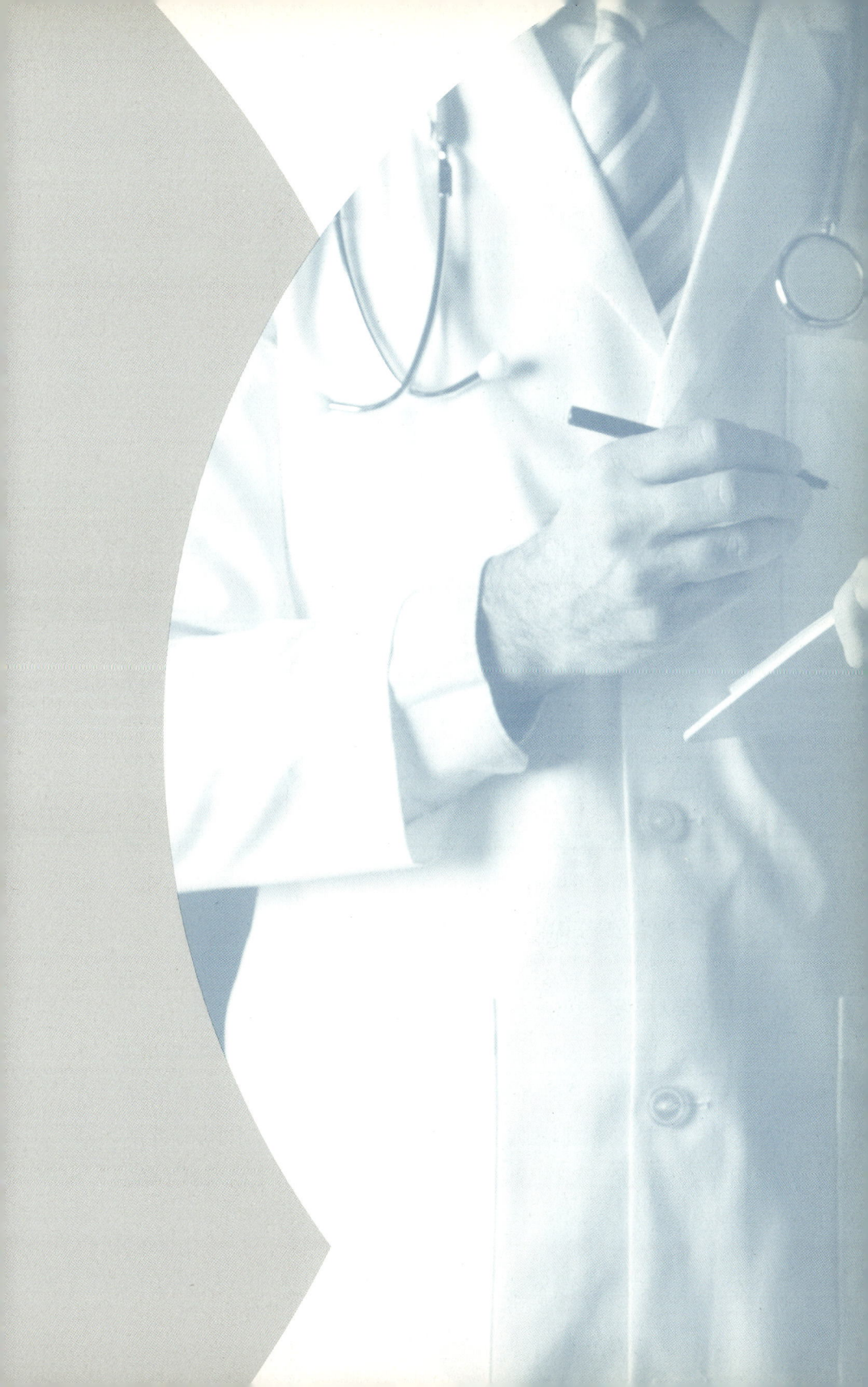

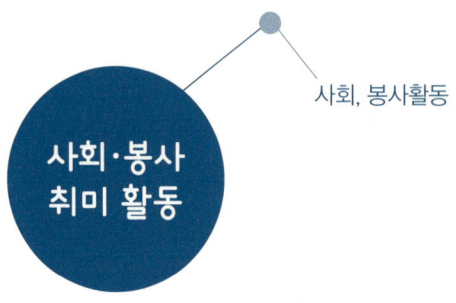

사회, 봉사활동

임상교수는 관련 전문학회에서 연구결과를 발표하고 심포지움 연자와 좌장으로도 참여 하며 특강도 하지만 제약회사 주관의 각종 행사에서 학술강의를 하며 일반인들을 대상으로 교양강의도 하고 각종 단체에서 연수강의도 하며 TV에도 출연하고 신문이나 잡지에 기고도 하며 어려운 사람들을 위해 무료검진에도 참여하는데 이 모든 것이 사회 봉사활동에 해당한다. 필자는 가장 활동적으로 일하던 시절에는 1년 (2003년)에 학생강의와 관련 전문학회 학술활동 이외에도 연수강의 30회, 교양강의 21회, 학술강의 16회, TV출연 8회, 라디오 출연 매주 1회, 신문기고 (동아일보 매주 1회, 중앙일보 특집)를 하였다.

사회, 봉사활동

의사란 직업은 봉사활동 하는데 다른 어느 직종보다 유리하다. 건강은 누구에게나 중요하므로 봉사대상이 많으며, 재정기여는 못하더라도 재능기부가 가능하기 때문에 본인의 건강이 허락하는 한 노년까지도 할 수 있다. 봉사활동은 종교단체나 로타리, 라이언즈 클럽과 같은 사회단체를 통해서도 할 수 있지만 필자는 한국전립선관리협회를 통해 2003년부터 매년 2-3회 전국 도서벽지 (고흥, 정선, 태안, 거제, 고창, 해남, 봉화, 고성, 보은, 영양, 양구, 울진, 신안, 거창, 곡성, 보령, 영월, 예산, 울릉도, 백령도 등)의 배뇨장애 남성 노인을 대상으로 전립선질환 홍보와 무료 진료봉사를 할 수 있었다. 바쁜 일정에 시간을 할애하여 주말 1박 2일 일정으로 어렵게 찾아가 500-1,000여명씩 진료하고 돌아왔다. 배뇨장애 환자는 부유층보다 빈곤층에서, 고학력보다 저학력 층에서 더 많이 발생하는 것도 알아낼 수 있었고 이 같은 현상을 "늙으면 누구나 그렇게 되는 것"으로 알고 있는, '전립선'이란 말도 들어보지 못한 분들에게 전립선을 알리고 간단한 약물복용으로 훨씬 좋은 삶을 살 수 있다는 사실을 알릴 수 있어 보람 있었다. 기회에 전국 도서벽지는 다 구경할 수 있었다. 가는 곳마다 산지 특산물도 먹어보았다. 일부러 그곳까지 구경하러 가지는 않았을 것이다. 우리나라에서 임상교수는 분명히 혜택 받은 계층이다. 건전한 사회는 혜택 받은 계층이 자신의 부나 재능을 사회에 환원하는 것에 인색하지 않다. 필자는 의사가 된 가장 큰 보람 중에 하나를 자신의 전문성을 살려 늦게까지 재능기부를 할 수 있는 것에 둔다.

 대한병원협회 50년사 편찬위원장의 임무를 부여 받고 "방대한 자료를 어떻게 정리해야 할 것인가!"하는 무거운 압박감에서 벗어날 수 없었다. 100년 이후의 회원들이 대한병원협회의 역사를 알아보기 위해 50년사를 찾았을 때를 생각했다. 먼저 병원협회 홍보실장이 원고를 만들어주면 용역회사에서 이를 편집하여 편찬위원에게 보내주었지만 중복되거나 순서가 뒤집어져 있는 것이 여기저기서 발견되었다. 용역회사는 대기업이나 타 학회의 역사를 편집해본 경험이 있는 전문업체로 경쟁입찰에서 선정되었는데 바쁜 의료원장이 그렇게 꼼꼼하게 읽어보고 지적하리라고는 예상치 못했던 것 같았다. 여러 번에 걸쳐 수정이 이루어졌고 마지막에는 협회사 커버까지 바꾸도록 하여 용역회사는 수익 면에서 별로 재미를 보지 못했을 것이다.

박정희 대통령이 경제개발을 위해 새마을 운동을 범국가적으로 전개할 때, 가족계획은 가족계획협회 (현, 인구보건복지협회)가 주축이 되어 국가사업의 일환으로 전개되었다. 초창기 가족계획협회의 주된 사업은 정관수술을 독려하여 출산율을 낮추는 것이었으나 경제상황이 좋아지면서 청소년의 성건강을 위해 초중등학교 교사를 상대로 한 성교육을 주관하게 되었으며 필자가 '남성 생식기의 해부와 생리'에 대한 강의를 요청 받아 10여년간 계속 하였다. 청소년을 위한 교육이니 자연히 포경수술이 선생님들의 최고 관심사 중 하나였다. 당시 우리나라 남학생의 90% 이상이 포경수술을 하였다.

필자가 비뇨기과 전공의 시절, 미국 비뇨기과교과서 (Smith's General Urology, 8판, Lange, 1975년)에는 "태어나서 바로 포경수술을 해주면 성인이 되어 음경암이 발생하는 일이 거의 없으므로 신생아에게 통상적으로 포경수술을 해주는 것이 좋을 듯하다"고 기록되어 있으며, 이 같은 기록은 1981년 발간된 10판까지 이어졌다. 이 같은 이론의 근거는 음경암의 발생율이 포경수술을 거의 하지 않는 인도인보다 포경수술을 출생시 종교의식 (할례)으로 모두 하는 유대인에서 월등히 낮다는 사실에서 비롯된 것이다.

그러나 1984년 11판부터는 "포경수술은 일부 국가에서 종교적 또는 문화적 이유로 통상적으로 시행되고 있지만, 음경을 깨끗이 씻고 양호한 위생상태를 유지할 수 있다면 통상적으로 할 필요가 없으며, 잦은 감염이나 포경으로 포피가 뒤로 제쳐지지 않아 포피 내부와 귀두를 씻어줄 수 없어 청결을 유지하지 못하거나 제쳐진 포피가 원래 상태로 돌아가지 않아 귀두와 포피가 붓는 감돈포경은 포경수술의 적응증이 된다"

고 내용이 바뀌었다. 이 같은 이론의 근거는 당시 포경수술률이 90%에 가까운 미국인과 수술률이 1% 밖에 되지 않는 스칸디나비아인을 비교하였던 바, 미국인에서 음경암 발생율이 더 높은 사실을 발견하고 포피가 귀두를 덮고 있는 것이 중요한 것이 아니고 포피내부와 귀두의 청결상태가 중요하다는 것을 알았다. 1996년 2월 미국암학회는 미국소아과학회에 보낸 공개 서한에서 "미국암학회는 통상적으로 하는 포경수술이 음경암과 자궁경부암을 예방하는데 효과적 조치로 생각하지 않는다"고 하였다. 1999년 3월 미국소아과학회 (American Academy of Pediatrics)는 '포경수술 정책선언문"을 발표하고 "의사는 부모가 포경수술이 필요한 경우에만 하는 선택적 (elective) 수술이라는 것을 이해하도록 도와줘야 한다"고 하였다.

포경 (Phimosis)의 정의는 귀두를 덮고 있는 포피가 뒤로 제쳐지지 않아 귀두를 노출시킬 수 없는 것이며, 포경수술은 포경을 환상설세술 (Circumcision)로 포피를 절제하여 귀두를 노출시켜 주는 것이다. 의학적 목적의 환상절제수술은 19세기 중엽 매독이 유행하던 영국에서 성욕을 감퇴시켜 성병을 예방할 수 있다는 생각에서 유행하기 시작하여 미국, 캐나다, 영국, 호주, 뉴질랜드 등 영어권 나라로 퍼지면서 미국의 경우 1980년대 초 신생아의 85-90%가 포경수술을 받았지만 그 이후 점차 줄어 들었다. 그러나 프랑스, 독일, 스칸디나비아, 러시아, 일본, 중국 등 비영어권 국가에서는 진짜 포경만 포경수술을 받으므로 포경수술률이 2%에 불과하다. 우리나라는 6.25 전쟁 당시 미군이 진주하여 미국 군의관이 포경수술을 전파하여 서서히 증가했으며 1990년대 중반에는 포경수술률이 남아 출생률의 2배나 될 정도로 폭발적으로 증가하였고 젊은 남성의 포경수술률이 약 90%로 세계 최고 수준이었다.

이 무렵 서울대 물리학과 김대식 교수와 중앙대 축산학과 방명걸 교수가 유학시절 외국인들은 대부분 포경수술을 하지 않았는데 한국 남성은 거의 모두 포경수술을 한 것을 이상하게 느껴 파고다 공원에서 포경수술을 한 사람이 얼마나 되며, 포경수술을 하게 된 배경을 설문조사하였으며 그 자료를 상의하러 필자를 방문하였고 그 결과가 영국비뇨기과학회지 (Brit Int 1999; 83 suppl 1: 28-33)에 소개되었다. 그런데 2000년 예상치도 않던 문제가 발생했다. UN 산하 NGO인 미국 포경수술정보교육센터가 세 사람에게 호주에서 개최되는 '국제성기보전 심포지움' (International Symposia on Genital Integrity)에서 인권상을 수여한다고 연락이 와서 김대식교수와 방명걸 교수가 참석하였으며 그 내용이 일간지 신문에 소개되었다. 기사에서 인권상을 소개하면서 "부모가 아이들 포경수술 시키는 것은 인권침해"라고 한 것이다. 비뇨기과 개원의사들로부터 "자신들이 인권침해 동조자이냐?", "교수가 연구나 하고 앉았지 무슨 짓하고 있나?"라면서 항의전화가 왔으며 개원한 필자의 제자들도 힘들어 했다. 학술발표에 근거한 학술적 견해가 본인의 의도와 전혀 다르게 마치 인권운동가처럼 이상한 방향으로 전개된 것이다. 엄청난 마음 고생을 하였다.

  2012년 미국소아과학회는 포경수술이 에이즈 바이러스감염, 성병, 요로감염, 음경암 등에 걸릴 가능성을 낮춰준다는 최근 연구결과에 근거하여 신생아 포경수술은 단점보다 장점이 많다고 발표하여 (American Academy of Pediatrics Task Force on Circumcision. Circumcision policy statement. Pediatrics. 2012 Sep;130(3):585-586) 13년 만에 그 의견을 바꿨다. 역학조사 결과는 환경의 변화에 따라 바뀔 수 있으며 누가, 어떤 목적과 대상으로, 어떻게 자료를 수집하고 통계처리 하는가에 따라 바뀔 수 있겠지만 적어도 학회차원에서의 공식적 입장발표는 그만큼 신빙성이 있을 것이다.

무의촌 파견근무
시골 의사로서 소중한 경험을 한 6개월

　1972년 (필자가 전공의 1년차 때)부터 정부에서 무의촌을 해소하기 위한 방편으로 전공의는 4년간의 전공수련 과정 중 6개월간 국가가 지정해준 무의촌에서 진료봉사를 하여야 전문의 시험을 치를 수 있도록 하는 강제 조항이 생겼다. 필자는 전공의 2년차에 9월부터 이듬해 2월까지 경북 예천군 유천면 보건지소로 파견되었다. 보건지소는 유천면 농협지소와 같은 건물의 한 모퉁이를 사용하고 있었는데 다섯 평 남짓되는 숙직실 하나에 15평 크기의 진료실이 있있다. 진료실에는 진찰대를 비롯하여 주사기, 혈압계, 핀셋 등 기본 의료기구만 구비되어 있었고 필요한 약품은 본인이 직접 구입하여 갖다 놓아야 했으며 진료비나 약값은 동네 사정에 맞게 알아서 받아야 했다. 물론 간호조무사도 없고 혼자 모든 일을 해결해야 했다. 하루 일과는 아침에 일어나 진료실 청소하고 아침밥 지어 먹은 다음, 일간 신문 보고 오전에 5명, 오후에 5명 정도의 환자를 보는 것이 고작이었고 주말이면 대구로 갔으며 월요일 아침에 복귀하였다.

　2년차 전공의는 아직도 병아리 의사인데다 특과인 비뇨기과를 전공하였으므로 환자의 대부분을 차지하는 감기, 설사, 복통, 관절통, 소화불량, 등 내과질환에 대해서는 잘 몰라 환자가 오면 두려웠다. 그러나 혼자서 진찰하고 약 지어주면서 정말 시골의사가 되었다는 것을 실감할 수 있었다. 부임하고 채 한 달도 되지 않았을 무렵이다. 아침을 해 먹고 신문을 보고 있는데 허리가 약간 휘어진 할머니 한 분이 속이 쓰리다고 찾아오셨다. 소화제와 제산제를 지어드리고 다시 신문을 보는데 커다란 글씨가 눈에 들어왔다. 환자가 약국에서 제산제를 사 먹고 죽었는데 제산제가 쥐약이라는 것이었다. 제산제는 칼슘탄산염인데 제약회사가 공정과정에서 실수로 쥐약인 바리움탄산염을 넣은 것이었다. 칼슘탄산염과 바리움탄산염은 색갈이 똑같으므로 육안적으로 구별할 수 없기에 이 같은 사고가 일어났던 것이다. 제약회사는 'A약품'이었다. 순간적으로 조금 전 필자가 처방해준 제산제는 어느 회사 제조품인지 궁금하여 약 진열장으로 가 확인하는 순간 숨이 멎는 것 같았다. 바로 'A약품'이 아닌가! 보고 또 보아도 틀림없는 'A약품'이었다. 다녀간 환자의 주소가 없어 어디에 사시는 분인지 알 수도 없고 가족들이 몰려올 것을 생각하니 하늘이 캄캄하였다. 어쩔 수 없어 200ml 떨어진 우체국으로 달려가 약을 구입한 대구의 약국으로 전화를 걸었더니 다행히 같은 'A약품' 약이지만 제조날짜가 다르며 그 동안 같은 약을 팔았는데 아무 일 없었다며 괜찮을 것이니 안심하라고 하였다. 두려움은 누그러졌지만 진료실로 돌아와 무료하게 있으니 불안한 마음이 진정되지 않아 바로 옆 농협 사무실로 갔다. 자초지종을 이야기하고 작은 스푼에 문제의 약을 떠 '내가 이 약을 먹을 터이니 이상반응이 나타나면 나를 즉시 읍내 병원으로 이송해달라'고 하고 삼켰다. 농협에는 아직 이른 시간인지 손님은 없었다. 3-4명 되는 직원이 모두 나를 쳐다보고 있었고 나도 그들을 응시하면서 무슨 반응이 나타나는지 초조하게 기다리고 있었다. 10분이 지나도록 아무 일이 없자 모두 안도하고 응급상황은 완전 해제되었다. 지금 생각하면 철 없고 무모한 짓이 아닐 수 없다.

하루는 저녁식사를 준비하기 위해 국을 데우려고 막 전기를 올렸는데 진료소 옆 골목길 건너 집 아저씨가 어머니가 배가 몹시 아프다며 왕진을 요청하여 진통제인 '부스코판' 주사약을 갖고 갔다. 방에 들어서니 컴컴한 방에 할머니가 끙끙 앓고 계셨다. 부스코판을 주사기에 뽑아 팔에 정맥주사 하였더니 금방 조용해졌다. 그리고 채 1분이 경과했을까? 할머니가 아무런 반응이 없자 아들이 할머니 얼굴을 좌우로 흔들며 '눈 떠보라'고 소리질렀지만 무반응이자 아들의 얼굴이 사색으로 변했다. 나는 순간적으로 팔목에 맥박이 뛰는지 짚어보았는데 희미하게 잡히는 것 같기도 하였으나 확신이 가지 않았다. 얼른 이불위로 양다리를 올려 놓고 청진기를 가지러 진료실로 뛰었다. 머리 속에 환자 가족들이 괭이와 낫을 들고 나를 죽이겠다고 들이닥치는 모습이 떠올랐다. 청진기를 갖고 가서 혈압을 재보니 혈압은 정상이어서 위기상황은 종료되었다. "휴~~"하고 안도의 한숨을 쉬면서 맥 빠진 채 진료실로 돌아오니 국 냄비는 새카맣게 타 있었다. '부스코판' 안내문을 읽어보니 주의사항에 '정맥 주사를 할 때는 천천히 주입해야 한다'고 적혀 있었다. 응급상황에서 아무 처치도 할 수 없는 형편에 '무식하면 겁도 없다'고 하듯이 생각 없이 주사하였다가 혼쭐난 것이다.

경북 북부지방의 겨울은 대구보다 보름 정도 일찍 찾아왔다. 11월 초순인데도 저녁이면 한기가 느껴졌다. 겨울채비를 위해 온돌방에 연탄불을 지펴봤더니 방 구석구석에서 연기가 새 나오지 않는가! 인턴시절 연탄가스 중독으로 응급실을 찾는 환자를 많이 보았던 터라 겁이 났다. 농협조합장에게 건의하였지만 나 몰라라 했다. 개성사람은 외지인에 대한 배척이 심하다고 소문났다. 경북의 개성으로 3천이 있는데 김천, 영천, 예천이라고 할 정도로 예천 사람의 외지인에 대한 거부감은 심했다. 예천에는 중국음식집이 여러 번 들어왔지만 모두 장사가 안되어 떠났다는 얘기도 들었다. 같은 건물의 농협 숙직실은 따뜻하고 보건지소의 의사는 겨울 내내 냉방에서 보내는 것을 알면서도 조합장을 비롯하여 어느 누구도 '추워서 어떻게 지내느냐?'고 물어보는 사람이 없었다. 간간이

조합장과 직원들이 진료소에 들러 공짜 약은 얻어 가면서….

　겨울을 날 생각을 하니 난감해졌다. 인턴과정만 수료하고 군입대하여 전방 부대에서 근무하던 동기생이 떠올랐다. 군에서 겨울 야전훈련 때 사용하는 슬리핑 백을 하나 구해 보내주도록 SOS를 보냈다. 엎친 데 덮친 격으로 그 해 겨울에 세계적인 유류파동이 일어나 시골에서는 웃돈을 주어도 기름을 살 수가 없어 주말마다 대구 갈 때 한 말씩 사 갖고 와야만 했다. 대구에서 점촌까지 버스를 타고 와 다시 버스를 갈아타고 유천까지 기름통을 날라야 했다. 다행히 동기생이 슬리핑 백을 보냈다. 예천의 겨울은 몹시도 추웠다. 대구에서 공수해온 기름으로 5일간 지탱해야 하므로 아침에 일어나 석유난로에 불을 지피면 저녁 식사 후 바로 꺼버리고 슬리핑 백 속으로 일찍 들어가 잠을 자야 했다. 아침에 일어나 보면 방 모서리는 냉기 때문에 깔아놓은 신문지가 물기로 흥건히 젖을 정도이었고 진료실에는 약을 포함한 모든 액체가 꽁꽁 얼어있었다. 눈도 많이 왔다. 예천군에서도 오지라는 오원면에 서울에서 무의촌 파견 온 전공의가 하루 놀다 가라고 하여 갔다가 폭설이 내려 버스가 끊기는 바람에 발이 묶여 다음 날 돌아온 적도 있다.

　그렇게 겨울이 가고 있던 어느 날 깊은 밤, 슬리핑 백 속에서 한창 잠들어 있는데 진료소 문을 두드리는 소리가 들려왔다. 나가기 귀찮아 그대로 있었는데 계속 두들겨 대 어쩔 수 없이 나갔더니 딸이 농약을 먹고 사경이라는 것이었다. 경황 없이 링거 주사약과 위 세척 준비물을 갖고 따라 나섰다. 아버지란 사람은 자전거를 타고 왔지만 집으로 갈 때는 함께 걸어갔다. 집이 어디냐고 물었더니 고개만 하나 넘으면 된다고 하였다. 마침 보름달이 훤히 비치고 있어 시골 산길도 눈에 들어 왔다. 옷을 단단히 입고 출발하였지만 겨울 밤 찬 공기는 살을 에이듯이 차가웠다. 그런데 고개를 하나 넘었는데도 마을이 보이지 않았다. 그때서야 아버지는 고개를 하나 더 넘어야 한다고 했다. 어쩔 수 없는 노릇이었다. 그렇게 고개를 넘으니 초가집이 5-6채 되는 조그만 마을이 나타났고 방으로 들어서니 발바닥에 방바닥의 모래가 밟혀지는 것을 느낄 수 있을 정도로 척박한 환경이었다. 컴컴한 한쪽 방구석에서 신음 소리가 들렸는데 어둠에 동공이 적응을 하지 못해 사람이 보이지 않았다. 서서히 사람의 모습이 보이기 시작했다. 농약을 먹은지 상당 시간 지났기 때문에 위 세척은 소용 없다고 생각하고 정맥주사를 하였다. 30분가량 지켜 본 후 생명에는 지장 없을 것이란 판단이 서서 떠나려 하자 아버지께서 고맙지만 돈이 없어 사례를 할 수 없다며 막걸리 한잔에 김치를 갖고 왔다. 막걸리 한잔에 훈훈한 정과 보람을 느꼈다. 돌아오는 길에는 추위도 한결 가벼워진 것 같았다. 아마도 새벽 1시경에 진료소를 출발하였다고 생각하는데 왔던 길을 되돌아 가니 벌써 새벽 동이 트고 있었다. 놀라운 것은 어젯밤 걸었던 길 옆에 커다란 공동묘지가 있있는데 모르고 앞만 보고 따라갔던 것이다. 지금까지 전문의사로 살아왔지만 힘든 6개월의 무의촌 생활이 의사로서 본래의 역할이 무엇인지를 체험할 수 있게 해준 내 인생에 소중한 기간이었다.

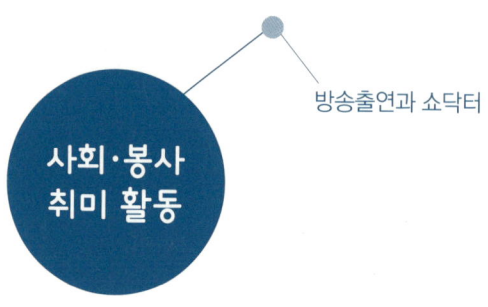

사회·봉사 취미 활동

방송출연과 쇼닥터

　먹고 살기 힘든 시절에는 '입에 풀칠만 해도 다행'이었으므로 '건강증진'이나 '힐링'이라는 생각은 엄두도 내지 못하였으며 TV나 라디오 방송국에서도 건강프로그램이 한두 개 있었지만 내용이 교과서적이고 딱딱하며 어려워 별로 인기가 없었다. 때문에 필자는 건강프로그램은 결코 인기 프로그램이 될 수 없다고 생각하였다. 그런데 일대 변혁을 가져온 사건이 일어났다. 경제개발이 진행되면서 건강에 대한 국민들의 관심이 증가하는 무렵 미국에서 온 이상구박사가 출연하여 '이상구 신드롬'을 만들 정도로 전국적으로 인기가 대단하였다. 전국 어디를 가도 "이상구 박사가 그러던데…"라는 말을 들을 수 있을 정도였다. '이상구 신드롬'을 보면서 필자는 건강프로그램도 인기프로그램이 될 수 있다는 새로운 사실을 알았고 그 비결은 일반인들이 알아들을 수 있도록 쉽고 재미있게 하는 것이라는 사실을 깨달았다. 이전까지 건강프로그램이라면 도맡아 놓고 출연하던 교수가 TV에서 "이상구 박사는 진짜박사가 아니다"고 하는 것을 보면서 자기반성을 하지 못하는 것 같아 안타깝게 보였다. '초등학생이면 알아들을 수 있는 수준의 설명'이면 족한데 진짜박사가 왜 필요한가?

KBS TV '비타민' 프로그램이 방영된 지 얼마 되지 않아 출연 요청을 받았다. '비타민'은 교양 프로그램이 아니고 오락 프로그램으로 편성되어 있었다. 그러므로 교수들이 출연을 꺼려하고 있었다. 필자는 중앙대병원이 신축 개원되었을 무렵이므로 홍보를 위해 응했다. 성의학에 대한 얘기를 해야 하는데 재미는 있으면서 유익한 의학상식을 전달하는 것이 여간 힘들지 않았다. 너무 재미있게 하면 선을 넘을 수 있기에 주의해야 하고 너무 교과서적으로 얘기하면 시청률이 떨어지기 때문이다. 얘기를 하는 동안 끊임없이 머리를 굴리면서 줄을 타듯이 곡예를 해야 했다. 사회자가 시나리오에도 없는 것을 물으면 재미는 더 돋울 수 있겠지만 필자는 곡예를 해야 하니 정말 힘들었다. 초등학교 4학년이면 알아들을 수 있는 수준에 맞추어 너무나 상식적인 얘기를 하였다고 생각하였는데 담당 PD는 "너무 유익하고 재미있었다"고 하였다. 시청률도 올라갔고 '비타민' 최다 출연자가 되었고 '비타민 의사'라는 별명도 붙었다. 이후부터 '비타민' 프로그램에 출연을 원하는 교수들도 많아졌다. 방송국 PD는 박식하고 실력 있는 교수나 박사보다 시청률을 높여주는 출연자를 더 선호한다. 시청률이 좋으면 또 부르기 마련이다. 필자는 KBS TV '아침마당', '무엇이든 물어보세요', '생로병사', '명의특강', '인간대학', '건강 365일', '병원 24시', '행복충전 100세인', '생생 건강테크' 등을 비롯하여 MBC TV '건강백세', '명의가 추천하는 건강한 밥상', '굿모닝 닥터', 'TV 메디칼센터', SBS TV '백세건강스페셜', '토요클리닉', '그것이 알고 싶다', EBS TV '명의', '우리집 주치의', '명의 건강학', '알고 싶은 성, 아름다운 성', '아이의 사생활', YTN TV '토마토' 등에 출연하였다. 한참 TV 출연을 많이 하던 무렵, 모 병원 원장님을 만났더니 "아침에 TV에서 필자를 보았는데 점심시간 지방출장 가는 열차의 TV에서도 보았고 저녁에 귀가하여 TV에서 또 보았다"고 하였다. 과거 의학계에서는 대학교수가 TV에 자주 출연하면 연구는 소홀히 하고 쇼맨십에나 관심이 많은 '딴따라'로 비하하는 풍조가 있었다. 그러므로 필자는 이같은 얘기를 차단하기 위해서 연구활동에 배가의 노력을 하였다.

라디오 방송은 10번 해야 TV 한번 출연보다 홍보효과가 못하다는 얘기가 있다. 그러나 라디오 출연은 분장이 필요 없고 자유로운 분위기에서 편안하게 진행할 수 있는 나름의 매력이 있다. 필자는 매일 아침 출근시간에 맞추어 6개월간 SBS 라디오 건강프로그램을 방송하였고 MBC 라디오 방송의 건강프로그램도 매주 1회 이른 아침에 10여 년 방송하였다. 새벽에 라디오방송을 듣는 사람은 택시기사, 주부, 시장상인, 운동하는 사람들이 주류를 이룬다. 한번은 젊은 부부의 사랑과 갈등을 주제로 방송을 보냈다. 흥미를 돋우기 위해 실례를 들어가면서 얘기 했는데 화제의 주인공이 왜 자기 얘기를 했느냐고 항의전화를 하였다. 물론 나이와 직업을 바꾸고 상황도 약간 바꾸어 얘기하므로 일반인이 방송을 듣고 누구인지 알아차리는 것은 불가능한 일이었다. 그러나 당사자는 자기 사정과 같은 얘기를 하고 필자를 찾아온 적이 있으므로 항의하였던 것이다. 그렇게 이른 시간에 젊은 사람이 방송을 들을 줄이야 생각도 못하였기에 매우 당혹스러웠고 더욱 조심해야 하겠다는 생각이 들었다. TV에 자주 출연하면 알아보는 사람이 많아 불편할 때가 한두 번이 아닌데 라디오는 이런 점에서 편하다. 한번은 저녁회식 후 늦은 시간에 귀가를 위해 택시를 타고 뒷좌석에서 행선지를 알렸는데 기사가 "어디서 많이 들어본 목소리 같다"고 하더니 금방 "아! 김세철 교수 아니냐?"고 물었다. 어두워 얼굴을 알아볼 수도 없었겠지만 뒤도 돌아보지 않고 목소리만 듣고 알아보아 깜짝 놀랐다.

일간지 칼럼도 썼다. 서울신문사 스포츠서울에 '섹스의 사회학, 고대 중국의 남과 여'란 제하로 주1회 2년간 연재하였고, 한국일보사 '일간스포츠'에 '아름다운 성, 행복한 성'이란 남성의학 칼럼을 매주 1회 2년 6개월간 연재하였으며, 동아일보에 '성 보고서'를 매주 1회 6개월 연재하였고, 최근에는 조선일보 (프리미엄 조선)에 "남성의학자 김세철의 성(性)스러운 이야기"를 매주 1회, 2년간 연재하였다. TV나 라디오 출연, 신문 칼럼기고는 시나리오나 원고준비를 위해 허비해야 하는 시간이 많으므로 연구생활에 많은 지장을 주지만 방송이나 칼럼이 나간 후 방송국이나 신문사는 물론 시청자나 독자로부터 좋은 반응이 돌아오면 대국민 건강홍보를 위해 봉사하였다는 자긍심도 생긴다.

경제수준이 높아지고 평균수명이 증가하면서 건강에 대한 관심이 폭발적으로 증가하여 이제는 각종 TV나 라디오 방송국에서 경쟁적으로 건강정보를 소개하고 있다. 특히 TV의 건강프로그램은 일반인에게 건강정보를 쉽고 재미있게 전달하므로 비교적 인기가 높다. 공영방송에서 내보내는 건강프로그램은 그 만큼 신뢰도가 높으므로 출연자는 더욱 유명세를 타게 된다. KBS TV '비타민' 프로그램에서 무엇이 몸에 좋다고 하면 다음 날 시장에서 동이나 버릴 정도였다. 그러나 최근 종합편성체널과 케이블 TV가 우후죽순처럼 생겨나 경쟁적으로 건강프로그램을 방영하고 있는데 출연자들이 인기위주이거나 과장된 내용을 내보냄으로써 정보 전달에 문제점과 부작용이 우려되고 있다. 매일 수년간 먹어야 효과를 기대할 수 있는 것을 마치 몇 번만 먹으면 효과를 볼 수 있는 것처럼 얘기하여 시청자들을 현혹시킨다. 출연 의사들이 시청률을 높이기 위한 방송국의 편성에 맞추어 얘기할 수 밖에 없는 경우도 있겠지만 자기가 직접 만든 제품을 방송을 통해 홍보하고 판매하기도 한 모 의사가 '쇼닥터'로 지목되어 "의사의 품위를 훼손했다"며 의사회가 회원권리 정지 2년 및 위반금 2,000만원을 부과하여 자체정화에 나서는 일도 있었다. 가끔 다단계회사로부터 건강식품을 판촉 하기 위한 세미나의 연사로 초청받을 때가 있다. 턱없이 많은 강사료로 유혹한다.

방송은 파급효과가 크기 때문에 과학적으로 검증되지 않은 주장을 얘기하면 안 된다. '쇼닥터'를 둘러싼 문제는 2014년 가수 신해철이 '쇼닥터'에게 수술을 받은 후 사망하면서 크게 불거졌다. 방송국은 "방송 생리상 실제 전문가보다는 전문가를 자처하는 입담 좋은 이들을 선호하는 경향이 있다". 그러므로 관계자들은 "전문가 출연자를 선정할 때 보다 명확한 검증과 관리 감독이 필요하다"고 말한다.

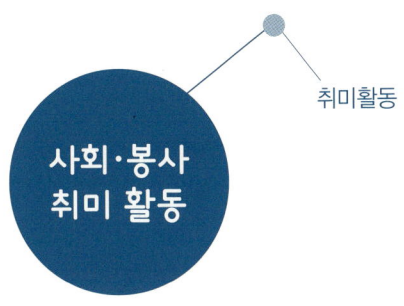

사회·봉사
취미 활동

취미활동

   의사는 사람의 생명을 다루는 직업이므로 혹독하고 긴 교육수련을 받아야 하며 환자진료에 긴장을 풀 수 없으므로 스트레스가 일상화 되어 있다. 더욱이 종합병원 의사들은 응급환자, 중환자, 수술환자, 야간당직, 등으로 심신이 지치며 개원의사들은 하루 종일 좁은 공간에서 벗어나지 못하므로 정서적 휴식과 체력관리가 필요하다. 의사의 정서적 휴식과 안정은 본인의 건강은 물론 환자진료에도 매우 중요하다. 때문에 취미생활을 하고 스포츠를 즐기는 의사들이 의외로 많고 프로 경지에 있는 의사도 적지 않다.

   바이올린은 필자의 인생진로를 바꾸고 힘들 때 위로가 되어 준 중요한 사연이 있다. 아버님께서 의대진학을 권유하였지만 고3 졸업할 때까지 거부하였던 필자의 마음을 돌려놓은 것이 바이올린이고 의과대학에 입학하고 비뇨기과를 전공하면서 마음을 붙이지 못하고 방황하던 시절 위로가 되어 준 것이 바이올린이다.

   초등학생시절 어느 여름날 저녁식사를 하고 시원한 바람을 맞으러 대문 앞 길 섶에 걸터앉아 있었다. 이때 우리 집 건너 대로변 라디오방 (라디오를 팔기보다 수리하는 집이라고 보아야 함)이 가게 앞에 설치해둔 대형 스피커에서 감미로운 음악이 흘러나오는데 너무나 선율이 가슴 깊이 와 닿아 저절로 눈물이 나왔다. 어떤 악기가 저렇게 아름다운 선율을 만들어내는지 궁금하였다. 그리고 수년 후 어느 날 저녁 어머니가 공회당에서 음악회가 있다며 필자를 데려가셨다. 깜짝 놀란 일이 일어났다. 몇 년 전 그렇게도 감미로웠던 선율이 지금 실연되고 있는데 그 악기가 바이올린이라고 하였고 처음 들어보는 이름이었다.

  필자가 아는 한 아버님은 클래식 음악에는 관심이 없는 분이었다. 그런데 선물 받은 것인지는 몰라도 안방에 레코드판이 몇 장 있어 클라식 음악을 들을 수 있었고 자연히 여러 악기의 소리를 들을 수 있었으며 바이올린보다 굵고 묵직하며 안정적인 소리를 내는 첼로의 소리가 훨씬 마음에 들었다. 그 때부터 첼로를 사 달라고 졸랐지만 아버님은 기타를 배우라고 하셨다. 아무리 졸라도 통하질 않았다. 돈이 들기 때문이다. 그러나 필자가 워낙 강력하고 줄기차게 졸라대니 첼로는 구할 수 없다며 일제 스즈키 바이올린 중고를 갖다 주셨다. 아마도 당시 학교에 악대반이 있었는데 아버님이 교감선생으로 재직하고 계셨으니 악기를 공급하는 악기사로부터 기부 받은 것으로 생각된다. 중고 바이올린이었지만 너무나 좋은 선물이었고 대학입학 때까지 케이스도 없는 악기를 종이상자에 넣어 애지중지 갖고 다니면서 열심히 배웠다. 아침에 일어나서 등교할 때까지의 시간을 이용하여 연습하고 저녁이면 공부하는 시간 중간 중간에 짬을 내어 연습했다. 너무 재미있고 좋아서 놀러 다니는 일이 없었다. 필자는 일이든 취미생활이든 한번 좋아서 시작하면 우직하게 끝이 보일 때까지 지속하는 근성이 있는데 이 같은 근성은 이때부터 있었던가 보다.

의대에 진학해서도 꾸준히 연습하였으며 방학에는 아침에 일어나면 바로 연습을 시작하였고 아침밥 먹은 후에는 점심시간까지, 점심식사 후에는 저녁 먹을 때까지 연습하였다. 저녁 먹고 레슨 받으러 가는 날이면 하루 종일 바이올린과 함께 하였다. 대학시절에는 당시 대구시립교향악단 악장이셨던 전희봉선생님으로부터 바이올린 교칙본 '카이저'(Kayser), '돈트'(Dont)를 거쳐 최고 수준인 '크로이쩌'(Kreutzer) 1권까지 사사 받았다. 필자가 레슨 가서 '돈트' 교칙본을 연주하고 있으면 서울음대 바이올린전공 학생이 방학이라고 내려와 선생님께 사사를 받고 있었는데 선생님께서 음대학생들은 졸업할 때까지 '카이저'로 끝난다고 하시면서 필자가 음대학생보다 더 잘한다고 칭찬해주셨다.

대구 여름날씨는 매우 덥고 습하여 여름 나기가 여간 힘들지 않다. 하루는 아침밥을 먹고 소음이 세어 나가지 않게 창문을 잠근 다음 팬티만 입고 바이올린 연습을 시작하였다. '흐리마리'란 바이올린 음계연습집이 있는데 음계를 여러 방법으로 바꾸어가면서 그리고 활의 기법을 바꾸어가면서 음정과 활 연습을 지겹도록 되풀이하는 것으로서 본인은 재미 있을 줄 모르지만 주변 사람이 들으면 괴로울 것이므로 민원을 염려하여 소리를 가능한 작게 내도록 바이올린에 약음기를 끼우고 창문까지 꼭 닫아야 했다. 자연히 땀이 줄줄 흐를 수 밖에 없었지만 에어컨은 없던 시절이고 선풍기도 필자에게까지 올 형편이 아니었다. 기껏해야 세수대야에 찬물을 넣고 발을 담그는 것이 최고의 피서였다. 연습에 몰두하여 얼마나 시간이 흘렀을까? 어깨가 뻐근하여 좀 쉬어야 하겠다고 연습을 멈추는 순간 깜짝 놀랐다. 언제부터인지 소나기 빗줄기가 유리창문을 요란하게 내리 치고 있었는데 바이올린에 열중하여 몰랐던 것이다. 그 때 희열은 아직도 잊지 못한다.

비뇨기과 전공의 3년차 봄에는 의대 개교기념행사로 해마다 개최하는 의대 오케스트라에 바이올린 독주를 요청 받았다. 비뇨기과 공부에 전념하고자 바이올린을 그만두기로 작심하여 2년 가까이 손을 떼고 있었는데 요청을 받고 나니 오케스트라와 함께 바이올린협주곡을 연주하고 싶은 욕심이 생겼다. 제안을 수락하고 모짜르트 바이올린협주곡 3번을 선택하여 열심히 연습하였다. 약 3개월 의대 오케스트라 단원과 함께 일과시간 후에 학교 구내식당에서 만나 연습하였고 대구시민회관에서 공연을 가졌는데 이것이 대중 앞에서 연주한 마지막 기회였다. 바이올린 레슨은 더 이상 없었지만 간간이 생각이 나면 바이올린을 잡곤 했는데 중앙대에 입사하면서 연구에 전념하고자 완전히 손을 떼게 되었다.

필자는 취미로 하려면 바이올린은 하지 말라고 권한다. 바이올린은 기타나 피아노와 달리 자신이 음정을 만들어 내야 한다. 손가락의 위치가 조금만 달라도 제 음정을 낼 수 없다. 그러므로 오랜만에 생각이 나서 악기를 잡으면 음정이 틀려 듣기가 불편해지고 자신의 소리가 싫어진다. 또 소리가 단조로워 성악처럼 반주가 있어야 화음이 이루어지므로 혼자서는 즐길 수 있지만 남에게 들려주기 불편하며 여흥이 있을 때 기타나 피아노처럼 반주를 하면서 흥을 돋구며 참가자와 함께 즐길 수 없기 때문이다.

필자의 오랜 친구인 유재성 회장 (태창철강, 신라철강)은 예술사진 촬영에 탁월한 실력이 있어 웬만한 사진작가보다 뛰어났으며 대구국군통합병원 군의관시절, 유회장을 따라 설악산, 강릉 경포대, 전남 법성포, 낙동강 하구 등지로 촬영을 따라 다니면서 '서당개 3년에 풍월을 읊는다'는 말이 있듯이 필자도 사진에 상당한 재미가 생겨 아예 3개월 과정의 사진학원에 다니면서 촬영에서부터 현상, 인화에 이르기까지 전문적인 기술을 배우기도 하였다.

1980년 봄 대한의사협회에서 미국의사이민 100주년을 기념하여 미술대전 공모가 발표되었다. 중앙대에 입사한 지 채 2개월도 되지 않아 주임교수께 어렵게 사정 이야기를 하고 3일 휴가를 부탁 드렸더니 의외로 흔쾌히 허락해 주셨다. 바로 유재성 회장에게 연락하여 거제도에서 만났고 새벽에 일어나 포구에 정박해 있는 어선들과 바다 갈매기를 배경으로 촬영을 하였다. 이 때 찍은 흑백사진으로 의사협회 미전에서 대상을 받았다. 거제도에서 새벽 촬영이 끝난 후 통통배를 타고 2시간 남쪽으로 내려가면 갈매기가 많다고 하여 불려진 鴻島가 있다. 무인도로 등대만 있는데 갈매기가 얼마나 많은지 새벽과 저녁이면 천국에 온 것으로 착각할 정도로 무아지경이 된다. 숨 쉴 겨를 없이 바다와 갈매기를 배경으로 셔터를 눌러대면서 수백 장의 사진을 찍었는데 이 중 한 장은 의사협회 미전에서 입상하였고, 또 다른 한 장은 사진작가협회 서울지부 미전에 입상하여 서울시 종로구 관훈동 전시관에 진시되었디. 의사협회 수상작들은 서울 소공동 롯데호텔에서 전시되었다. 서양화, 동양화, 조각, 사진, 서예 등 모든 미술장르가 포함되었는데 필자는 최우수 1인에게 수여되는 대상에 뽑혀 圖錄 표지에 소개되었고 MBC TV 인터뷰까지 하였다. 사진촬영은 단순히 예술활동 만이 아니라 여러 대의 카메라와 부속품들로 채워진 무거운 가방을 울러 메고 산을 오르내리고 걸어야 하므로 좋은 운동이라고 생각하는데 연구생활을 위하여 바로 접어 버렸다. 아껴 모은 돈을 투자하여 비싸게 샀던 카메라들은 창고 속에 두고 한번도 끄집어내 본 적이 없으니 아마도 곰팡이가 생겼을 것이다. 정년을 하면 바이올린이나 카메라를 다시 찾을 것이라고 생각했지만 정년 7년째인데도 아직 못 찾고 있다.

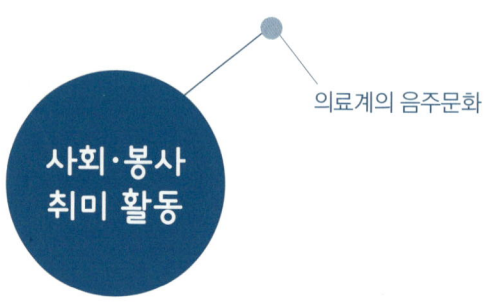

사회·봉사 취미 활동

의료계의 음주문화

　우리나라에서는 남자들이 어느 직장, 직업에 종사하더라도 술이 인간 관계에 상당한 영향을 미치는 것을 부인할 수 없다고 생각한다. 우리나라 음주문화는 윗분이 아래 사람에게 술을 권하면 마음을 터는 것으로 생각하고 아래 사람이 위 분에게 술을 올리는 것을 예의로 생각한다. 문제는 사람마다 주량이 다른데 있다. 다른 사람은 대취하여 몸을 가누지 못하는데 혼자 꼿꼿하면 '쎈' 남자로 여긴다. 그러므로 '술이 약한 남자'는 어려움과 불이익을 겪는 경우가 있었다. 체력이 강하다고 술이 센 것은 아니다. 유전적으로 간에서 알코올을 분해하는 효소가 많을 따름이다. 그런데도 술이 강한 남자들은 은연 중에 술로 리더십을 보여주려 한다. '팀의 결속과 일사불란함'을 명분으로 강제로 술잔을 돌리면서 부하 직원들에게 술을 먹이지만 술이 약한 직원에게는 힘들고 상사가 야속하고 피했으면 하는 심정이다. 술은 서먹한 분위기를 부드럽게 하고 대화를 편하게 할 수 있도록 하며 서로 허점을 보여 줌으로써 접근을 편하게 하고 결속을 강화할 수 있다. 그러나 술을 마시더라도 선후배는 물론 막

역한 친구나 형제라도 최소한의 예의범절은 지켜야 한다고 생각한다. 술이 취해 상사나 동료에게 무례한 언행을 하여 피해를 보는 경우도 있고 형제끼리 사생결단 싸우는 패륜을 보는 경우도 있다.

   제복을 입는 직장에서는 상관이 시키는 대로 술을 마셔야 하는 문화가 있었다. 제복은 입지 않았지만 의료계도 사제정신과 선후배규율이 엄격하여 군이나 검찰 못지않게 반 강제성 술 문화가 만연하던 시절이 있었다. 입사한지 2개월이 지났을 무렵으로 기억한다. 뜬금없이 주임교수님께서 필자보다 4년 연배인 소아과 D교수와 술 한잔하라고 하셨다. 아직 D교수와는 개인적으로 통인사도 하지 않았고 전혀 모르는 사이였다. 그렇다고 교수님께서 D교수에게 전화라도 해주시는 것도 아니었다. 필자가 알아서 해결해야 하였다. 난감하였지만 교수님 지시를 거역하는 것은 상상도 할 수 없는 일이었다. D교수를 찾아 가 "김기수 교수님께서 교수님과 술 한잔하라고 하셔서 찾아왔다"고 하였더니 빅징대소 하시면서 흔쾌히 받아주셨고 즐거운 저녁 시간을 가졌다. 한 달이 지나 이번에는 마취과 E교수와 술 한잔 하라고 하셨다. E교수는 필자보다 7년 연배로 수술실에서 만나 교류가 있었기에 훨씬 가벼운 마음으로 접근할 수 있었다. E교수님은 성격이 꼿꼿하고 강직하며 원칙주의자였는데 김기수 교수님이 특별히 아끼고 좋아하셨다. 역시 즐거운 저녁시간을 보냈다. 필자가 주임교수가 되고서 깨달았지만 김기수 교수님은 필자를 위해서 의도적으로 이 같은 기회를 만들도록 한 것이었다.

   김기수 교수님은 애주가였는데 주로 양주나 고양주와 같은 독주를 드셨다. 정년 퇴임하시고 고양시 원당에 조그만 클리닉을 개원하셨다. 토요일 점심시간에 찾아 뵙고 벽제 갈비집에서 점심을 먹게 되었다. 갈비와 소주를 주문하셨다. 교수님이 소주를 마시는 것은 본 적이 없어 의아하게 생각하는데 "김박사, 앞으로 '조니 워커'는 마시지 말라. 웬만큼 마셔도 술이 취하지 않는데 아무래도 가짜가 많은 것 같으니 차라리 소주 마셔라"고 하셨다. 일부러 기 죽이려고 하신 말씀은 아닌 것 같은데 아무튼 기가 죽을 수 밖에 없었다.

  중앙대에 입사하여 처음에는 필자가 대수술을 할 때면 김기수교수님께서 항상 참관하셔서 지도하셨다. 아침 9시에 방광암 수술 (근치적 방광절제술)이 시작되면 교수님께서 뒤에서 이래저래 지시를 하셨다. 손놀림이 당신께서 바라시는 대로 움직이지 않으면 불호령이 떨어졌다. 집도의인 필자의 손은 그야말로 로봇과 다를 바 없었다. 그러기를 30분 지나면 마취과 E교수님께서 필자가 편하게 수술하도록 교수님을 수술실 모서리 의자로 모시고 가서 함께 담소를 나누셨다. 오후 3시경 수술을 끝내고 기다리고 있던 외래 환자를 다 보고 나면 지쳐서 의자에 힘없이 앉아 있는데 교수님께서 수고 했다며 저녁이나 먹자고 하셨다. 저녁 약속 있느냐고 물었지만 교수님께는 있어도 있다고 말할 수 없는 압도 당하는 경외감이 있었다. 그것이 리더로서의 카리스마가 아니었던가 싶다. 병원 바로 옆에 있는 중국집으로 갔다. 요리 두 가지와 백주 3병을 시키셨다. 백주는 알코올 도수가 소주와 고량주 중간 정도였는데 3병을 주전자에 넣어 데워 오라고 하셨다. 백주는 처음으로 마셔보는 술이었다. 독주를 데워 마시는 것도 처음 경험하는 것이었다. 데운 백주가 주전자에 담겨 왔다. 교수님께서 맥주 잔에 백주를 3/4 정도 채우시고 수고 했다며 많이 먹으라고 하셨다. 술잔을 조심스럽게 입에 가져 가는 순간 갑자기 숨이 콱 막혀졌다. 눈에 보이지 않지만 데운 백주의 독한 김이 올라와 코를 자극한 것이다. 술을 입에 가져가서 마실 때까지 숨을 참아야 하는 요령을 금방 터득하였다. 교수님은 평상시에는 무서웠지만 약주를 자시면 삶에 유익한 이야기를 많이 들려주셨고 이럴 때는 자상한 할아버지 같았다. 얘기를 재미있게 듣는 동안 어느새 교수님 잔이 필자의 잔보다 많이 비워진 것을 보고 깜짝 놀라 단숨에 들이키기를 반복하니 천정이 파도가 치듯이 구겨져 보이기 시작했다. 점심 굶고 피로한데 독주를 마시니 금방 취기가 올라왔을 것이다. 정신을 차리려고 어금니를 꽉 물었다. 주전자를 비울 때가 되니 필자는 만취 상태인데 교수님은 흐트러지지 않았다. 소위 '쎈 남자'이었다. 함께 술을 마신 다음 날에는 평소보다 더 일찍 출근하여 회진하자고 하셨다. 믿고 맡길 수 있는 '놈'인지 계속 테스트하는 것 같았다. '하늘이 노랗다'는 얘기가 있다. 과 회식으로 만취가 되어 인사불성으로 귀가하고 이튿날 아침 일찍 택시를 타고 출근하는데 어지러워 뒷좌석 손잡이를 잡고 차창을 열고 심호흡을 하면서 아침 하늘을 쳐다보니 하늘이 정말로 노랗게 보였다.

필자가 퇴계로 중앙대필동병원에 근무하던 조교수 시절, 평일 저녁 6시부터 밤 11시까지 야간병원장 당직제도가 있었다. 오후 5시경 11월 전체 임상교수회의를 마치고 야간병원장 당직이라 병원 인근 식당에서 저녁을 먹고 있는데 병원에서 호출전화가 왔다. 병원장께서 입원하고 계시는데 야간병원장을 찾는다는 것이었다. 불과 몇 시간 전에 교수회의를 주재하셨는데 입원이라니! 야간병원장이라는 사람이 그것도 모르고 있었으니 당혹스럽고 놀라지 않을 수 없었다. 서둘러 병원으로 복귀하여 병실로 찾았더니 병원장께서 경추디스크로 턱 아래에 경추견인장치를 걸고 침대에 반드시 누워 계셨다. 외관상 중환자로 보였다. 야간당직병원장이 진짜 병원장께서 입원하고 계시는 것도 몰라 대단히 죄송하다고 하였더니 "그래서 찾은 것이 아니고 누워 있으니 너무 무료하여 당직이 누군지 알아봤더니 김교수여서 찾았다"며 나가서 술 한잔 하자고 하셨다. 입원환자가 술을 마시다니! 놀란 눈으로 보고 있으니 괜찮다며 경추견인장치를 손수 제거하고 환자복에 코트를 걸치면서 간호사 몰래 나가자고 하셨다. 병원 길 건너 자주 찾는 자그만 카페로 가서 양주

잔을 기울이며 시간 흐르는 줄 모르고 얘기가 이어졌다. 잠깐 사이 11시가 되어 "당직시간이 끝났으니 마음 편하게 마시겠다"고 하였더니 흔쾌히 받아주셨다. 당시에는 12시 자정이 되면 통행금지였으므로 더 마시려면 호텔 나이트클럽을 찾을 수 밖에 없었다. 하이야트호텔로 옮겼다. 병원장님 차림은 환자복에 코트를 걸친 그대로였다. 그렇게 통행금지가 풀리는 4시까지 놀고 병원으로 복귀하였으며 병원장님은 다시 경추 견인장치를 걸고 아무 일 없었다는듯이 누워계셨다. 박수성 병원장님이다. 병원장님은 풍류를 아시는 분이다. 늘상 "임상교수란 사람들 멋대가리가 없으면 맛대가리라도 있어야 하는데 멋대가리도 맛대가리도 없다"고 하셨다. 의대 입학하여 6년간의 일방적 주입식 교육을 받고 이어 5년간의 상명하달식 수련과정을 받고나면, 입학 당시의 자유롭고 발랄함은 온데간데 없어져버리며 시야가 좁고 유연성과 사회성이 떨어진 전문인이 되어버리기 십상이다. 1989년에 제작된 '죽은 시인의 사회'(피터 위어 감독 연출)에 "의학, 법률, 경제, 기술은 삶을 유지하는데 필요하지만 시와 미, 낭만과 사랑은 삶의 목적이다"라는 명대사가 있다. 박수성 병원장님은 낭만과 사랑이 가득한 분이었다.

직장에서의 술 얘기 하라면 빠뜨릴 수 없는 두 酒神이 계신다. 입사하고 1년이 지난 5월경으로 기억한다. 동물실험이 늦게 끝나 서둘러 교수 회식장소로 갔다. 방으로 들어서니 이미 소주잔이 오가고 있었는데 방 입구에 빈자리가 보여 얼른 앉았더니 바로 앞에 앉아 계시던 신체 건장한 교수님이 소주잔을 채워 주셨다. 그리고 이상한 분위기가 감지되었다. 옆자리에 앉은 동료교수가 필자가 앉은 자리가 왜 비워 있었는지 알고 앉았냐고 물으면서 "오늘 너 죽었다"고 하였다. 최덕영 교수님으로 독일 장기 연수하고 돌아오셔서 병원에서 인사는 하였지만 술자리에서는 첫 대면이었다. 술 강하기로 소문이 자자하였다. 무식하면 무서운 것이 없다고 하듯이 모두 피해 앉았는데 모르고 호랑이 앞에 앉았던 것이다. 서로 소주잔을 건네면서 그날은 별 탈 없이 2차까지 자연스럽게 끝났다. 최 교수님은 필자를 '제법 물잔깨나 먹는 것 같다'고 생각하셨을 것이다. 중앙대에 입사할 무렵 어머니로부터 중앙대병원에 어머님의 절친 시동생이 있다는 얘기를 들은 적은 있는데 바로 최교수님이었다. 필자보다 8년 연상이지만 어머님 절친의 시동생이니 꼼짝 없이 '아제'로 모셔야 했다. 술잔 크기와 주류에 관계없이 잔을 받으시면 단숨에 비우고 건네주셨기에 모두들 힘겨워 하며 술자리에 함께 하기를 꺼려하였다.

최 교수님과 필자는 영동시장에 있는 일식당에 자주 갔다. '다이'에 앉으면 '이다바'가 '히레사께' 2잔을 내놓는다. 두 사람 중 누가 한잔 비우면 물어보지도 않고 두 잔이 다시 나왔고 각자 5잔은 기본으로 마셨다. 그리고 나면 최 교수님은 오늘 무슨 술 마실지 물어보셨다. 여름철 어느 날 '히레사께' 5잔을 마시고 새로 출시된 시원한 하이네켄맥주를 마시고 싶다고 하였더니 2층 방으로 안내되었다. 마주 앉아 맥주를 마시기 시작하였는데 최 교수님은 주량의 끝이 없었으므로 한계선을 미리 정해놓고 마셔야 했다. 한쪽 벽면에 마신 맥주병을 일렬로 나열시켜 꽉 차면 끝나기로 하였더니 65병이 되었다. 그리고 기분이 좋으시면 '입가심'이란 명목으로 자리를 옮겨 와인을 1병 비우곤 했다.

기기회사에서 전립선비대증 열치료기를 견학할 수 있는 기회를 주어 출장신청서를 제출하였더니 며칠 후 병원장께서 함께 가고 싶다며 휴가를 낼 테니 비행기 좌석 하나 더 마련해 보라고 하셨다. 놀러 가는 것이 아니라고 말씀 드렸지만 뜻을 굽히지 않았다. 마음 맞는 부하와 술을 함께 하며 스트레스를 푸시겠다는 생각에 이해가 되고 고마운 생각도 있었지만 공무로 출장 길에 술을 감당할 생각을 하니 걱정도 되었다. 병원장이 바로 최덕영 교수님이었으니까. 병원장이 가시겠다니 회사에서도 흔쾌히 받아들여 함께 출발하였다. 에어 프랑스 2층, 두 사람만 앉을 수 있는 좌석으로 배정되었다. 출국을 하면서 단단히 각오했다. 비행기가 이륙하고 얼마 지나지 않아 여승무원이 찾아와 음료수 서비스로 무엇을 마실 지 물었다. 물을 마시겠다고 했더니 병원장님도 물을 주문하셨다. 채 30분도 경과하지 않았는데 또 승무원이 와서 마실 것을 물었다. 다시 물을 주문했더니 바로 병원장님도 물을 주문했다. 또 30분 정도 경과했을 무렵 승무원이 찾아왔다. 승무원이 너무 친절한 것도 이 때는 큰 부담이었다. 잠깐 고민하다가 의지를 보여야 한다는 심정으로 또 물을 주문하였더니 드디어 병원장님께서 필자를 쳐다 보시면서 정색을 하고 "너무 심한 것 아니냐?"고 하셨다. 어쩔 수 없이 와인을 주문하였고 1인용 와인 두 병이 왔다. 1병은 와인 잔으로 두 잔 양이었다. 와인을 비우고 나면 바로 승무원이 와서 더 원하느냐고 물었고 그 때마다 2병이 다시 왔다. 그렇게 계속하기를 몇 시간 보냈을까? 승무원이 비행기 2층의 와인을 모두 마셨으니 더 마시려면 1층의 와인을 가져와야 하는데 더 마시겠느냐고 물었다. 그렇게 또 시간은 지나 착륙 1시간 전쯤 되어 승무원이 1층의 와인도 다 동이 났다고 하였다. 최덕영 교수님은 술을 아무리 마셨더라도 어김없이 다음 날 아침 7시 이전에 병원 도착하신다. 전 날 함께 했으면 출근하여 제일 먼저 하시는 일이 필자가 출근하였는지 확인하는 것이었다.

경북중고등학교 개교기념일은 5월 16일로 해마다 기념일에 해당하는 주의 일요일에 모교 운동장에서 기별 체육대회가 열린다. 입사하고 2년 지난 해이다. 기별 체육대회 참석차 동기생 30여명이 토요일 오후 2시 세종문화회관 앞에서 모여 전세버스를 타고 대구로 향했다. 차가 출발하고 시내를 벗어나자 소주병이 돌기 시작했다. 모두 혈기왕성하던 때라 부어라 마셔라 가무를 해가며 대구역 앞 시민문화회관에 도착했을 때는 이미 만취 상태가 되었다. 문화회관 강당에는 대구 동기생들이 우리를 환영하기 위해 모여 있었다. 연회가 끝난 후 삼삼오오 흩어져 시내를 누볐다. 새벽 3시가 지나서 고주망태로 부모님 댁에 들렀다. 아침에 일어나니 벌써 9시였다. 메스꺼워 아침식사를 거르고 모교 운동장으로 갔더니 벌써 경기가 진행되고 있었다. 오후 5시 버스가 서울로 출발하기로 되어 있었다. 버스를 탈 생각하니 술이 겁이 났다. 비겁하지만 동대구역으로 가 열차를 이용하였다. 아침식사를 거르고 점심도 먹는 둥 마는 둥 했으므로 왜관을 지나자 원기가 회복되면서 시장기가 생겨 식당칸으로 갔다. 문을 열고 들어가는데 뒤쪽에서 "닥터 김"하고 부르지 않는가! 누가 여기서 찾는가 싶어 뒤돌아보니 서울대 소화기내과 김정룡 교수님이었다. 의료계에서 소문난 최고의 주당이셨고 중앙대 소화기내과 G교수님의 은사이므로 필자도 G교수님과 함께 단골 술집에서 자주 뵐 수 있었다. 큰일 아닌가! 술이 무서워 피해왔는데 술도가를 만났으니 파출소 피했다가 경찰서 만난 셈이 되었다. 경주 소화기내시경학회에 참석했다가 올라 가신다며 동료 교수와 전공의가 함께 있었다. 전공의는 필자가 가자 바로 자리를 비웠고 그 자리에 필자가 앉자 김정룡 교수님께서 '경주에서 승차하자마자 열차에 있는 맥주 두 박스(40병)를 모두 샀다며 아직 30여 병이 남아 있으니 걱정 말라'고 하셨다. 열차에 맥주가 두 박스 실린다는 것도 그 때 알았다. 술을 못 먹겠다는 얘기도 못하고 곤혹스러웠다. '후래 3잔'이라며 바로 맥주컵이 주어졌다. 한 잔 조심스럽게 속을 달래며 천천히 비우고 나니 바로 다음 잔이 주어졌다. 이상하게도 불편하던 속이 마취가 되었는지 편안해지기 시작했고 3잔을 비우니 완쾌되었다. 그러자 옆에 있던 소화기내과 교수도 자리를 떴다. 화장실을 다녀오는가 보다 생각했지만 다시는 나타나지 않았다.

필자만 남아 꼼짝 없이 대작을 해야 하였다. 두 사람이 무슨 얘기를 했는지 기억도 나지 않지만 계속 주거니 받거니 하는 동안 오산에 왔을 때 여객전무가 와서 맥주가 동이 났다고 하였다. 교수님께서 종류 불문하고 무슨 술이라도 좋으니 가져 오라고 하셨다. 다시 여객전무가 오더니 아무 술도 없다고 하였다. 내심 안도하였다. 교수님의 호탕한 모습이 지금도 눈에 선하다.

위압적인 술문화에 적응을 해 나가면서 점점 그런 문화에 익숙해졌고 필자도 술을 주도할 자리에서는 그렇게 흉내를 내곤 했다. 비뇨기과 학회 수련실태조사를 위해 Q 교수님을 모시고 부산을 방문했다. 금요일 오후에 1개 병원을 조사하고 토요일 오전에 나머지 1개 병원을 조사하는 스케줄이었다. 금요일 조사가 끝나고 2개 병원에서 합동으로 저녁 회식 자리를 마련하였다. Q 교수님은 성품이 곧아 모두 어려워했고 접근을 기피하였다. 20명 가까이가 마주보며 길게 앉아 있었는데 인사를 나누고 건배를 하였지만 모두 조심스러워 말이 없고 분위기가 경직되어 있었다. 한잔 하자고 제의하면 그것으로 끝이고 또 조용해졌다. 보다 못해 Q 교수님께 분위기를 '업'시키기 위해 잔을 돌려도 좋은지 건의하였더니 허락하셔서 배운 데로 짬뽕 그릇 크기의 사발 잔에 맥주를 채워 돌리고 이어 '3층' 잔을 돌렸더니 곧 화장실을 찾는 사람이 늘어나고 여기저기서 시끌시끌하며 파안대소가 나오고 분위기가 '화기애매' 해졌으며 모두 늦게까지 Q 교수님께 술도 권하고 대화도 하였다. 술이 없었으면 오래지 않아 냉랭하게 끝났을 것이다.

전공의는 하루 일과가 무척 바쁘다. 쉴 틈이 없다. 근무시간이라고 특별히 정해진 것도 없다. 더욱이 중앙대 비뇨기과 전공의는 연차 별로 1-2명이 있었는데 입원환자가 30여명 되고 논문 준비로 '페이퍼 워크' 도 유달리 많았으니 잠을 제대로 잘 시간이 없었다. 필자는 일과 노는 것을 분명히 한다. 일할 때는 열심히 일에 열중하고 놀 때는 열심히 놀 것을 주장했다. 일하는 것도 아니고 노는 것도 아닌 어정쩡한 것을 아주 싫어한다. 1-2개월에 한번 꼴로 과 회식을 할 때면 조그만 카페를 통째로 빌려 모든 것을 다 잊어버리고 밤 늦게까지 화끈하게 마시도록 하였다. 그러나 아무리 술을 많이, 늦게까지 마시더라도 다음 날 아침 회의 시간에는 최덕영 교수님으로부터 배운 대로 지각하는 일이 없도록 노력하였다. 아주 힘들 때는 회의가 끝난 후 연구실에서 잠깐 눈을 부치는 일이 있더라도 아침 회의시간은 지키려 하였다. 과장이 늦게 나가면 다음부터 동료 교수들이 늦게 출근하고 교수들이 늦으면 결국 전공의들이 늦게 출근하는 것을 대수롭지 않게 여기기 때문이다. 깨진 유리창을 방치하면 다른 유리창도 쉽게 깨어지는 것과 같은 논리이다. 일은 일이고 술은 술이어야 한다. 술을 업무와 연계시켜서는 안 된다고 생각한다. 전공의늘이 일 때문에, 술 내문에 지지지만 불평하는 것을 볼 수 없었다. 흥미로운 것은 지금도 명절이라 찾아오는 제자들은 이때 힘들게 일하고 대취하였던 추억을 마치 무용담처럼 얘기하며 힘들었지만 즐거웠다고 한다. 인생에 자기 계발을 위해 그렇게 많이 일하고 술도 그렇게 많이 마셨던 일이 더 이상 없었다고 한다. 편안하고 안이하게 보내면 추억거리나 얘깃거리가 많을 수 없다.

   어릴 적부터 '상명하복'식 교육을 받아 온 필자는 의료계의 엄격한 위계질서와 맞물려 윗분이 술을 마시라면 힘들어도 마다 않고 마셔야 하는 것으로 알았으며 이 때문인지 선배님들로부터 불려나가는 일도 많았고 많은 분들과 친교를 맺을 수 있었으며 도움도 받았다. 지금 직장의 음주문화는 많이 바뀌었지만 음주문화에 어떻게 대처하느냐에 따라 술은 약이 될 수도, 독이 될 수도 있는 것은 의료계도 마찬가지일 것이다.

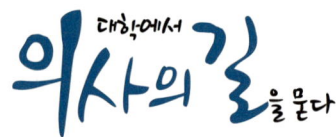

초판 1쇄 인쇄 2017년 6월 27일
초판 2쇄 발행 2017년 8월 17일

지은이   김세철
펴낸곳   도서출판 지누

출판등록   2005년 5월 2일
등록번호   제313-2005-89호
주소   (04165) 서울특별시 마포구 마포대로 15 현대빌딩 907호
전화   02)3272-2052 팩스 02)3272-2053
홈페이지   www.jinubooks.com
전자우편   seongju7@hanmail.net
인쇄·제본 (주)갑우문화사

값 15,000원
ⓒ 도서출판 지누, 2016
ISBN 979-11-87849-14-8 (13000)
이 책은 저작권법에 의하여 보호받는 저작물이므로 무단 전재와 복제를 금합니다.